重症疾患を見逃さない
小児の救急・当直診療

編集／山田至康, 市川光太郎

診療の技術と心くばり

羊土社
YODOSHA

謹告

　本書に記載されている診断法・治療法に関しては，発行時点における最新の情報に基づき，正確を期するよう，著者ならびに出版社はそれぞれ最善の努力を払っております．しかし，医学，医療の進歩により，記載された内容が正確かつ完全ではなくなる場合もございます．

　したがって，実際の診断法・治療法で，熟知していない，あるいは汎用されていない新薬をはじめとする医薬品の使用，検査の実施および判読にあたっては，まず医薬品添付文書や機器および試薬の説明書で確認され，また診療技術に関しては十分考慮されたうえで，常に細心の注意を払われるようお願いいたします．

　本書記載の診断法・治療法・医薬品・検査法・疾患への適応などが，その後の医学研究ならびに医療の進歩により本書発行後に変更された場合，その診断法・治療法・医薬品・検査法・疾患への適応などによる不測の事故に対して，著者ならびに出版社はその責を負いかねますのでご了承ください．

序

　小児救急医療の崩壊が言われるようになって久しいが，小児救急医療の実態とは何であろうか．小児に対する時間外診療が，保護者のニーズの増大に応えられなく破綻しているだけであるとする見方もある．一方で，小児の危急的疾患は内因性のものだけではなく，外傷や中毒，環境障害などの外因性のものも多いため，子どもの生命を危うくするすべての病態に対応が可能な専門性が小児救急医療に不足していると考える立場もある．

　本書の第一の目的は，対象疾患を外傷，熱傷などの初期対応にも広げ，一般小児科医が敬遠していた領域も含めたことであり，第二の目的は救急医療のなかに医療者としての感性（アート）を取り上げたことである．医療はサイエンスとアートからなると言われているが，自然科学としての医学（サイエンス）に関しては多くの成書がある一方で，アートに関して触れたものは少ない．ウイリアム・オスラーの言葉に「医療者には患者の痛みがわかり，苦しみを受け止める感性が不可欠である」の一節がある．アートから始まった医療は，自然科学の進歩とともにサイエンスの占める比率が増加し，最近は患者の痛みに寄り添うアートの部分が忘れ去られている感がある．病を診るのではなく，病をもった人を診ることに徹し，患者の焦り・不安・悩み・憤り・攻撃性を受け止め，納得・安心に変えていかなければならない．特に子どもの病気は保護者にとって，わがこと以上に心配のものであるため特別の配慮が必要である．

　小児救急医療とは，本来このような感性豊かで子どもをいとおしむ心をもった専門性の高いものでなくてはならない．また同時に，未来に羽ばたく子どもの健全な発育を守る使命感と修練された知的職業を楽しむ余裕も必要である．

　本書はこのような趣旨で企画されたもので，小児の危急性疾患に対する全人的な対応の指針として活用していただくことを願っている．

順天堂大学医学部附属浦安病院救急診療科
山田至康

追悼の序

　小児救急医療を求める保護者には，世情と相まって，専門医志向が強く，小児科専門医の診療を強く求める風潮が強く感じられてきた．その背景には，稀な疾患での不幸な転帰を辿った救急症例の報道において，小児科専門医不在の救急体制のみに言及したメディアの存在も無視できない．しかし，現実的には小児科医のみでの小児救急医療体制の拡充には限度があり，多くの関係診療科の支援を仰ぐ必要があるのも事実である．この数年，ER救命センターなどへの転換など，救急医療体制そのものの変化が成人救急医療においても起こっており，小児救急医療を担う，あるいは担わざるを得ない医療者が小児救急疾患への対応のスキルアップを行いつつあり，小児救急疾患へのアプローチを多くの医療者が行うようになってきている．この結果，保護者が安心できる小児救急医療提供体制への変化が起こり，保護者の意識の変化もみられるようになってきているといえよう．

　しかし，物言わぬ乳幼児の多い，あるいは心配過多の多い保護者への対応が苦手の医療者も少なくなく，さらには圧倒的に多い軽症疾患に慢心して，紛れ込む重篤疾患を看過することも少なくない．このような背景の打破を目的に，小児救急医療に関わる医療者の，医療面接を含めた，更なるスキルアップを求めて，本書が編集企画されたと推察する．

　編集企画した故山田至康先生は小児救急医療で知り合った20年来の親友であり，小児救急医療の充実に向けてともに活動した盟友である．私はかねてから，小児内科的危急疾患にしか対応してこなかった小児科医療の枠を超えて，いわゆる小児科救急ではなく，事故外傷中毒疾患なども含めた小児救急を小児科医が行わねばならない．あるいは，軽症で食い止める小児救急医療の実践が必要であり，軽症ばかりで真の救急医療ではないという医療者中心の考え方に警鐘を鳴らしていた．山田先生はそのような私の考えに賛同し，自ら成人救急医療に飛び込み，小児救急を行う小児科医が自ら成人救急医・集中治療医との連携・協働を行うべきだと声を大にして訴え，新たな小児救急のあり方を確立しようとしていた矢先の急逝となった．表裏一体・二人三脚で真の小児救急医療の実践を，と一緒に活動してきたがゆえに，計り知れないほどの失意が襲い，悔やんでも悔やみきれない彼の死であるが，二人共通の志を大成することを今後の目標に彼の分まで頑張らねばならない．

山田先生の志に賛同する小児救急医療最前線の多くの第一人者により分担執筆されている本書が，わが国における真の，さらには保護者の満足する小児救急医療提供の確立に際して，確固たる道標となるものと信じて疑わない．今後，輩出される優秀な若い救急医をはじめ，多くの小児救急医療を担う人々に活用され，わが国の多くの子ども達と保護者の支援になることを願ってやまない．それが天国でやっとくつろげるようになった故山田至康先生への一番の贈り物になるであろうし，彼が最も望んでいることであろう．（合掌）

　平成23年4月

　　　　　　　　　　　　　　　　　　　　　　　　日本小児救急医学会理事長
　　　　　　　　　　　　　　　　　　　　　　　北九州市立八幡病院小児救急センター
　　　　　　　　　　　　　　　　　　　　　　　　　　　　　　市川光太郎

重症疾患を見逃さない 小児の救急・当直診療 目次 Contents

序 .... 山田至康
追悼の序 .... 市川光太郎

はじめに

小児救急医療の概要と初期対応 .... 山田至康　**16**

第1章　重症疾患が潜む 症状・症候

1. ショック　　　　　緊急度★★★　頻度★☆☆　　　　　金沢貴保，植田育也　**24**
2. 昏睡・意識障害　　緊急度★★★　頻度★☆☆　　　　　　　　　長村敏生　**29**
3. チアノーゼ　　　　緊急度★★★　頻度★☆☆　　　　　　　　　渡部誠一　**36**
4. 発　熱　　　　　　緊急度★★★　頻度★★★　　　　　　　　　神薗淳司　**43**
5. 不機嫌　　　　　　緊急度★☆☆　頻度★☆☆　　　　　　　　　渡部誠一　**50**
6. 脱　水　　　　　　緊急度★★☆　頻度★★★　　　　　　　　　金子一成　**54**
7. けいれん　　　　　緊急度★★★　頻度★★☆　　　　　　　　　長村敏生　**60**
8. 頭　痛　　　　　　緊急度★★☆　頻度★★★　　　　　　　　　小松充孝　**65**
9. 呼吸障害　　　　　緊急度★★★　頻度★★★　　　　　　　　　神薗淳司　**71**
10. 下血・吐血　　　　緊急度★★★　頻度★★★　　　　　　　　　黒田達夫　**74**
11. 腹　痛　　　　　　緊急度★★☆　頻度★★★　　　　　　　　　内田正志　**80**
12. 嘔　吐　　　　　　緊急度★★★　頻度★★★　　　　　　　　　人見知洋　**85**
13. 下　痢　　　　　　緊急度★★☆　頻度★★★　　　　　　　　　人見知洋　**89**
14. 陰嚢痛　　　　　　緊急度★★★　頻度★★☆　　　　　　　　　黒田達夫　**93**
15. 発　疹　　　　　　緊急度★☆☆　頻度★★★　　　　　　　　　小松充孝　**98**

第2章 救命に必須の 手技・技術

1. 心肺蘇生・救命救急（PALS, 気管挿管など） 緊急度★★★ 頻度★☆☆ …… 金沢貴保, 植田育也　106
2. 輸液・輸血 緊急度★★★ 頻度★★☆ …… 六車　崇　111
3. 鎮静, 鎮痛の方法 緊急度★★★ 頻度★★★ …… 篠原真史, 六車　崇　118
4. 誤飲と中毒 緊急度★★★ 頻度★★☆ …… 小川理郎　123
5. 誤　嚥（窒息〜気道異物） 緊急度★★☆ 頻度★☆☆ …… 市川光太郎　128

第3章 見逃すと危険な 疾患・外傷

1. 脳症, 脳炎 緊急度★★★ 頻度★☆☆ …… 佐藤厚夫　136
2. 化膿性髄膜炎 緊急度★★★ 頻度★☆☆ …… 船曳哲典　143
3. 敗血症・重症敗血症・敗血症性ショック 緊急度★★★ 頻度★★☆ …… 志馬伸朗　147
4. インフルエンザ（新型を含む） 緊急度★★★ 頻度★★★ …… 山本しほ, 浜田洋通　153
5. 急性心筋炎 緊急度★★★ 頻度★☆☆ …… 岩佐充二　157
6. 致死的不整脈 緊急度★★★ 頻度★☆☆ …… 岩佐充二　161
7. 喉頭蓋炎 緊急度★★★ 頻度★☆☆ …… 小松充孝　166
8. クループ症候群 緊急度★☆☆（急性喉頭蓋炎, 細菌性気管炎は★★★） 頻度★★★ …… 黒木春郎　172
9. 細気管支炎 緊急度★★☆ 頻度★★★ …… 浜田洋通　177
10. 気管支喘息 緊急度★★☆ 頻度★★★ …… 松原知代　180
11. 腸重積症 緊急度★★★ 頻度★★☆ …… 吉田真理子, 岩中　督　188
12. 虫垂炎 緊急度★★☆ 頻度★★☆ …… 大谷祐之, 岩中　督　196
13. 感染性胃腸炎 緊急度★☆☆ 頻度★★★ …… 伊東宏明　200
14. 急性腎不全 緊急度★★★ 頻度★☆☆ …… 大友義之　205
15. 尿路感染症 緊急度★★☆ 頻度★★★ …… 染谷朋之介　209
16. 糖尿病性ケトアシドーシス 緊急度★★★ 頻度★☆☆ …… 竹島泰弘　215
17. 熱　傷 緊急度★★☆ 頻度★★☆ …… 大出靖将　221
18. 頭部外傷 緊急度★★★ 頻度★★★ …… 荒木　尚　227
19. 胸部外傷 緊急度★★★ 頻度★☆☆ …… 浮山越史　235

⑳	腹部外傷	緊急度★★★ 頻度★★☆	浮山越史	239
21	急性中耳炎	緊急度★★☆ 頻度★★★	工藤典代	243
22	急性鼻副鼻腔炎合併症	緊急度★★★ 頻度★☆☆	工藤典代	247

第4章 アートの実践：心理的・社会的ケアの重要性

| 1 | 子どもの虐待 | 宮本信也 | 252 |
| 2 | 小児救急医療におけるグリーフケア | 山田至康 | 260 |

第5章 Case study：重症疾患の見逃しやトラブルを防ぐポイント　市川光太郎

Case1	主訴と検査結果に惑わされた症例	270
Case2	過去の受診歴から思い込みがあった例	274
Case3	母親の訴えを傾聴せず，自己判断した症例	277
Case4	診察，および検査が不十分だった症例	281
Case5	患児の訴えを正確に理解できなかった症例	284
Case6	的を絞った病歴聴取が行えていなかった症例	289
Case7	全身の観察が足りなかった症例	292
Case8	前医の診断を鵜呑みにした症例	295

索　引　297

緊急度・頻度が一目でわかる

緊急度★★★　　頻度★☆☆

第1〜3章の各項目では，緊急度と頻度をそれぞれ3段階に分け表記しています．

★☆☆ …… 低い
★★☆ …… 中程度
★★★ …… 高い

カラーアトラス

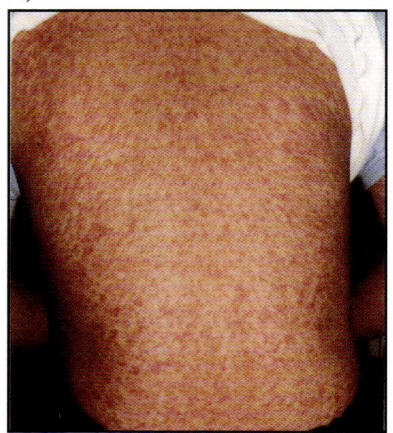

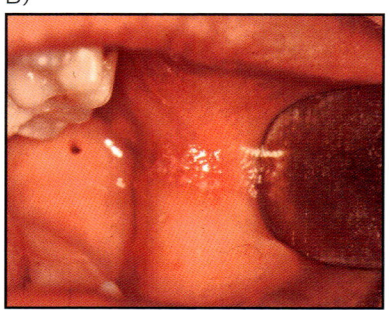

❶ **麻疹**（p.99 図1参照）
A）播種状に紅斑が出現．癒合傾向が強い，
B）Koplik斑

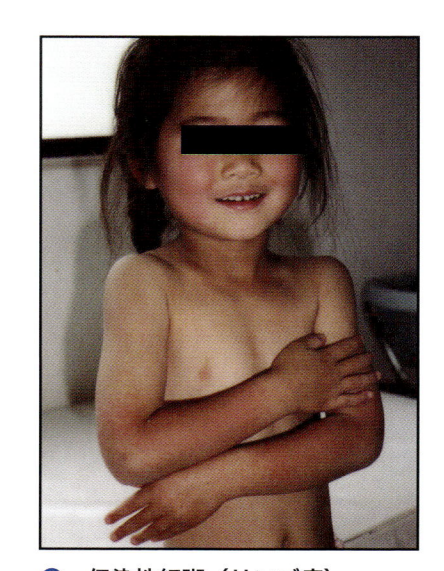

❷ **伝染性紅斑（リンゴ病）**
（p.100 図2参照）
頬部に平手打ち様の紅斑，上肢にレース様の紅斑を認める

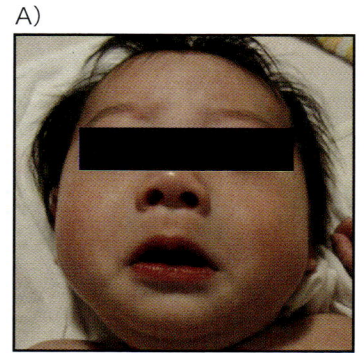

❸ **川崎病**（p.101 図3参照）
A）口唇の発赤，B）非定形紅斑，C）BCG接種部位の発赤

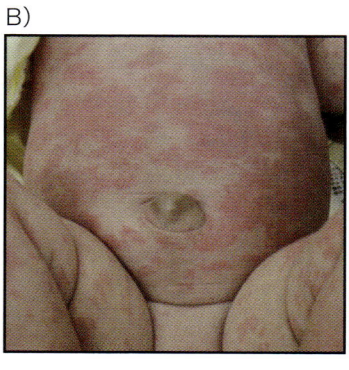

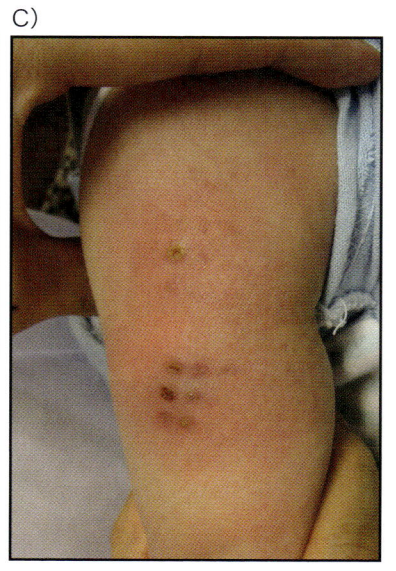

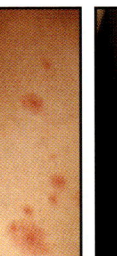

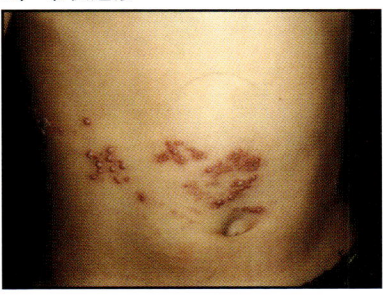

❹ 水痘，帯状疱疹 (p.102 図4参照)
A) 水痘：紅斑を伴った水疱が散在．
B) 帯状疱疹：丘疹，水疱が神経節の支配領域に従い集簇

外耳道の耳垢

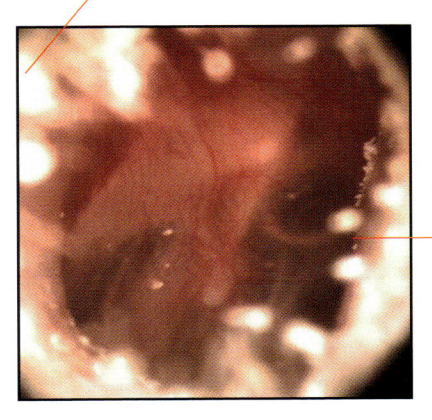

鼓膜を通して膿汁の貯留線が確認できる

❺ 急性中耳炎の右鼓膜
（WelthAllynデジタルマクロビュー®で記録）
(p.245 図2参照)

6歳児．アレルギー性鼻炎で定期的に耳鼻科を受診．再来時，右鼓膜を診ると発赤と膿汁の貯留線がみえ，急性中耳炎と診断．本人は耳症状を訴えていなかった．重症度スコアでは中等症となる

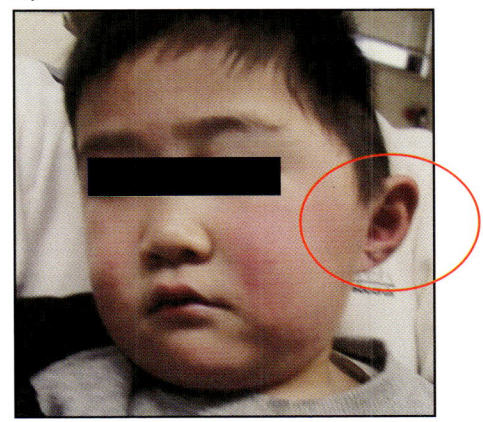

❻ 3歳児の急性乳様突起炎 (p.246 図3参照)
A) 急性中耳炎初診時に耳介後部の発赤腫脹が生じていた．耳介が聳立し耳介の全面まで発赤があることがわかる（○）

カラーアトラス

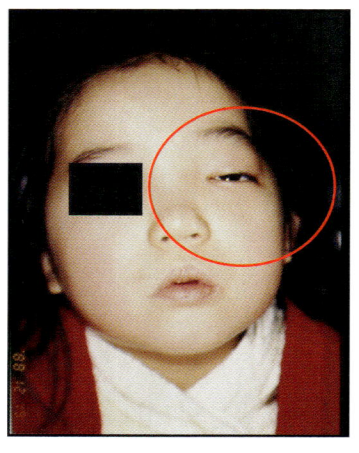

❼ **眼窩周囲蜂窩織炎**（p.248 図1参照）
4歳0カ月児．主訴は左眼脂，眼窩周囲の腫脹，38℃以上の発熱，左急性鼻副鼻腔炎（篩骨洞炎）からの波及である．左眼球が外転，下方に偏倚している

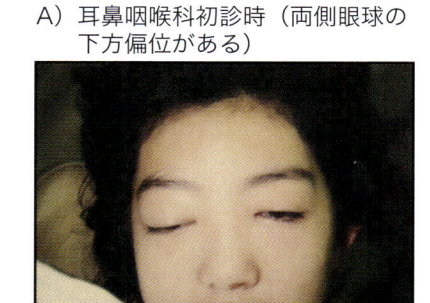

A）耳鼻咽喉科初診時（両側眼球の下方偏位がある）

❽ **急性鼻副鼻腔炎合併症（硬膜外膿瘍）**（p.248 図2参照）
11歳5カ月．主訴は39.5℃の発熱と頭痛．左急性前頭洞炎からの波及と考えられ，両眼球が下方に，特に左眼瞼は腫脹し眼球は外転している

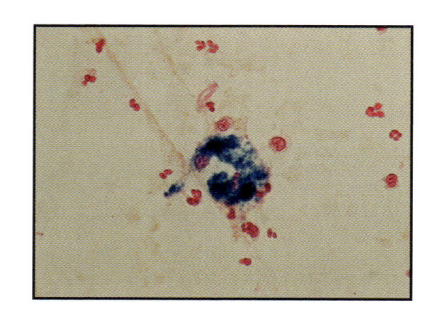

❾ **胃液細胞検査（ヘモジデリン染色）**（p.279 図8参照）
胃液のヘモジデリン染色を行い，ヘモジデリンを貪食したマクロファージを証明して確定診断となる

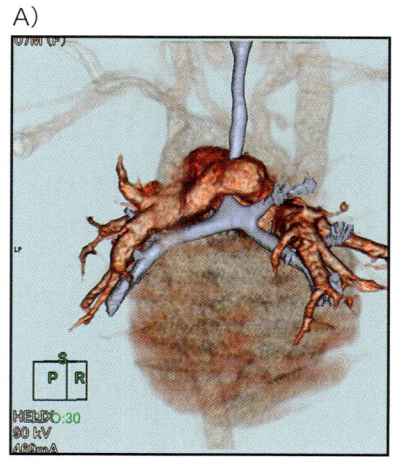

A）　B）狭窄部位／屈曲／直径2〜3mm（正常の1/3）

❿ **胸部3D-CT像**（p.283 図10参照）
pulmonary slingによる気管下部狭窄

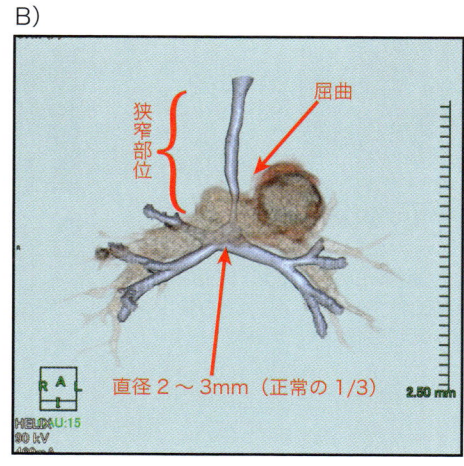

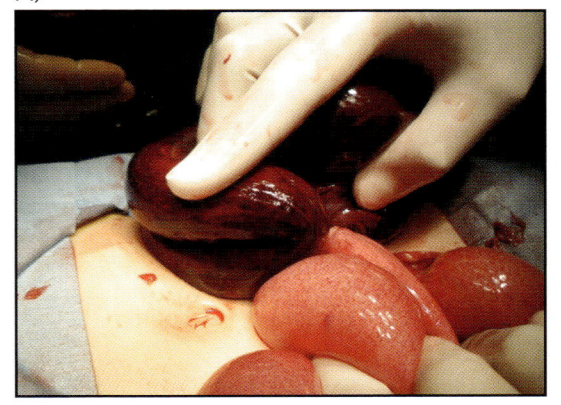

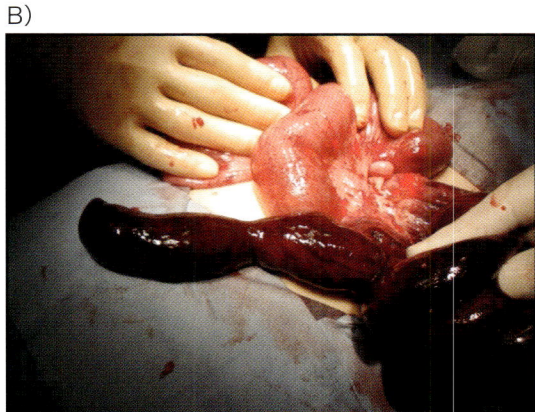

❶❶ **Meckel憩室索状物による絞扼性イレウス**（p.286 図15参照）

A）仙尾部の皮膚所見

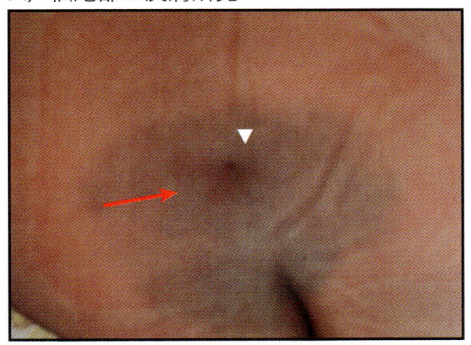

❶❷ **仙尾部の皮膚所見と同部のMRI所見**
（p.293 図20参照）
A）臀部〜仙尾部の蒙古斑部に発赤（→）を認め、その中心部分に数mmの陥没（△）を認めた

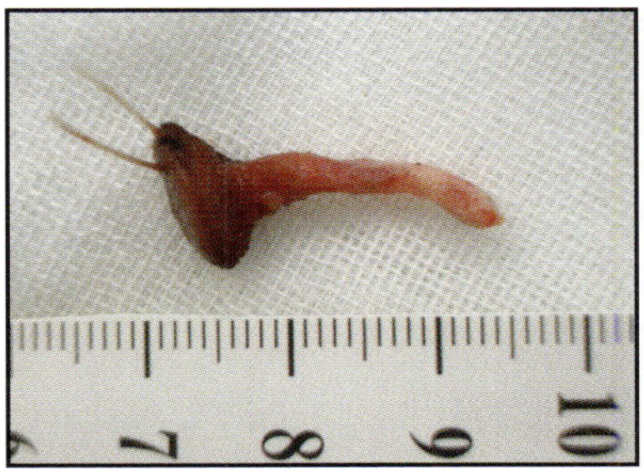

❶❸ **摘出された先天性皮膚洞**
（p.293 図21参照）
皮膚から硬膜に連続する組織を摘出した。肉眼的に硬膜までの連続性を確認した

執筆者一覧

■ 編　集

山田至康	順天堂大学医学部附属浦安病院救急診療科
市川光太郎	北九州市立八幡病院小児救急センター

■ 執筆者（掲載順）

山田至康	順天堂大学医学部附属浦安病院救急診療科
金沢貴保	松戸市立病院小児科
植田育也	静岡県立こども病院小児集中治療センター
長村敏生	京都第二赤十字病院小児科
渡部誠一	土浦協同病院小児科
神薗淳司	北九州市立八幡病院小児救急センター
金子一成	関西医科大学医学部小児科学
小松充孝	賛育会病院小児科
黒田達夫	慶應義塾大学医学部小児外科
内田正志	社会保険徳山中央病院小児科
人見知洋	佐賀大学医学部附属病院救命救急センター
六車　崇	国立成育医療研究センター手術・集中治療部
篠原真史	国立成育医療研究センター手術・集中治療部
小川理郎	足利赤十字病院救命救急センター
市川光太郎	北九州市立八幡病院小児救急センター
佐藤厚夫	藤沢市民病院こども診療センター
船曳哲典	藤沢市民病院こども診療センター
志馬伸朗	京都府立医科大学附属病院集中治療部
山本しほ	東京女子医科大学八千代医療センター小児科
浜田洋通	東京女子医科大学八千代医療センター小児科
岩佐充二	名古屋第二赤十字病院小児科
黒木春郎	外房こどもクリニック
松原知代	順天堂大学医学部附属浦安病院小児科
吉田真理子	東京大学大学院医学系研究科小児外科
岩中　督	東京大学大学院医学系研究科小児外科
大谷祐之	東京大学大学院医学系研究科小児外科
伊東宏明	外房こどもクリニック
大友義之	順天堂大学医学部附属練馬病院小児科
染谷朋之介	順天堂大学医学部附属順天堂医院小児科
竹島泰弘	神戸大学大学院医学研究科小児科学こども急性疾患学部門
大出靖将	順天堂大学医学部附属浦安病院救急診療科
荒木　尚	国立成育医療研究センター脳神経外科
浮山越史	杏林大学医学部附属病院小児外科
工藤典代	千葉県立保健医療大学健康科学部栄養学科
宮本信也	筑波大学附属病院小児内科

重症疾患を見逃さない
小児の救急・当直診療

診療の技術と心くばり

はじめに	16
第1章 重症疾患が潜む **症状・症候**	23
第2章 救命に必須の **手技・技術**	105
第3章 見逃すと危険な **疾患・外傷**	135
第4章 アートの実践： 心理的・社会的ケアの重要性	251
第5章 Case study： 重症疾患の見逃しやトラブルを防ぐポイント	269

はじめに

小児救急医療の概要と初期対応

山田至康

1 小児救急医療の概要

A) 重症疾患を見逃さないために

　小児救急では受診件数が多く，一定地域の小児人口の30〜40％にあたるとされているが，その95％が軽症である．**大多数の軽症のなかから重症をどのように識別するかが最大のポイントである**．小児の疾病は種類が多いだけでなく，同一疾病でも年齢や病期により症状が多種多様であるため，重症疾患の評価が難しい．**「toxic appearance（グッタリとして活気がない）」**を見逃さないことは当然のことであるが，**「何となくおかしい（not doing well）」**を評価できる能力と余裕が求められる．慣れないうちはオーバートリアージでも構わないので，上級医や当該科医師に相談することが重要である．さらに小児救急の特徴として脱水，低体温，低血糖，ケトン血症などを起こしやすいこと，誤飲・誤嚥，頭部打撲が多いことがあげられる．また，容易に呼吸不全やショックをきたしやすく，短時間のうちに心肺機能不全・心肺停止に至ることが多いため，呼吸不全やショックの徴候を早期に評価し適切な対応を行う能力が求められる．初期対応や心肺蘇生法も成人とは異なるため，**PALS（Pediatric Advanced Life Support）やPFCCS（Pediatric Fundamental Critical Care Support）**などの標準化コースの修得は不可欠なものとなる．

B) インフォームドコンセントの重要性

　また，社会的側面として，保護者は「いつでも，どこでも，小児科医による診療」を当然のことのように考えているため，**インフォームドコンセント**には十分注意を払う必要がある．米国においては小児領域の医療訴訟の約18％は医学的なもの以外による[1]とされている．医学的（サイエンス）には間違っていなくても，医療訴訟に繋がることを示している．「コンビニ医療」が一般的風潮となるなかで，自己中心的な保護者に対し感情的になってはいけない．深夜や疲労困憊時には我慢できず，医療者も不機嫌，寡黙，意地悪，激高となる場合も見受けられるが，**医師であることの使命感・誇りをもって患者の言動への理解（アート）に努めるべきである**．多数の保護者のなかには最大限に誠意を尽くしても，わかり合えない人もいることも知っておく必要がある．

　病態の緊急性を評価する指標としてトリアージ（後述）が普及しているが，患者ニーズに関する緊急性に対しても**「社会的トリアージ」**を行う必要がある．社会的トリアージでは**5W1H**（When/Where/Who/Whom/What/How）に照らし，奇異ではないか否かを判断する．つまり，**発病から受診までの時間**（早すぎる場合は過保護・過干渉，遅すぎる場合は養育放棄など），**発病の場所**（遠方か，近所か，旅行中か），**誰が子どもを連れてきたか**（母親，父親，祖父母，家族全員，他人，その他），**医療保険の種別**（健保，国保，生保，無保険など）は何か，**主訴**は何か，**受療行動**はどのようであったかを聴取し，一般常識を超える場合

表1　小児の病態評価

評　価	内　容
初期評価（PAT）	印象評価とも言われ，視診を主とする目で見て，耳で聴き，鼻で嗅ぐことからなる．全身の外見と呼吸状態から努力性呼吸の有無，皮膚色から末梢循環不全の有無を30秒以内に評価する
一次評価	診察によるABCDE（A：Airway, B：Breathing, C：Circulation, D：Disability, E：Exposure）の評価．心拍数，呼吸数，血圧，SpO₂などを含む
二次評価	SAMPLE（S：Signs and Symptoms, A：Allergy, M：Medications, P：Past history, L：Last meal, E：Events），詳細な全身の診察（身体所見）
三次評価	諸検査（血液ガス，血液生化学，胸部・腹部Ｘ線検査，CT，MRI，超音波検査，尿検査，ウイルス抗原迅速検査など）

は「要注意」と考える．できるだけシンプルにするために，「要注意」か「問題なし」の2段階で判断する．要注意の場合は，慎重に訴えに耳を傾け（傾聴），何が望みであるかを探る必要がある．すべての場合においてアイコンタクトが重要であることは言うまでもない．

2 患者評価と初期対応

救急外来で行う患者評価は，表1のように初期・一次・二次・三次評価の4段階からなっている．**初期評価（Pediatric Assessment Triangle：PAT）**は第一印象（数秒間で判断）で患者の医学的緊急性の有無を外観・呼吸・末梢循環から評価する．**一次評価**は心肺機能の基本的評価である**ABC**の評価に加え，**D**（Disability：神経学的評価），**E**（Exposure：全身観察）の評価であり，**二次評価はSAMPLE**［S：Signs and Symptoms（症状），A：Allergy（アレルギーの有無），M：Medication（内服薬の有無），P：Past history（既往歴），L：Last meal（最終食事摂取時間），E：Events（現病歴）］を確認するとともにそこから得られた情報に基づく全身の観察からなる．三次評価は諸検査のデータを参考に診断と患者処遇（disposition）の決定からなる．患者の病態が不良である場合は呼吸障害なのか，循環障害なのか，両者なのかを評価するとともに，その重症度を確認する．ショックの重症度に関しては図1に示すように，代償性ショックのうちに評価し処置を行うことが重要である．この指標として経時的モニタリングによる心拍数の増加が指標となる．

評価を行う各段階において，危急症であると判断すれば呼吸，循環の安定化（stabilization）を図るためにABCの補助，100％酸素投与，各種のモニタリング，動・静脈路の確保，等張晶質液の急速輸液，薬剤投与，電気的治療等を選択し実施する．関連科との連携を図ることや，処置を行うごとに患者の状態の再評価を行うことが重要である．全般的に言えることは，小児は重症であっても初発症状は軽い一方で，病態の進行は急速であること，年齢集積性があること，児童虐待が紛れ込んでいることがあるなどを念頭に置いて診療しなければならない．

3 小児の心肺蘇生

A) 小児の心停止への初期対応

小児の心停止は進行性の呼吸不全またはショック，またはその両者によって起こることがほとんどで，心原性不整脈によるものはわずかである[2]．一旦心停止になった場合は，蘇生の可能性は少ないが，『日本版救急蘇生ガイドライン』（2005）では呼吸停止だけで初期対応

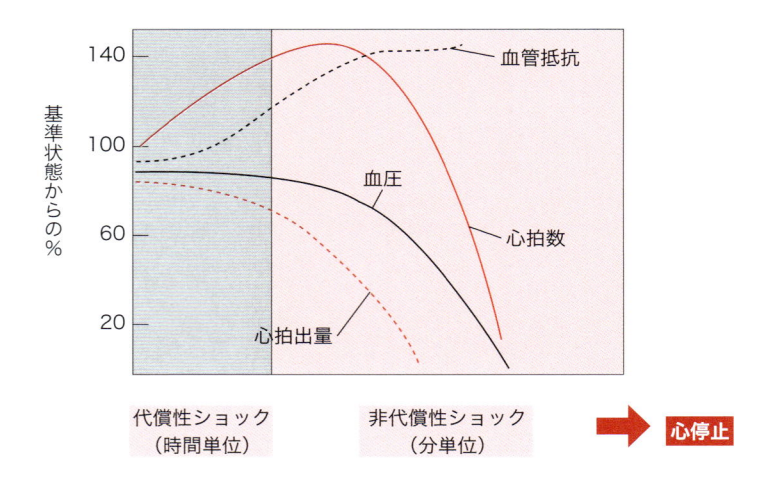

図1　ショック時の循環動態
（AHA/AAP改変）

できれば救命率は70％[3]としている．このため呼吸不全やショックを早期に評価し，速やかに質の高いBLSを実施することが救命率の向上に欠かせない．

現在，『日本版救急蘇生ガイドライン』（2010）に向けて改訂作業が進められているため，詳細な記載は省略するが，主な変更点を図2，表2に示す．このほかに小児では，心拍数60回/分以下の徐脈でCPRを開始する点や呼吸数10回/分以下で人工呼吸を開始する点にも留意する必要がある．突然の卒倒で，目撃者のある場合は心原性心停止の可能性が高いため，成人と同様にまず通報を行い（phone first），その後にCPRを再開する．小児のALSの蘇生アルゴリズムを図3に示すが，成人と較べて，電気的除細動のエネルギー量や昇圧薬や抗不整脈薬の投与量が異なる．BLSに気管挿管，薬剤投与，原因検索が加わる．

B) 気管挿管のポイント

気管挿管においては，乳児では声門が高い位置にあるためマッキントッシュ型よりもブレードが直線のミラー型を用い，喉頭蓋より奥にブレード先端を固定して行う．挿管チューブの内径（mm）は［4＋年齢/4］を目安とするが，8歳未満には原則としてカフ付きチューブは使用しない．挿管後は呼気の二酸化炭素濃度をカプノメータまたは比色法で確認する．気管チューブの長さ（口唇までのcm）は［3×内径（mm）］を目安とする．

C) 薬剤投与のポイント

薬剤投与経路としては静脈路の確保に時間がかかると判断すれば，速やかに骨髄路を確保する．骨髄内投与は静脈内投与と全く同様に，すべての薬剤，輸血が可能である．輸液は生理食塩液，乳酸リンゲル液，酢酸リンゲル液，重炭酸リンゲル液など（糖を含まぬ）の等張液を10〜20 mL/kg急速投与（5〜10分）することが重要である．

D) 電気的治療のポイント

電気的治療として除細動器の電極パドルは1歳未満では乳児用パドル（または乳児用パッド）を用いるが，マニュアル式除細動器や一部の半自動式除細動器の小児用パッドにはAEDの小児用パッドのようなエネルギー減衰機能がないため注意が必要である．

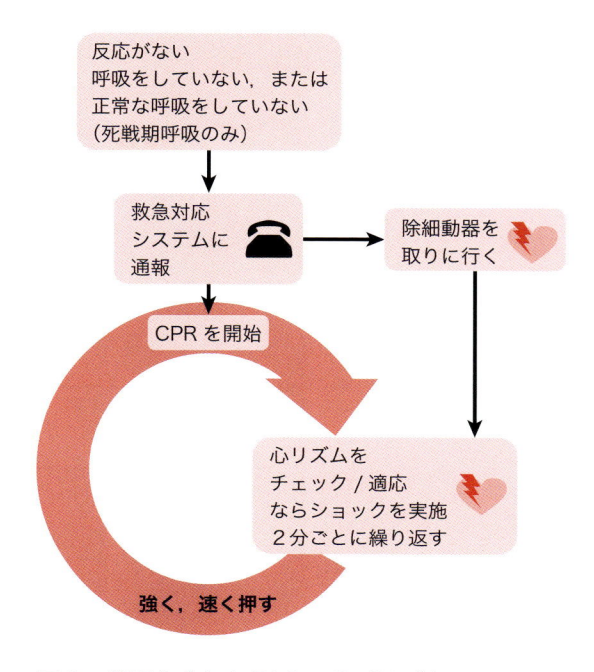

図2　簡素化されたBLSアルゴリズム

表2　2010年AHAガイドラインの主な変更点

- CPR（心肺蘇生）の開始時には，人工呼吸を行う前に胸骨圧迫を開始する（A→B→Cではなく，C→A→B）．CPRの開始時に，2回の人工呼吸から始めるのではなく，先に胸骨圧迫を行うことで，最少の胸骨圧迫までの遅延を短縮できる
- 質の高いCPRの実施を引き続き強調
  （強く，速く，圧迫のたびに胸壁が完全に戻るのを確認，胸骨圧迫の中断を最小限に，過剰な換気は避ける）
- 適切な圧迫の深さに関する勧告は胸部前後径の1/3以上に変更，これは大部分の乳児の場合は約1.5インチ（約4 cm），大部分の小児の場合は約2インチ（約5 cm）に相当する
- 「息をしているかを見て，聞いて，感じる」が手順から削除された．
  新しい「胸骨圧迫が先」の手順では，乳児または小児の傷病者が反応なく，呼吸していないか死戦期呼吸のみであれば，胸骨圧迫から開始するCPR（C→A→Bの手順）を行う
- ヘルスプロバイダーによる脈拍チェックを強調しない．10秒以内に脈拍を触知できなければ，CPRを開始すべきである
- 乳児へのAEDの使用：乳児の除細動には，AEDよりも手動式除細動器の使用が望ましい．手動式除細動器が使用できない場合は，小児用エネルギー減衰システムを搭載したAEDが望ましい．どちらも使用できない場合は，小児用エネルギー減衰システムを搭載していないAEDを使用してもよい

4 トリアージ

　救急医療におけるトリアージは医療行為のなかで医療者と患者とのファーストタッチとして重要である．看護師による患者の医学的緊急度から治療開始の時間と場所を決定するもの[4]である．看護師が全身状態，ガイドライン，バイタルサインに基づき緊急度を5段階（蘇生，緊急，準緊急，低緊急，非緊急）に評価するものである．カナダのトリアージガイドライン[5]（CTAS：Canadian Triage Acuity and Scale）が本邦に紹介され，保険診療点数にも反映されたため急速に普及している．CTASを基にした日本独自のトリアージガイドライン（JTAS：

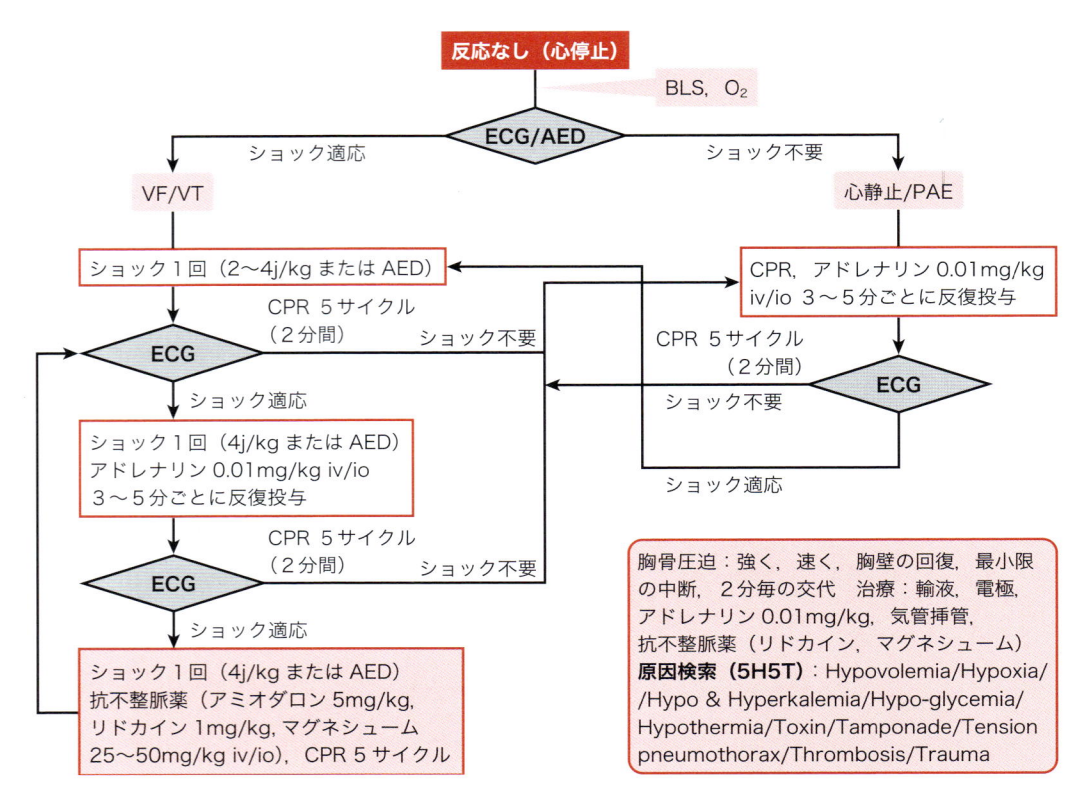

```
                    反応なし（心停止）
                           │    BLS, O₂
                           ▼
              ┌─────── ECG/AED ───────┐
      ショック適応                    ショック不要
              │                           │
            VF/VT                     心静止/PAE
              │                           │
              ▼                           ▼
  ┌─ ショック1回（2〜4j/kg       CPR，アドレナリン 0.01mg/kg
  │   または AED）              iv/io 3〜5分ごとに反復投与
  │         │                           │
  │   CPR 5サイクル              CPR 5サイクル
  │   （2分間）  ショック不要    （2分間）
  │         ▼   ────────────→        ▼
  │        ECG                        ECG
  │   ショック適応                ショック不要
  │         │                           │
  │   ショック1回（4j/kg または AED）
  │   アドレナリン 0.01mg/kg iv/io
  │   3〜5分ごとに反復投与
  │         │
  │   CPR 5サイクル
  │   （2分間）    ショック不要
  │         ▼
  │        ECG
  │   ショック適応
  │         ▼
  │   ショック1回（4j/kg または AED）
  │   抗不整脈薬（アミオダロン 5mg/kg，
  │   リドカイン 1mg/kg，マグネシューム
  │   25〜50mg/kg iv/io），CPR 5サイクル
  └─────────┘
```

胸骨圧迫：強く，速く，胸壁の回復，最小限の中断，2分毎の交代　治療：輸液，電極，アドレナリン 0.01mg/kg，気管挿管，抗不整脈薬（リドカイン，マグネシューム）
原因検索（5H5T）：Hypovolemia/Hypoxia//Hypo & Hyperkalemia/Hypo-glycemia/Hypothermia/Toxin/Tamponade/Tension pneumothorax/Thrombosis/Trauma

図3　ALS（心停止）の蘇生アルゴリズム
日本版救急蘇生ガイドライン改変

Japan Triage Acuity and Scale）が検討されている．

5 小児患者を診るときのヒント

A）全身の観察
　診察は明るい暖かい部屋で外陰部を含めた全身をくまなく見ることが重要である．高度のイレウスがおしめを取ってみて初めて鼠径ヘルニアの嵌頓であることがわかることもある．

B）発熱
　3カ月未満の乳児の発熱は敗血症・化膿性髄膜炎の危険性があるうえに，評価が難しいため患児の表情，「目つき」を中心に全身状態を正確に把握することが重要である．検査値に基づく診断も重要であるが，トリアージの段階で「何となくおかしい（not doing well）」という臨床的な勘を養うことも大切である．

C）腹痛
　腹痛に関して**乳幼児は腸重積症，幼児・年長児は急性虫垂炎**が最も重要で頻度が高いため，まずこれらの疾患を疑ってみる習慣をつける必要がある．救急では常に最悪のシナリオを想定することを忘れてはならない．急性腹症である腹痛では，消化管の閉塞機転から経過とともに嘔吐，血便，腹部所見のいずれかが現れるため，安易な診断をつけてはいけない．

D) けいれん

けいれんは**最初に熱性けいれんかそれ以外かを鑑別すること**が臨床的に重要であるが，無熱性のけいれんの場合は徹底的に原因を追究しなければならない．血液検査（CBC，CRP，生化学一般，血液ガス，アンモニア，血糖，Na，K，Cl，Ca，P，Mg），頭部CT，EEG，が必須で，場合によっては髄液穿刺，血液培養，MRI，出血凝固検査，トライエージ（尿薬物検査キット）が必要となる．

6 まとめ

小児救急とは小児の緊急性の高い疾患を，内因性・外因性を問わず扱う医療である．今までは小児科の時間外診療であり，小児科医であれば誰もができるものであると考えられたが，個人の善意と当直体制に支えられた仕組みでは昨今の社会のニーズには応えられなくなっている．小児科医，小児外科医，小児集中治療医といった小児医療の領域の医師たちと，成人領域の救急医とが協力し専門領域を作っていかなくてはならない．この意味でも小児救急医療は専門性が高まり発展が見込まれる．また同時に，子どもを取り巻く環境では診療内容に対するアートの部分が最も求められる領域でもある．子どもの笑顔の中には国の未来があるように思う．

文献

1) Selbst, S. M., et al.：Epidemology and Etiology of Malpractice Lawsuits Involving Children in US Emergency Departments and Urgent Care Centers. Pediatric Emergency Care, 21：165-169, 2005
2) Nadkarni, V. M., Larkin, G. L., Peberdy, et al.：First documented rhythm and clinical outcome from in-hospital cardiac arrest among children and adult. Jama, 295：50-57, 2006
3) 救急蘇生法の指針（2005）−医療従事者用−：小児の心肺停止の特殊性と「救命の連鎖」, pp-95, へるす出版, 2007
4) Fleisher, G. R., et al.: Textbook of Pediatric Emergency Medicine. 5 th ed, Lippincott Williams & Wilkins. Philadelphia, 2006
5) The Canadian triage and acuity scale：Combined Adult/Pediatric Educational Program participant's manual Triage Training Resources ANUARY 2007 Revised November 2008 Version 2.2, 2009

第1章
重症疾患が潜む症状・症候

第1章 重症疾患が潜む症状・症候

緊急度 ★★★　　頻度 ★☆☆

1 ショック

金沢貴保，植田育也

重症疾患を見逃さないためのポイント

❶ ショックに落ち入った重症患児の予後は，ショックの迅速な認識と早期治療介入で改善させることができる

❷ 低血圧性ショックから心肺機能不全→心停止へ移行は加速度的に進行する．そのため，代償性ショックの段階での早期治療介入が重要となる

1 重症疾患を見逃さないための考え方・根拠

　ショックとは，組織の代謝需要と比較して酸素の不十分な供給から生じる危機的状態と定義される．つまり定義上，血圧とは無関係である．多くの場合，代償機序（心拍数，体血管抵抗，心筋収縮力，静脈緊張などの増加）が働き，ショックの早期には血圧は正常値を示す（代償性ショック）．これが進行して低血圧性ショックの状態になり，組織灌流が不十分になると，組織低酸素症，嫌気性代謝，乳酸の蓄積と回復不能な細胞・臓器障害が急速に進む．結果として多臓器不全に落ち入れば，心肺機能不全から心停止・死亡につながる可能性がある．

　このため，**代償性ショックの段階でいかに迅速にショックを認識し，治療介入を開始する**かが重要になる．

2 患者評価の進め方

◦ PALS（Pediatric Advanced Life Support）に準拠し，体系的に初期評価，一次評価，二次評価，三次評価の順に進め，ショックのタイプと重症度分類を行う（表1，2）．

3 重症を見逃さないための診断のポイント

◦ 小児の解剖生理学的特徴および年齢相応のバイタルサインの幅を把握し，異常身体所見／バイタルの早期認識を心がける（表3）．

◦ 重症患児では，代償機序の低下を示す徴候〔著明な頻拍，末梢脈拍の消失，中枢脈拍の微弱化，四肢末梢の冷感と毛細血管再充満時間の著しい延長，脈圧の減少，意識変容，低血圧（晩期）〕に十分に注意を払う．

◦ 特に**年齢不相応な頻拍**はショックを疑う第一の症候である．一般に小児の頻拍は発熱や不穏・興奮によるものと片付けられがちであるが，他の全身症状や病歴ともあわせて，ショックの初期徴候として留意すべきである．場合によっては細胞外液型輸液を20mL/kg，5〜

表1　PALSに準拠した患者評価

初期評価	一次評価
最初の2，3秒で，外観（見かけ），呼吸仕事量，循環・皮膚色の迅速な観察による評価．	迅速なABCDEアプローチにそった心肺機能・神経機能に関する診察評価．バイタルサイン／パルスオキシメトリの評価も行う．
外観　　　：意識状態，筋緊張 呼吸仕事量：体位，胸・腹の動き，呼吸努力，呼吸音 循環・皮膚色：まだら模様，チアノーゼ 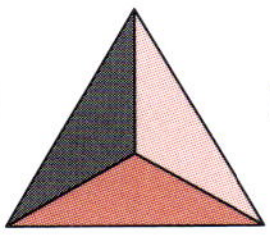	A：気道の開通／非開通，開通の維持，頸椎保護 B：呼吸数，呼吸努力，1回換気量，気道音／呼吸音，パルスオキシメトリ C：心拍数，血圧，心リズム，脈拍（中枢と末梢），毛細血管再充満時間，皮膚色 D：AVPU小児反応スケール，GCS，対光反射 E：全身観察，脱衣と保温 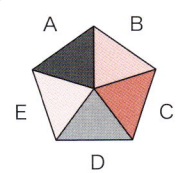

二次評価	三次評価
SAMPLE暗記法を用いた病歴聴取と焦点を絞った身体診察（頭から足の先まで）．	小児の生理学的な状態や診断を確定するための検体検査，X線検査，その他の高度な検査．
＜SAMPLE暗記法＞ S：Signs and Symptoms（自他覚症状） A：Allergies（アレルギー） M：Medications（薬物） P：Past medical history（既往歴） L：Last meal（最終食事摂取） E：Event（イベント） 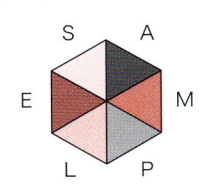	（呼吸障害の評価） 動脈血ガス，静脈血ガス，ヘモグロビン濃度 パルスオキシメトリ，呼気CO_2モニタリング カプノグラフィ，胸部X線検査など （循環障害の評価） 動脈血ガス，静脈血ガス，中心静脈血酸素飽和度，総血清二酸化炭素，動脈血乳酸，ヘモグロビン濃度，観血的血圧モニタリング，中心静脈圧モニタリング，胸部X線検査，心エコーなど （中枢神経障害の評価） 頭蓋内圧モニタリング，脳波検査，頭部CT，頭部MRIなど

10分で急速静注し，反応を見ることも考える．

4 対応方法

- ショック治療の基本は，**組織への酸素供給を回復させ，組織灌流と代謝需要のバランスを改善させること**にあり，血液酸素含量の最適化・心拍出の量と分布の改善・酸素需要の抑制・代謝障害の是正，を図る（表4）．
- 患者評価により，ショックのタイプと重症度分類ができたうえで，それぞれのショックに対する治療介入を行う（表5）．
- ただし，患者評価のなかで，生命を脅かす状態を認識した場合，ただちに救命処置を開始し，ABCへの治療介入を遅らせない（表6）．
- 治療介入後は必ず再評価を繰り返し，臨床的に血行動態の正常化が得られたかを確認する．

表2 ショック認識フローチャート

		臨床症状	循環血液量減少性ショック	血液分布異常性ショック	心原性ショック	閉塞性ショック
A		気道開通	開通しており開通を維持できる／維持できない			
B		呼吸数	増加			
		呼吸努力	正常～増加		努力性	
		呼吸音	正常	正常（±ラ音）	ラ音，呻吟	
C		収縮期血圧	代償性ショック → 低血圧性ショック			
		脈圧	減少	増大	減小	
		心拍数	増加			
		末梢の脈拍	微弱	反跳 or 微弱	微弱	
		皮膚	蒼白，冷感	温感 or 冷感	蒼白，冷感	
		毛細血管再充満時間	遅延	さまざま	遅延	
		尿量	減少			
D		意識状態	易刺激性（初期） 傾眠傾向～昏睡（晩期）			
E		体温	さまざま			

文献1より引用

表3 小児正常バイタルサイン

年齢	呼吸数（回/分）	心拍数（回/分）	正常下限収縮期血圧（mmHg）
1～12カ月	30～60	100～160	70
1～3歳	24～40	90～150	1～10歳 70＋2×年齢
4～5歳	22～34	80～140	
6～12歳	18～30	70～120	10歳以上 90
13～18歳	12～16	60～100	

文献2より引用

表4 ショックの基本管理

血液酸素含量の最適化	心拍出の量／分布の改善
・高濃度酸素投与 ・非侵襲的陽圧換気／人工呼吸器による呼吸補助 ・失血のある場合は輸血	・輸液負荷 ・血管作動薬
酸素需要の抑制	**代謝障害の是正**
・呼吸仕事量の軽減 ・体温コントロール ・鎮静	・低血糖 ・低カルシウム血症 ・高カリウム血症 ・代謝性アシドーシス

表5　ショック管理フローチャート

ショック緊急事態の管理フローチャート
酸素，心電図モニター，静脈路／骨髄路，必要に応じてBLS，ベッドサイドでの血糖値測定

循環血液量減少性ショック
おもな状態に特異的な管理

非出血性	出血性
・生理食塩液／乳酸リンゲル液20mL/kgのボーラス投与．必要に応じて反復 ・3回目の上記投与後に膠質液を考慮する	・体外出血のコントロール ・生理食塩液／乳酸リンゲル液20mL/kgのボーラス投与．必要に応じて2，3回反復投与する ・適応があれば赤血球濃厚液を輸血する

血液分布異常性ショック
おもな状態に特異的な管理

敗血症性	アナフィラキシー	神経原性
・生理食塩液／乳酸リンゲル液20mL/kgのボーラス投与．必要に応じて反復 ・血管作動薬 ・抗菌薬	・アドレナリン筋注 ・抗ヒスタミン薬 ・副腎皮質ステロイド薬 ・アドレナリン持続静注 ・サルブタモール	・生理食塩液／乳酸リンゲル液20mL/kgのボーラス投与．必要に応じて反復 ・血管収縮薬

心原性ショック
おもな状態に特異的な管理

徐脈性不整脈／頻脈性不整脈	その他（冠動脈疾患，心筋炎など）
・各管理アルゴリズムに準ずる	・生理食塩液／乳酸リンゲル液5〜10mL/kgのボーラス投与．緩徐に（10〜20分かけて）行う ・血管作動薬 ・専門医への相談

閉塞性ショック
おもな状態に特異的な管理

緊張性気胸	心タンポナーデ	肺塞栓症
・胸腔穿刺減圧 ・胸腔チューブの挿入	・心膜穿刺 ・生理食塩液／乳酸リンゲル液20mL/kgのボーラス投与	・生理食塩液／乳酸リンゲル液20mL/kgのボーラス投与．必要に応じて反復 ・血栓溶解薬，抗凝固薬の投与 ・専門医へ相談

文献1より引用

表6　生命を脅かす状態の徴候

気道 Airway	完全気道閉塞または重度気道閉塞
呼吸 Breathing	無呼吸，徐呼吸
循環 Circulation	触知不能な脈拍，心停止，徐脈
中枢神経 Disability	無反応
全身観察 Exposure	大量の活動性出血 著しい低体温

5 ピットフォール

　血圧の正常化がショック管理の蘇生到達目標ではない（血圧上昇≠心拍出量増加）．あくまで組織灌流の改善を図ることが第一義である．つまり，脈拍の正常化，毛細血管再充満時間＜2秒，意識レベルの正常化，尿量＞1 mL/kg/時，血清乳酸値の低下などを早期に実現することが重要である．

> ※MEMO 酸素供給量の計算式
> $DO_2 = \{1.34 \times Hb \times SaO_2 + 0.003 \times PaO_2\} \times CO$
> 　　COは前負荷，心収縮力，後負荷に影響を受ける．
> 　　DO_2：酸素供給量，Hb：ヘモグロビン濃度，SaO_2：動脈血中酸素飽和度，
> 　　PaO_2：動脈血中酸素分圧，CO：心拍出量
> 上記の式よりDO_2は主にHb，SaO_2，COによって規定される．

！アート面の知識や考え方

- 重症ショック患者は侵襲的処置および厳密な全身管理を要することが多いため，三次病院での集中治療管理を受けることが望ましい．患者のショックを認識した場合，**初期治療介入を開始すると同時に三次病院への転送を考慮するべき**である．
- 全身管理に必要な侵襲的処置は，患者に多大な恐怖，不安，疼痛を与える．
  特に小児の場合，それらを自制することはできないため，処置にあたっては**十分な鎮静・疼痛コントロール**をすることが必要不可欠である．患児の負担を軽減することと安全に処置を施行することを目的に，**気管挿管・全身麻酔**を施行することも少なくない．
- 重症患児をもつ家族の不安を軽減すること，病気の理解を深めてもらうこと，またリスクの高い医療処置，治療を行う医療者自身の身を守るためにも，**家族に対するインフォームドコンセントは急性期治療開始にあたっての極力早い段階で行う**ように心がけるべきである．

さらに学びたいときに役立つ文献
1）『PALSプロバイダーマニュアル』（American Heart Association／著），シナジー，2008
2）『日本版PALSスタディガイド』（宮坂勝之／翻訳・編集），エルゼビア・ジャパン，2008

第1章 重症疾患が潜む症状・症候

緊急度 ★★★　頻度 ★☆☆

2 昏睡・意識障害

長村敏生

重症疾患を見逃さないためのポイント

❶ 意識障害は初期対応の良否が神経学的予後に直結する緊急事態で，初療では気道確保と全身状態安定化を最優先する

❷ 意識障害には必ず原因が存在するため，初期治療と併行して原因疾患の検索，治療を早急に開始する

❸ 意識レベルとバイタルサインは繰り返しチェックし，意識障害が持続・増悪するなら時期を逸せず高次施設へ搬送する

1 患者評価の進め方

- 意識レベルの評価にはJapan coma scale（JCS，表1），Glasgow coma scale（GCS，表2）を用いるが，乳幼児は言葉が理解できないため乳幼児用に修正された評価法（表1，2の右）を利用する．ただし，乳幼児の発達には個人差があるため発症前の様子との比較が重要で，**判定時に家族（母親）の協力は欠かせない**．
- JCSは大まかに意識障害の程度をとらえるのに適しており，職種を問わず判定のずれが生じにくい．一方，覚醒を開眼のみで代用しており，軽度の意識障害で意識変容を伴う場合に判定がしにくい．
- GCSは覚醒の判断は不要で，重度意識障害時の運動要素の細評価が可能で，経時変化を把握しやすい．一方，気管挿管時や顔面外傷では点数加算ができず，同点数でも意識障害の内容はかなり異なることがあり，全年齢の小児に適した評価法とはいえない．

2 重症疾患を見逃さないための診断のポイント

- 意識障害の原因は多様であるが（表3），約半数は脳以外の原因でも起こりうる．
- 小児でよくみるのは，けいれん後（有熱性と無熱性の場合がある），急性脳炎・脳症，化膿性髄膜炎，低血糖症，中等～重症の脱水，頭部外傷（虐待を含む），薬物中毒（誤飲），ヒステリー発作などである．
- 発熱を伴う場合に中枢神経感染症の鑑別が重要で，**熱性けいれん重積症と急性脳炎・脳症との鑑別**には留意する．

表1　Japan Coma Scale (JCS)：3-3-9度方式による分類

	幼児以上の場合（太田）	乳児の場合（坂本）
III. 刺激をしても覚醒しない（3桁で表現）		
300	痛み刺激に反応しない	痛み刺激に反応しない
200	痛み刺激で少し手足を動かしたり，顔をしかめる	痛み刺激で少し手足を動かしたり，顔をしかめる
100	痛み刺激に対し，払いのけるような動作をする	痛み刺激に対し，払いのけるような動作をする
II. 刺激をすると覚醒する状態（2桁で表現，刺激をやめると眠り込む，〔 〕は何らかの理由で開眼できない場合の判定基準）		
30	痛み刺激を加えながら呼びかけを繰り返すと，かろうじて開眼する	呼びかけを繰り返すと，かろうじて開眼する
20	大きな声かけまたは体をゆすぶると開眼する〔簡単な命令に応じる（例えば，握手）〕	呼びかけると開眼して目を向ける
10	普通の呼びかけで容易に開眼する〔合目的な運動（右手を握れ，離せなど）もするし，言葉も出るが，間違いが多い〕	飲み物を見せると飲もうとする，あるいは乳首を見せれば欲しがって吸う
I. 刺激をしないでも覚醒している状態（1桁で表現）		
3	自分の名前・年生月日が言えない	母親と視線が合わない
2	見当意識障害がある	あやしても笑わないが，視線は合う
1	意識清明とはいえない	あやすと笑う，ただし不十分で，声を出して笑わない
0	意識清明	意識清明

小児では痛み刺激に上眼窩刺激と爪床刺激を用いる

注：軽度の意識障害で意識内容の変化を伴い，JCSではうまく判定できない場合の判定法

せん妄（delirium）	軽度または中程度の意識障害に精神的興奮が加わり，大声をあげたり暴れたりしている状態，この間意識の清明度は動揺する
もうろう状態（twilight state）	意識の広がりが狭くなり，周囲の状況を認識して全体を判断する能力が低下している状態
錯乱（confusion）	ぼんやりとしていて，見当違いの答えや反応をする状態

表2　Glasgow Coma Scale (GCS)

		Teasdale G, Jennett B (Acta Neurochir：1976)	Kirkham FJ (Arch Dis Child：2001)	
観察項目	スコア	成人〜年長児	5歳以上	5歳未満
開眼 (eye opening)	E4	自発的に開眼する	自発的に開眼する	
	3	言葉により開眼する	声で開眼する	
	2	痛み刺激により開眼する	痛みで開眼する	
	1	開眼しない	開眼しない	
最良言語反応 (best verbal response)	V5	見当識あり	見当識良好	喃語，単語，文章
	4	錯乱状態	会話混乱	普段より低下，不機嫌に泣く
	3	不適当な言葉	言葉混乱	痛みで泣く
	2	理解できない声	理解できない声	痛みで呻く
	1	発声がみられない	発声がみられない	発声がみられない
最良運動反応 (best motor response)	M6	命令に従う	命令に従う	正常自発運動
	5	痛み刺激部分に手足をもってくる	上眼窩刺激に手をもってくる（ただし9カ月以上）	
	4	四肢を逃避的に屈曲する	爪床刺激で逃げる動き	
	3	四肢異常屈曲する	上眼窩刺激で屈曲	
	2	四肢伸展	上眼窩刺激で伸展	
	1	まったく動かさない	まったく動かさない	

3項目の合計点で重症度を判定する（最重症は3点，意識清明は15点となる）
運動反応の左右差を認める場合は良い方の運動反応の点数（best motor）とする

表3　意識障害の原因疾患

A. 中枢神経系疾患	
感染症	化膿性髄膜炎，急性脳炎（単純ヘルペス，インフルエンザウイルスなど），急性散在性脳脊髄炎（ADEM），脳膿瘍，硬膜下膿瘍，敗血症性ショック
急性脳症	Reye症候群，Leigh脳症，急性壊死性脳症，hemorrhagic shock and encephalopathy
けいれん性疾患	熱性けいれん，てんかん
頭部外傷	脳振盪，脳挫傷，出血（硬膜下，硬膜外，脳内，くも膜下）
脳血管障害	動静脈奇形，もやもや病，脳梗塞，MELAS，動脈瘤，脳内出血，小児急性片麻痺，静脈洞血栓症，全身性エリテマトーデス（SLE），抗リン脂質抗体症候群
脳腫瘍	原発性，転移性
水頭症	
脳ヘルニア	頭蓋内圧亢進による

B. 代謝性疾患	
糖代謝異常	糖尿病性昏睡，低血糖症（ケトン性，非ケトン性）
水・電解質異常	重症脱水，低ナトリウム血症，高ナトリウム血症，低カルシウム血症
肝機能異常	肝性昏睡，高アンモニア血症
腎機能異常	尿毒性，HUS，高血圧性脳症（急性糸球体腎炎），SIADH，尿崩症
先天性代謝異常	有機酸・アミノ酸・糖質・脂質・尿素サイクル代謝異常症
内分泌疾患	急性副腎不全，テタニー，副腎性器症候群，Simmonds病，甲状腺機能亢進症，クリーゼ

C. 呼吸循環障害	
低酸素症	新生児仮死，溺水，重症気管支喘息，溢頸，急性細気管支炎，仮性クループ，窒息
CO_2ナルコーシス	
心疾患・不整脈	急性心不全，Adams-Stokes発作，発作性頻拍症，大動脈狭窄，心室細動
高血圧性脳症	
低血圧	自律神経障害，脱水，出血，肺塞栓，ショック

D. 中毒	
薬物	抗けいれん薬，睡眠薬，サリチル酸，鎮静薬，向精神薬，麻酔薬，抗ヒスタミン薬
化学物質	CO中毒，有機リン化合物，アルコール，灯油・シンナー，青酸化合物
ぎんなん	

E. その他	
心因性疾患	ヒステリー，過換気症候群
体温調節異常	悪性過高熱，熱射病，高熱せん妄，低体温症
小児虐待	家族の説明が曖昧，不自然である．皮膚外傷，頭部外傷，多発骨折などを伴う
腸重積症	不機嫌・啼泣・何となく元気がないなどが初発症状となることがある

ADEM：acute disseminated encephalomyelitis
MELAS：mitochondrial myopathy, encephalopathy, latic acidosis and stroke-like episodes
SLE：systemic lupus erythematosus
HUS：hemolytic uremic syndrome

3 対応方法（図1）

○バイタルサインのチェックとともに意識レベルを判定し，全身状態を安定させる処置を進めつつ，混乱している家族から要領よく病歴を聴取する．表4，5にバイタルサインの異常および病歴聴取の内容から推測できる原因疾患を示した．特に，**薬物中毒，虐待**は病歴が診断のきっかけになる場合も少なくない．

(1) 救急室搬入時
①バイタルサインのチェック：呼吸数，心拍数，血圧，体温を測定して全身状態を把握する
②各種モニター装着　　　　：心電図，呼吸数，経皮酸素飽和度
③意識レベルの重症度判定　：Japan coma scale（JCS），Glasgow coma scale（GCS）

(2) 一次救命処置および応急処置
①意識障害に対して：気道確保（肩枕・側臥位，吸引），高濃度酸素投与
②呼吸不全時　　　：マスク・バッグ換気，気管挿管（→人工換気）
③循環不全時　　　：静脈確保※（代償性ショックなら生理食塩液 20mL/kg/回を急速輸液），心マッサージ，エピネフリン投与，除細動（8歳以上）
④体温異常に対して：38℃以上の発熱→冷却，低体温→復温

※入らなければ骨髄針を使用

(3) 初期治療
①血管確保（可能なら2ライン）：静脈ライン，動脈ライン
②呼吸管理：$PaCO_2$ 35〜45Torr，PaO_2 80〜100Torr，SaO_2 95％以上
③輸血，循環管理：血糖，電解質，アシドーシスの補正
　血圧低下なら昇圧薬（ドパミン，収縮期血圧で 70＋年齢×2mmHg 以上に保つ）
　低 Na なら細胞外液型輸液
　急性副腎不全（低 Na，高 K，低血糖）による不応性ショックではストレス量のステロイドを補充する（ヒドロコルチゾン 2mg/kg/回）
④脳浮腫・頭蓋内圧亢進の治療：
　セミファーラー体位（頭部を 15〜30°挙上して静脈環流を促進する）
　安静，鎮静，水分制限
　浸透圧脳圧降下薬（D-マンニトール 0.5〜1.0g/kg/回 [2.5〜5mL/kg/回] を 30〜60分間で 4〜6時間毎に点滴）
　血管性浮腫にはデキサメタゾン（0.2〜0.25mg/kg/回を6時間毎に1〜3日間静注）
⑤けいれんの抑制：抗けいれん薬（ミダゾラム，ジアゼパムなど）
⑥体温管理：復温または冷却，脳低温療法
⑦その他：経鼻胃管留置（絶食），膀胱カテーテルの留置，尿量の維持（0.5〜1.0mL/kg/時以上），抗潰瘍薬（H_2受容体拮抗薬），感染予防（抗生物質，清潔処置），眼球結膜の乾燥予防など

(4) 原因疾患の検索
初期治療と併行して行う
①家族，救急隊員，目撃者への病歴聴取
②神経学的診察
　眼球所見，脳局所徴候，体位（姿勢）
　頭蓋内圧亢進症状，骨髄膜刺激症状の異常の有無をチェックする
③緊急検査
　（血液，尿，髄液，胸部X線，ECG，EEG，CT，MRI）

(5) バイタルサインと意識レベルをモニタリングしながら全身管理をするとともに原因疾患の治療を行う

図1　意識障害児への救急対応

○ 神経学的診察では眼の評価，麻痺などの巣症状，異常姿勢，髄膜刺激症状の有無が重要である．特に，筋緊張亢進，片側の瞳孔散大かつ対光反射消失，呼吸パターンの異常を伴う場合には**頭蓋内圧亢進，脳ヘルニアによる二次的脳幹障害**を疑う．
○ 緊急血液検査は血液一般，凝固系，肝・腎機能，CK，血糖，電解質，アンモニア，乳酸，

表4　病歴聴取の内容から推測できる意識障害の原因疾患

発症経過	急性	脳血管障害，てんかん，急性脳症，心疾患
	亜急性	化膿性髄膜炎，急性脳症，脳腫瘍，ADEM
	慢性	脳腫瘍，代謝異常，肝・腎疾患
	突発的	溺水，窒息，有毒ガス（燃料用，排気ガス），頭部外傷，薬物誤飲
	反復性	てんかん，低血糖，糖尿病性昏睡，代謝性疾患，ヒステリー
前駆・随伴症状	けいれん	てんかん，中枢神経系感染症，脳血管障害，熱性けいれん
	発熱	中枢神経系感染症，熱射病，重症感染症，熱性けいれん
	頭痛	脳血管障害，脳腫瘍，中枢神経系感染症
	黄疸	肝性昏睡，薬物中毒，敗血症
	皮膚鮮紅色	CO中毒，糖尿病，薬物中毒
	チアノーゼ	先天性心疾患，心不全，脱水
	皮膚蒼白	ショック，尿毒症，急性出血
	皮膚外傷	転落事故，小児虐待
基礎疾患		てんかん，糖尿病，肝機能障害，慢性腎不全，高血圧，脳血管障害，心疾患，代謝性疾患，ヒステリー，最近のワクチン接種歴など
家族歴		突然死，先天性代謝異常，小児虐待など
薬物服用		抗けいれん薬，鎮静薬，催眠薬，向精神薬，制吐薬（メトクロプラミド），テオフィリン，抗ヒスタミン薬，インスリン（注射），ジアゼパム（坐剤）など

CRP，血液ガスを測定し，尿定性チェック（特に尿糖）も行い，残検体は凍結保存する．必要に応じて頭部CT・MRI，髄液検査，心電図，脳波検査※MEMOを行う．

> **※MEMO 非けいれん性てんかん重積状態（nonconvulsive status epilepticus : NCSE）**
>
> 脳波上の発作波を伴う意識の減損があり，けいれん発作を伴わない状態が30分以上持続する状態で，NCSEは発作時の脳波検査でしか確認できない．ポータブル脳波検査は重篤な患者でもベッドサイドで非侵襲的に実施できるため，軽度であっても意識障害が遷延する場合には緊急脳波検査でNCSEの可能性を否定する必要がある．

4 対処・処置の方法 (図1)

- 意識障害時は舌根沈下や嘔吐に伴う誤嚥によって気道閉塞を起こしやすいため，気道確保が重要である．**GCS 8点以下**では誤嚥，無呼吸などによる二次性脳損傷回避のため**気管挿管**する．
- 意識障害の本態は脳浮腫であり，その対策は必須である．また，けいれんを伴うことが多く，そのコントロールの成否も予後を左右する．

5 ピットフォール

- インフルエンザ脳症，強い代謝性アシドーシス，高乳酸血症，低血糖，中等度以上の肝機能障害，古典的Reye症候群，未知の糖代謝異常などに脳圧降下薬としてグリセリンを投与すると代謝異常が悪化する可能性があり，**通常D-マンニトールを使用する**．

表5　バイタルサインの異常から推測できる意識障害の原因疾患

体温	上昇	中枢神経系感染症（急性脳炎，急性脳症，化膿性髄膜炎，ADEM），熱性けいれん，熱射病
	正常	てんかん，低血糖，頭部外傷，脱水
	低下	敗血症性ショック，中毒，溺水，甲状腺機能低下症，寒冷曝露
血圧	高血圧	頭蓋内圧亢進，高血圧性脳症，頭蓋内出血，尿毒症
	低血圧	エンドトキシン・ショック，高度脱水，中毒，糖尿病性昏睡，低血糖
脈拍	徐脈	頭蓋内圧亢進，無酸素性脳症，AVブロック，Adams-Stokes発作，甲状腺機能低下症
	頻脈	頭部外傷直後，けいれん，出血性ショック，感染症，低血糖，心不全，Basedow病クリーゼ
呼吸	増加	代謝性アシドーシス，呼吸性アルカローシス，感染症
	低下	中毒，脳幹障害
	呼吸臭	アセトン臭（糖尿病性昏睡），アンモニア臭（肝性昏睡），尿のような臭（尿毒症）

呼吸パターンの異常

Cheyne-Stokes呼吸		両側大脳深部，間脳の病変
中枢性過呼吸		中脳，上部橋被蓋の病変
呼気時休止性呼吸		橋中下部の病変 吸気終末で呼吸が2，3秒以上停止する
群発性呼吸		橋下部の病変 数回のあえぎ呼吸を休止期を介してくり返す
失調性呼吸		延髄の病変 深呼吸，浅呼吸が不規則に生じる

◦ 搬入時に脱水，ショック状態にある場合は初期輸液に生理食塩液または乳酸（or酢酸）リンゲルを用いて容量負荷を行い，**低血圧による脳虚血を防ぐ**．しかし，血圧が安定すれば，脳浮腫，SIADH（syndrome of inappropriate secretion of antidiuretic hormone），医原性低ナトリウム血症予防のため，原因疾患が判明するまで維持輸液量を越えないようにする．

◦ 軽度の意識障害は医療スタッフでさえ気付かないことがあり，**保護者の「いつもと様子が違う」という訴えには注意する**．

⚠️ アート面の知識や考え方

- 家族にはまず，**「本人は意識がないため，苦痛を感じていない」**ことを説明し，脳の修復促進のためには不要な刺激を避け，脳の安静を保つ必要があることを理解してもらう（熱があれば冷やす，室内を明るくしすぎない，静かな個室に移す，必要以上の接触を避ける，けいれんを予防するなど）．
- 決まったマニュアルはなく，家族の理解度と不安の程度に応じた内容で説明する．また，医療スタッフ全員が説明内容を把握し，チームとして家族を支える体制が必要である．
- 入院時点での予後に関する説明では，**「48時間以内に意識が回復すれば予後良好で，意識清明まで2週以上を要すれば何らかの後遺症が残る可能性は高い．小児の脳は成人と異な**

- り可塑性に富むため，予想以上の回復を示す場合もあり，現時点ではあらゆる可能性が残されている」ことを伝える．
- ●続いて，「われわれも治療に全力を尽くすが，最終的な予後は患児の回復力，生命力による部分が大きい．本人は懸命に病気と闘っており，家族が今できることは児の回復を信じて経過を見守ることである．入院は長期に及ぶことが多く，家族間で協力して負担を分担する」ことを説明し，医療関係者，患児，家族が一体となった治療の必要性を強調する．

さらに学びたいときに役立つ文献

1）厚生労働省インフルエンザ脳症研究班：インフルエンザ脳症ガイドライン改訂版．小児科臨床，62：2483-2528，2009
2）『ケースシナリオに学ぶ小児救急のストラテジー』（日本小児救急医学教育・研究委員会／編），へるす出版，2009
3）長村敏生：意識障害の診断．小児内科，41：567-571，2009
4）長村敏生：急性脳症．小児科診療，73：971-979，2010

第1章 重症疾患が潜む症状・症候

緊急度 ★★★　　頻度 ★☆☆

3 チアノーゼ

渡部誠一

重症疾患を見逃さないためのポイント

❶ チアノーゼは，呼吸不全と循環不全に大別される

❷ 呼吸不全は，上気道閉塞，神経筋疾患，代謝内分泌異常，なども鑑別する

❸ チアノーゼ発作（急性発症）は，気道閉塞，けいれん，不整脈，アナフィラキシーをまず鑑別する

❹ 酸素投与，気道確保，人工換気のタイミングを失さないように，治療を行いつつ反応を見ながら，診断を進める

❺ 薬剤による，呼吸抑制，循環抑制，不整脈，アナフィラキシーに注意する

1 患者評価の進め方（表1）

- 小児評価トライアングルABC評価を行う．
- SpO_2を測定する．$SpO_2<95\%$なら低酸素血症，$SpO_2<90\%$なら酸素投与（酸素禁の病態がある．**5** ピットフォール参照）．
- 随伴症状の，循環不全，呼吸困難，意識障害，筋力低下，髄膜刺激症状などを評価する．
- 身体所見をとる．呼吸数，心拍数，心雑音の有無，呼吸音，肝腫大の有無，末梢循環，四肢冷感，脈拍の強さ，上下肢で脈を触れるか．
- チアノーゼ発作は，入院して経過観察，モニタリングをする．
- 胸部X線をなるべく早い時期に撮る．治療を中断するのでタイミングをみて．
- 心疾患を疑ったら心電図をとる．
- 最低限の血液検査を行う．
- けいれんは，中枢神経疾患以外に，低血糖，低カルシウム血症，その他の電解質・代謝異常，心疾患・不整脈による発作性・一過性の循環不全，高血圧，などを鑑別する．
- 状態安定を優先して，診断と治療を同時に進める．

2 重症を見逃さないための診断のポイント

- 小児評価トライアングルABC評価を行う．A（見た目）でチアノーゼ，意識障害，けいれんを，B（呼吸）で呼吸停止，努力性呼吸を，C（皮膚の循環）で末梢循環不全を評価する．
- 還元ヘモグロビン5g以上でチアノーゼを呈するので，乳児や貧血ではチアノーゼが目立

表1 チアノーゼの病態分析

病態レベル1	病態レベル2	病態レベル3	代表的疾患	低酸素血症	急性発症
呼吸不全	上気道閉塞	気道異物		●●	●
		先天性	喉頭軟化症など	●	
		感染	喉頭蓋炎, クループ, 細菌性気管炎, 扁桃周囲膿瘍, 深頸部膿瘍	●●	●
		腫瘍		●	
	気管・気管支狭窄	気道異物	(気管異物は緊急性高い)	●●	●
		先天性	気管軟化症, 血管輪, 右肺動脈起始異常 (Vascular Sling)	●●	
		感染	細菌性気管炎	●●	●
		気管チューブ	気管チューブの位置異常, 閉塞	●●	●
	肺疾患		肺炎	●	
			細気管支炎	●●	
			気管支喘息	●	
			気胸	●●	●
			胸膜炎	▲	
	中枢性低換気, 換気不全	意識障害	脳炎脳症, 低血糖, 代謝異常	●	
		けいれん重積	頭蓋内病変, 低血糖, 代謝異常, 電解質異常	●	
		薬剤性	呼吸抑制薬, 鎮静薬	●	
		人工換気中	レスピレータ異常, 回路異常	●●	
	呼吸筋麻痺	神経筋疾患	脊髄性筋萎縮症	●	
			Guillain-Barré症候群	●	
			筋ジストロフィー, ミオパチー	●	
		薬剤性	筋弛緩薬	●●	●
	胸郭コンプライアンス異常	骨代謝異常	くる病, 骨代謝異常	●	
		胸郭変形	側弯症	●	
循環不全	心疾患	肺循環異常を伴う心血管系疾患	5T〔ファロー四徴（含：肺動脈閉鎖）, 三尖弁閉鎖, 大血管転位, 総肺静脈還流異常, 総動脈幹遺残〕	●●	
			肺高血圧	●●	
			肺動脈血栓症	●●	●
		肺血流増加型心疾患	大動脈縮窄複合, 大動脈弓離断	●	
			心内膜床欠損	●	
			心室中隔欠損, 心房中隔欠損, 動脈管開存	▲	
		肺循環異常を伴わない心疾患	大動脈弁狭窄・閉鎖不全, 僧帽弁狭窄・閉鎖不全, 大動脈縮窄	▲	
			冠動脈異常	▲	
			心筋症	▲	
			心筋炎	▲	●
			心室頻拍	▲	
			上室性頻拍	▲	
			房室ブロック, 洞不全症候群	▲	
	心疾患以外の循環不全	ショック	循環血液量減少	▲	
			敗血症	▲	
			アナフィラキシー	▲	
	薬剤性	循環抑制	リドカイン, フェニトインなど多数	▲	●
		催不整脈	塩化カリウム, 二次性QT延長	▲	●

●●高度　●中等度　▲軽度

3) チアノーゼ

- たない．したがって**必ずSpO₂を測定して判断する**．
- 低酸素血症は軽度だが循環不全が強い病態（末梢循環不全・末梢性チアノーゼ）を見逃さないように．この病態はショック，低心拍出量症候群など緊急性があり，末梢冷感，mottling（網状チアノーゼ），頻脈，低血圧などで判断する（表2）．
- チアノーゼ発作は緊急対応が必要な疾患を含む．症状を捉えられなければ，外来で1時間くらい経過観察，あるいは入院して経過観察・モニタリングを．
- **心疾患は心雑音が無くても否定できない**．治療を要する心疾患であれば心電図異常がある．正常心電図パターン，異常の判定基準は年齢により異なる．多くは右室肥大，右房圧上昇・CVP上昇をきたすために肝腫大を認める．ただし，例外として，呼吸障害で肺過膨張をきたす病態では肝臓が下降して触知する．
- けいれんは❶で述べたように，さまざまな状況で起こる．けいれん発作持続時間は5分間以内が多く，15分間以上はけいれん重積を考える．けいれん重積の定義は30分間以上持続するか，あるいは短い持続でも発作間欠期に意識が戻らないとき．
- 新生児・乳児のけいれんは，無呼吸発作（20秒以上の呼吸停止，あるいは徐脈・低酸素血症を伴う呼吸停止）や微細発作（成人のような強直性間代性発作ではなく，部分発作で，比較的ゆっくりと手足を回したりする発作）のときがある．
- 意識レベル，脳圧亢進症状の把握には，瞳孔のサイズ，対光反射，人形の眼現象，大泉門の所見が重要．
- 治療のタイミングは，診断がついてからではなく，常に状態変化を把握して，診断と治療を同時に進める．
- 鎮静薬，抗不整脈薬，抗けいれん薬などは，循環抑制・呼吸抑制を来すことがある．これらの薬剤を緊急で使用するため，過量投与などの事故が起きやすい．通常量でも急速に投与すると過剰な反応が起こりうる．
- 気道確保，人工換気におけるトラブルも発生しやすいので，気道確保がきちんと行われているか，レスピレータは問題なく作動しているかを，頻回にチェックする．

❸ 対応方法
A）観察方法
- 高度のチアノーゼは，気道閉塞，けいれん，無呼吸，急性循環不全などで，緊急対応を要する．ABC観察で評価する．
- 低酸素血症の有無をSpO₂測定で行いつつ，胸郭運動，その他を観察して努力性呼吸（頻呼吸，陥没呼吸，呻吟，鼻翼呼吸，肩呼吸）を評価する．
- 腹部を触診して，肝腫大の有無をみる．
- 上気道狭窄は，吸気性喘鳴，tracheal tag，嗄声（喉頭蓋炎は嗄声が無い）を示す．
- 胸部聴診で，心雑音，心音異常，呼吸音，喘鳴を診る．
- 無呼吸，徐脈，高度意識障害ならば，緊急性があり，気道確保，人工換気を考慮して，準備する．
- けいれんならば，けいれん持続時間を測定し，発作型を観察する．チアノーゼ・徐脈を伴えば治療を優先する．強直性発作，間代性発作，無呼吸発作，微細発作などの発作型を観

察する．姿位異常（除脳硬直，除皮質硬直，後弓反張）の有無を見る．項部硬直，大泉門膨隆の有無をみる．
- 意識障害はJCSあるいはGCSで評価する．
- 頻呼吸は心肺疾患でみられ，肺コンプライアンス低下や肺血流増加型あるいは左房圧上昇型心疾患群は深い頻呼吸（陥没呼吸）になる，肺血流減少型心疾患は比較的浅い頻呼吸になる，深いゆっくりした呼吸（クスマウル呼吸）は代謝性アシドーシスでみられ，浅い弱い頻呼吸は神経筋疾患でみられる．
- 長期の呼吸障害ではハリソン溝を伴う胸郭変形を示し，長期間のチアノーゼでは多血症になり，ばち状指を呈する．
- 神経疾患は上記以外に，筋緊張，筋力，深部腱反射，繊維束性攣縮，などをチェックする．

B）検査（表2）

- 血液ガス測定：重症度は低酸素血症のみではなく，随伴症状や他のバイタルサインをみて総合的に判断する．PCO_2上昇は呼吸不全を示し，代謝性アシドーシスはアニオンギャップを算出する．アニオンギャップの高度上昇は異常な酸（乳酸，有機酸など）の蓄積を示す．
- 胸部X線：乳児の正面像は首をまっすぐにして撮影しないと斜位になって正確な診断ができない．正常でも胸腺が大きいことがある．透過性低下がなくても，気胸・細気管支炎や気管支異物によるair trappingなど重症化する疾患がある．頸部～胸骨部に重なる，喉頭・気管の陰影に注意する（上気道～気管の疾患は緊急性が高い）．下葉の評価には，一度は側面像を撮るとよい．
- 心電図：日齢2から小学生まではV1誘導のT波は陰性であり，陽性ならば右室肥大である．頻拍症はP波をよく捜す．上室性頻拍と心室頻拍の鑑別は，QRS幅だけはなく，P波とQRSの関係，すなわち房室解離の有無でみる．QTc（QTc＜450msec），Brugada sign（V1-3誘導のST上昇とIRBBB）の有無をチェックする．

C）紹介・相談

- 心疾患を疑えば，小児循環器医に相談する．心電図を送信して見てもらう．搬送する．
- 先天性心疾患では，動脈管依存性心疾患と，肺血管抵抗により大きく循環状態が変動する心疾患がある．また，酸素投与で悪化する心疾患がある．
- けいれん重積は，処置（4参照）を行い，二次医療機関へ転送する．けいれん頓挫後に意識障害・姿勢異常・麻痺などがある場合も同様．
- 気道閉塞は緊急性がある．喉頭蓋炎など気管挿管が難しい場合もあり，体制を整えてから，あるいは麻酔科にコンサルトしてから気管挿管を行う．
- 神経筋疾患，代謝異常，などは最初にチアノーゼが出現したときに，一過性で改善して，診断がつかないときがある．細かく観察し，病歴を聴取して，反復していれば，二次医療機関へ紹介する．

表2　小児チアノーゼの随伴症状と重要な検査

	症状	病態	詳細
随伴症状	循環不全	心拍出量減少	頻脈，四肢冷感，低血圧，尿量減少
	肺水腫	左房圧，左室EDP上昇	呼吸困難，起坐呼吸
	右心不全	CVP上昇	肝腫大，頸静脈怒張
	呼吸困難	ガス交換障害と努力性呼吸	頻呼吸，陥没呼吸，鼻翼呼吸，呻吟　$SpO_2↓$，$PCO_2↓$
	喘鳴	気道狭窄	吸気性喘鳴は上気道狭窄，呼気性喘鳴は下気道狭窄による
	呻吟	肺コンプライアンス低下	呼気終末圧を高める自己防衛反応で，ウーンウーンと唸る
	無呼吸	呼吸中枢異常，新生児では低酸素血症から二次的に呼吸抑制．けいれんの一種のときがある	20秒以上の呼吸停止，あるいはSpO_2低下あるいは徐脈を伴う呼吸休止
	意識障害	中枢神経異常，代謝内分泌異常，薬剤性，などで意識が障害される．急性循環不全でも起こる	覚醒しているか，開眼するか，四肢を動かすか，刺激に反応するか，話すか，で評価する．スコア化は，JCSとGCSがある．JCS20以上，GCS8点以下は，緊急性が高い
	けいれん	神経細胞の刺激状態．二次的に呼吸障害を来すことがある	強直性と間代性があり，持続時間，眼球位，瞳孔が重要
	筋力低下	神経筋疾患，弛緩性麻痺	低緊張，体動低下，頻呼吸，浅呼吸（低換気の病態）
	髄膜刺激症状	髄膜炎，くも膜下出血で出現	頭痛，嘔吐，項部硬直
検査	血液ガス測定	呼吸障害はPCO_2上昇．慢性呼吸障害では代償性にHCO_3上昇．循環不全により二次的に代謝性アシドーシスへ	呼吸障害の評価に必須．SpO_2測定できれば，末梢血管や静脈採血でもよい
	胸部X線	気道病変，肺病変，心拡大，肺血管陰影をみる	気道病変，気胸を見逃さないように．正面像だけでは下葉病変を見逃しやすい．年少児では首をまっすぐにして撮影しないと（斜位になると）評価しにくくなる
	心電図	心疾患があれば心電図異常がある．不整脈の評価に必須	日齢2から小学生まではV1誘導のT波は陰性で，陽性ならば右室肥大である．頻拍症はP波をよく捜す．上室性頻拍と心室頻拍の鑑別は，QRS幅だけはなく，P波とQRSの関係，房室解離の有無でみる．QTc，Brugada signをチェックする
	血算，CRP，BUN，Cre，AST，ALT，BS，Na，K，CL，Ca，NH_3，ケトン	貧血，多血，炎症，腎障害，肝障害，低血糖，電解質異常	小児では低血糖による意識障害・けいれんが多い．けいれんがあれば，血糖，Ca，NH_3を測定する

4 対処・処置の方法

○ 気道閉塞，無呼吸，循環不全，けいれん，意識障害がないかをチェックして，治療を考える．
○ 気道閉塞であれば，異物なら異物除去を．喉頭蓋炎など気管挿管が難しい場合もあり体制を整えてから行う（**3** – C）．
○ ショックでは，生理食塩液20 mL/kg輸注．ただし，**必ず，低血糖を除外してから**．ショック・けいれん・意識障害では血糖測定を真っ先に行う．

- 動脈管依存性心疾患ではPGE1製剤（LipoPGE1製剤5 ng/kg/分，成熟児3.5kgであれば10μg製剤1アンプルを全体で20 mLに希釈し2 mL/時で持続点滴・3倍まで増量可）を用いる．総肺静脈還流異常はPGE1で悪化するので注意．
- 発作性上室頻拍に対してATPを0.2 mg/kg急速静注する（急速静注するのはATPだけ）．心室頻拍にはリドカイン1 mg/kg静注する．
- ファロー四徴症の無酸素発作に対してはフェニレフリン10μg/kg，あるいはプロプラノロール0.1 mg/kgを用いる．
- 自宅でけいれんが始まり，来院時まで続いていれば，けいれん重積が多い．抗けいれん薬を使って頓挫させるが，呼吸障害が進むことがあり，気道確保の準備をしてから投与する．けいれんが止まりにくい，あるいはけいれん頓挫後に意識障害・姿勢異常・麻痺などがあれば，二次医療機関へ転送する．
- 抗けいれん薬はジアゼパム0.3 mg/kg静注，ジアゼパムが無効ならばミダゾラム0.1 mg/kg静注．意識障害を伴うと，通常よりも呼吸抑制が起きやすいので注意する．マスク＆バギングの準備をして，投与する．それで頓挫すれば，ミダゾラム0.1〜0.15 mg/kg/時で持続静注，あるいはフェニトイン10 mg/kgを緩徐に静注する．フェニトインは静注速度が速いと循環抑制がある．薬剤は分割投与して反応をみながら追加するとよい．

5 ピットフォール

- 低血糖，低カルシウム血症は必ず除外する．ショックでは真っ先に血糖を測定する．
- 心疾患か，そうでないかの判断が重要になる．心疾患は心雑音（心雑音が無いこともある），肝腫大，心拡大（心拡大がないこともある），心電図異常（何らかの心電図異常がある，ただし年齢により判定基準が異なる）に注目する．
- 動脈管依存性心疾患は酸素投与で動脈管が閉鎖して悪化する．動脈管依存性心疾患は解熱薬で動脈管が閉鎖して悪化する．左右短絡疾患は酸素投与で肺血管抵抗が下がり肺血流が増加して悪化する．
- 上気道閉塞や急性喉頭蓋炎は緊急性があり，気道確保が困難なときがある．急性喉頭蓋炎は咽頭刺激や臥位で急に悪化する（完全閉塞にいたる）ことがある．
- 診断がつくまで治療を開始しないと，悪化することがある．治療を優先して，治療の効果があるか，ないか，を評価しながら，診断を進める．
- けいれん重積に対する，抗けいれん薬投与で，呼吸抑制が起こり，気道確保が必要になるときがある．
- 薬剤による，呼吸抑制，循環抑制，不整脈，アナフィラキシーがあることを忘れずに．

!アート面の知識や考え方

- 急に出現したチアノーゼ（チアノーゼ発作）は，けいれん（convulsion），気道閉塞（airway obstruction），不整脈（arrhythmia），アナフィラキシー（anaphylaxis）を鑑別する．C3Aと覚える．特に，けいれんと気道閉塞を見逃さない．保護者がチアノーゼ発作を訴えているが，診察時に子どもに異常がないことがある．けいれん，不整脈など発作性疾患に多い．状況をよく聞いて，大丈夫と安易に否定しないように，保護者の不安を否定したあとに子どもが急に悪くなると医事問題になることがある．
- 最重症時のシナリオを頭に思い浮かべながら対応する．子どもは変化しやすいので，経過観察が有用で，積極的経過観察（active observation）と考えを切り替えることも必要である．外来で1時間くらい経過観察する，あるいは入院経過観察・モニタリングをする．
- 入院してから悪化することもあるので，病棟医・病棟看護師への申し送り，注意喚起が大切である．
- 呼吸循環に影響する薬剤を使うときは十分に注意し，準備して，投与予定量の1/4量ずつ分割して少しずつ投与するとよい．薬剤投与後に観察を．

さらに学びたいときに役立つ文献

1）『トロント小児病院救急マニュアル』（Amina Lalani, Suzan Schnoeweiss/編），メディカル・サイエンス・インターナショナル，2010
2）『ケースシナリオに学ぶ小児救急のストラテジー』（日本小児救急医学会教育・研修委員会/編），へるす出版，2009
3）『現場で役立つ小児救急アトラス』（内山　聖，安次嶺馨/編），西村書店，2009

第1章 重症疾患が潜む症状・症候

緊急度 ★★★　頻度 ★★★

4 発　熱

神薗淳司

重症疾患を見逃さないためのポイント

❶ 小児，特に3歳未満の発熱の鑑別診断には経時的変化の観察が最も重要である

❷ PATやバイタルサインを注意深く観察し，well appearance（良好な外観）から ill appearance（病的な外観）へ変化していないかを再評価する診療姿勢が要求される

❸ すべての発熱児に対し，自らが診察した患者の転帰を把握する努力と小児救急のevidenceに基づいた知識と対応は不可欠である

1 重傷疾患を見逃さないための考え方・根拠

　　重症感染症を正確に診断するための基準やガイドラインは存在しない．**"ill appearance"** と**"バイタルサインの異常"**を迅速に評価し，発熱時のPAT（Pediatric Assessment Triangle）および緊急度によるトリアージを開始することが第一歩である．発熱の経過を観察する目的の**「入院管理や再診の徹底」**は不可欠である．

2 発熱患者の評価の進め方

A）症状は本当に発熱だけか

　　以下のいずれかが異常の場合は"ill appearance"として精査を進める．

- 外観（A）：Appearance
- 呼吸状態（B）：Work of Breathing
- 皮膚への循環（C）：Circulation to skin を順番に評価する．

上記はPAT（Pediatric Assessment Triangle）を構成しPALSコース（小児救急初期診療）などで幅広く利用されている．

初期診療医師にとって"外観（Appearance）"は特に重要となる．

図1にその内容を示した．

B）バイタルサインは必ず年齢に応じた正確な評価を!!

　　年齢に応じたバイタルサインのトリアージを実践する．

- 心拍数：SpO$_2$モニターで代用してもよい．
- 呼吸数：できる限り安静時の評価を心がける．
- SpO$_2$：末梢循環不全状態では評価できない．

4）発　熱　43

Pediatric Assessment Triangle

筋緊張 Tone
・動いているか
・診察に抵抗するか
・四肢や頸部を支えているか
・坐位がとれるか

周囲への反応 Interactiveness
・周囲に気を配るか
・物音に注意をはらうか
・診察器具に手をのばすか
・保護者からの干渉に無関心か

精神的安定 Consolability
・保護者があやして落ち着くか
・優しくして啼泣や興奮が落ち着くか

視線／注視 Look/Gaze
・視線があるか
・ぼんやりしてないか

会話／啼泣 Speech/Cry
・自発的会話が可能か
・弱々しい泣き方か
・かすれた声でないか

Appearance 外観

Work of Breathing 呼吸状態
・喘鳴
・努力性呼吸
・陥没呼吸
・呻吟　・鼻翼呼吸

Circulation to skin 皮膚への循環
・末梢冷感
・蒼白
・まだら皮膚

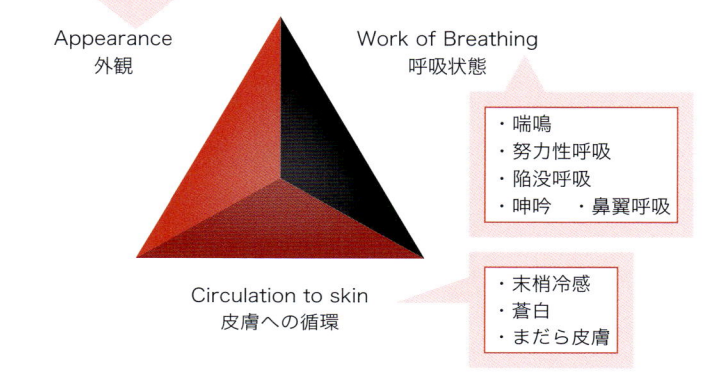

図1　Pediatric Assessment Triangle

◦ Capillary refilling time（CRT）：6歳未満の乳幼児の四肢で評価．正常は2～3秒以下である．

表1：LEVEL Ⅰ－Ⅴは Canadian pediatric triage and acuity scale を参照に作成．

C）小児の発熱は月齢別緊急度を重視して診療開始する

　表1に従い緊急度評価を加える．
　◦ 3カ月未満児の38.0℃以上　　・・・・　LEVEL Ⅱ
　◦ 3～36カ月児の38.5℃以上　　・・・・　LEVEL Ⅲ
　◦ 36カ月以上児の38.5℃以上　　・・・・　LEVEL Ⅳ

D）緊急度を評価して，いざ診察開始を

　①胸部聴診：呼吸音と心音
　②腹部触診：聴診
　③全身皮膚：皮疹・発赤・腫張がないか
　④リンパ節・腫瘤：頸部と鼠径部・陰部の視診・触診
　⑤神経学的所見：大泉門・筋緊張・麻痺の有無を評価
　⑥口腔内所見：咽頭・扁桃・頬粘膜・歯肉をすべて網羅すること

表1　発熱および感染症児に対する小児救急トリアージ

Level※	I 蘇生 0分	II 緊急 15分	III 準緊急 30分	IV 準々緊急 60分	V 非緊急 120分
意識	GCS=3〜9	GCS=10〜13	GCS=14〜15	GCS=14〜15	GCS=14〜15
呼吸	R.R＞+/−2SD SpO$_2$＜90%	R.R＞+/−1SD SpO$_2$＜92%	R.R＞NR SpO$_2$=92〜94%	R.R=NR SpO$_2$＞94%	R.R=NR SpO$_2$＞94%
循環	H.R＞+/−2SD	H.R＞+/−1SD CRT＞4秒	H.R＞NR CRT＞2秒	H.R=NR CRT≦2秒	H.R=NR CRT≦2秒
	敗血症性ショック	乳幼児敗血症を疑う外観 3カ月未満＜36.0℃ 3カ月未満＞38.0℃ 3〜36カ月の発熱 (PAT不良)	3〜36カ月の発熱 (PAT良好) 36カ月以上の発熱 (PAT不良) 発熱を伴う関節痛 歩行障害	36カ月以上の発熱 (PAT良好)	

※下段は「〜分以内の診療開始および再診までの間隔時間」を示す．

呼吸数	I 蘇生 ＞2SD	II 緊急 1〜2SD	III 準緊急 ≦1SD	IV 準々緊急・V 非緊急 正常範囲	III 準緊急 ≦1SD	II 緊急 1〜2SD	I 蘇生 ＞2SD
0〜3カ月	＜10	10〜20	20〜30	30〜60	60〜70	70〜80	＞80
3〜6カ月	＜10	10〜20	20〜30	30〜60	60〜70	70〜80	＞80
6〜12カ月	＜10	10〜17	17〜25	25〜45	45〜55	55〜60	＞60
1〜3歳	＜10	10〜15	15〜20	20〜30	30〜35	35〜40	＞40
6歳	＜8	8〜12	12〜16	16〜24	24〜28	28〜32	＞32
10歳	＜8	8〜10	10〜14	14〜20	20〜24	24〜26	＞26

心拍数	I 蘇生 ＞2SD	II 緊急 1〜2SD	III 準緊急 ≦1SD	IV 準々緊急・V 非緊急 正常範囲	III 準緊急 ≦1SD	II 緊急 1〜2SD	I 蘇生 ＞2SD
0〜3カ月	＜40	40〜65	65〜90	90〜180	180〜205	205〜230	＞230
3〜6カ月	＜40	40〜63	63〜80	80〜160	160〜180	180〜210	＞210
6〜12カ月	＜40	40〜60	60〜80	80〜140	140〜160	169〜180	＞180
1〜3歳	＜40	40〜58	58〜75	75〜130	130〜145	145〜165	＞165
6歳	＜40	40〜55	55〜70	70〜110	110〜125	125〜140	＞140
10歳	＜30	30〜45	45〜60	60〜90	90〜105	105〜120	＞120

⑦鼓膜所見
⑧整形外科領域：股関節・膝関節の可動域の診察
　上記の順で迅速に診察を進める．

3 ピットフォールに陥らないために

　3カ月未満児と3〜36カ月未満児のアプローチをそれぞれ，図2と図3に示した．特に3カ月未満児では，**60日未満の場合，できる限り入院管理**とし鑑別を進めていく．

4）発　熱

2カ月（60日）未満児 発熱 >38.0℃（直腸温）

- PAT 正常
  - Well appearance
    - バイタルサイン正常 ←（再評価）
    - バイタルサイン異常
- 再評価
- PAT 異常
  - Ill appearance
    - バイタルサイン正常
    - バイタルサイン異常

→ 診察 → 可能な限り全例入院管理

"Sepsis Workup"
- CBC（WBC, Hb, Plt）　胸部X線
- 血液培養
- 尿沈渣　尿培養
- 髄液検査
  （cell count / glucose / protein / Gram stain）
- 髄液培養
  （迅速ラテックス検査を利用）

2～3カ月（60～90日）児 発熱 >38.0℃（直腸温）

- PAT 正常
  - Well appearance
    - バイタルサイン正常 ←（再評価）
    - バイタルサイン異常
- 再評価
- PAT 異常
  - Ill appearance
    - バイタルサイン正常
    - バイタルサイン異常

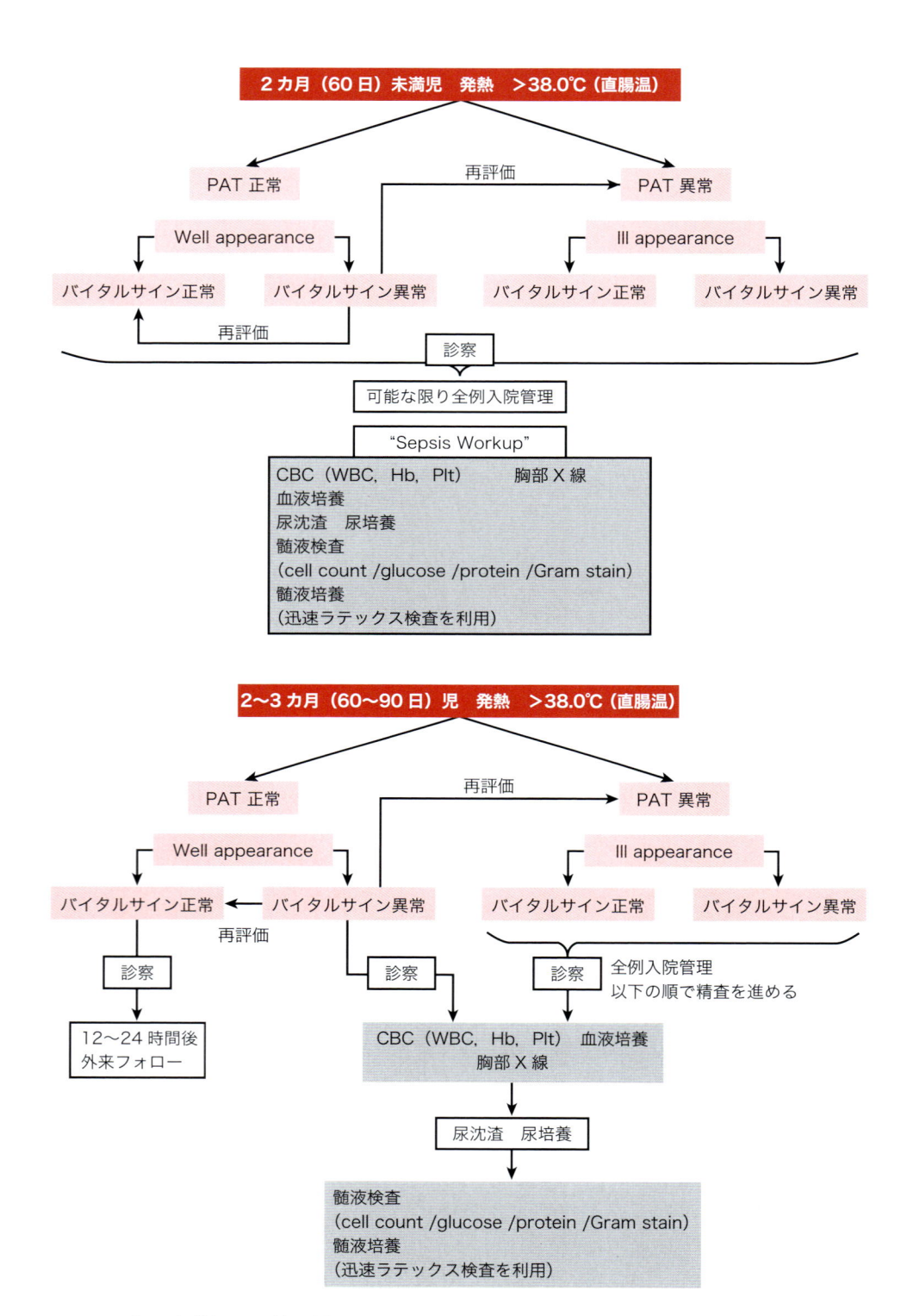

- バイタルサイン正常 → 診察 → 12～24時間後 外来フォロー
- バイタルサイン異常 → 診察
- PAT異常 → 診察 → 全例入院管理　以下の順で精査を進める

- CBC（WBC, Hb, Plt）　血液培養　胸部X線
- 尿沈渣　尿培養
- 髄液検査
  （cell count / glucose / protein / Gram stain）
- 髄液培養
  （迅速ラテックス検査を利用）

図2　3カ月未満児の発熱に対するアプローチ

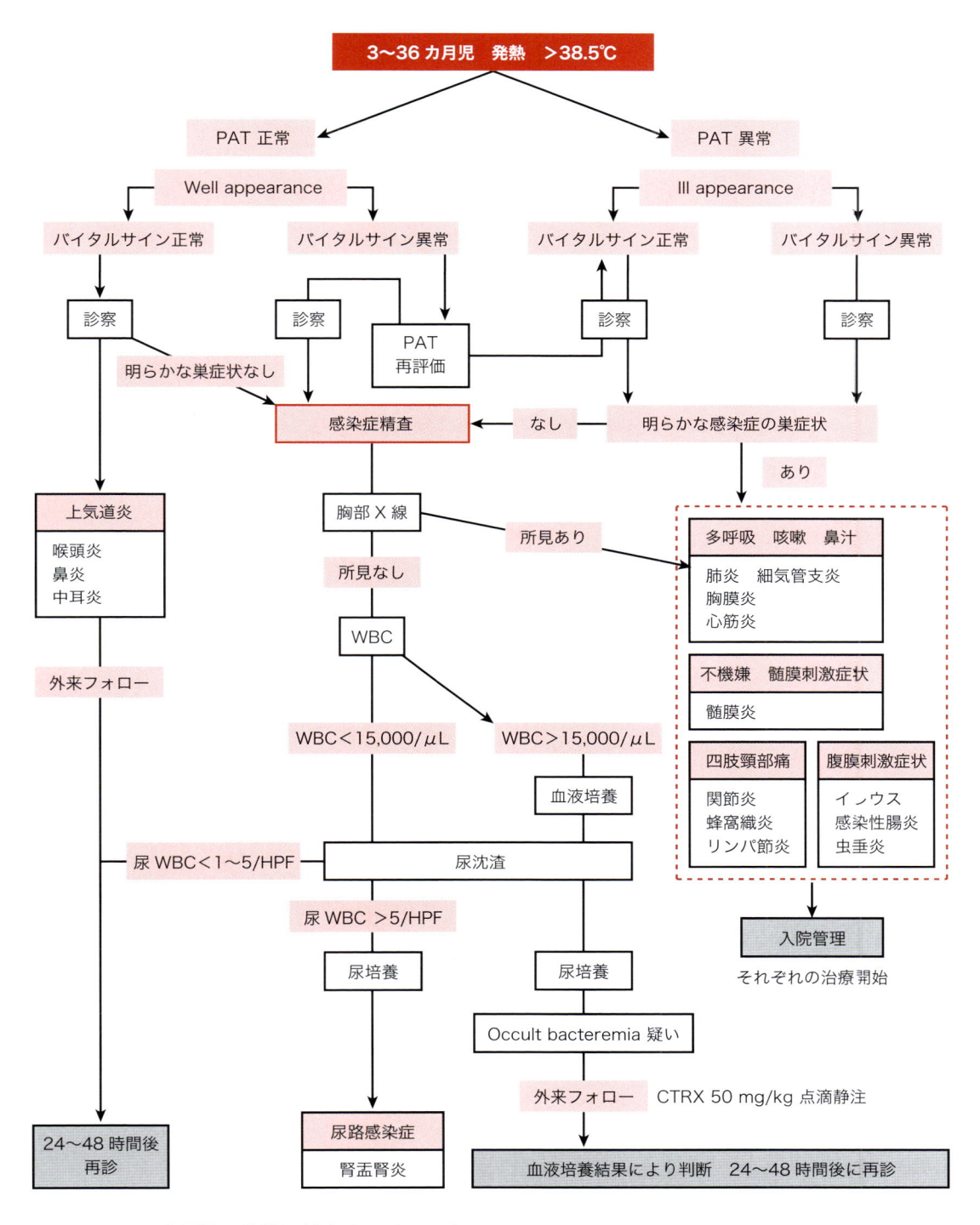

図3 3〜36カ月児の発熱に対するアプローチ

表2　ピットフォールと陥らないためのコツ　3カ月未満児の発熱

- □ 2カ月（60日）未満児の発熱は可能な限り入院管理とする
- □ 1カ月（30日）未満児に結膜，皮疹，口腔内の水疱形成，呼吸困難（呻吟）やけいれんを伴う場合には単純ヘルペス感染症を疑い，直ちに抗ウイルス剤を投与する．PCRによる結果を評価できるまで投与する
- □ 2カ月（60日）未満児の38℃以上の発熱児には全例，「Sepsis Workup」が必要
- □ 2カ月（60日）未満児で「Sepsis Workup」に異常がなかった場合でも経時的変化は重要となる
- □ 2〜3カ月（60〜90日）児の発熱で，"Well appearance" "バイタルサイン正常"の場合には十分な診察の上外来フォローは可能である．しかし12〜24時間後の再診は欠かせない
- □ "Ill appearance"の2〜3カ月（60〜90日）の発熱児は，バイタルサインにかかわらず「Sepsis Workup」に加え，入院管理が必要．"Well appearance"な場合でも，バイタルサインに異常がある場合も同様である
- □ 呼吸器感染症を疑わせる症状（咳嗽，鼻汁）が顕著な場合には，重症細菌感染のリスクは低くなる．RSV Adenovirus influenzaなどの迅速診断は，家族内や地域での流行があり，感染が疑わしい場合に積極的に利用する
- □ 尿沈渣で異常がなくとも，尿培養を提出する
- □ 尿路感染症の15％の症例に髄液細胞増多を合併する．したがってウイルス性髄膜炎との鑑別が必要となる．逆にウイルス性髄膜炎と判断した症例の約10％に尿路感染症を合併している．尿路感染が明らかな場合には併行して髄液検査（培養も含め）も徹底する必要がある
- □ 早期診断と治療が必要な免疫不全症が発見される月齢である
  胸部X線・・・・・・・・・・・胸腺が写らない（重症複合型免疫不全症）
  白血球異常・・・・・・・・・好中球減少（先天性好中球減少症）
  　　　　　　　　　　　　リンパ球減少（重症複合型免疫不全症）
  免疫グロブリン異常・・・・・細菌感染，IgG/A/M低値（無ガンマグロブリン血症）
  　　　　　　　　　　　　皮疹，IgM低下，血小板減少（Wiskott-Aldrich症候群）

❗アート面の知識や考え方

● 3カ月未満児と3〜36カ月未満児に分けそれぞれ表2と表3に，その診療に欠かせない対応と基礎知識を列挙した．発熱は救急外来で最も多く診療に当たる主訴である．日頃よりその地域や家族内の流行性疾患を把握する努力と，けいれんや中枢神経系の合併症への進展など予測不可能な場合も考慮し，緊急度を正確に評価し，再評価を繰り返す姿勢が欠かせない．

表3 ピットフォールと陥らないためのコツ 3～36カ月児の発熱

- [ ] 39℃以上でWBC＞20,000/μLの場合，呼吸器症状に乏しくてもまず肺炎を疑い，必ず胸部X線を施行する
- [ ] Occult bacteremiaの起炎菌は，*S.pneumonia*がほとんどを占めるが予後はいい．予防接種が徹底された欧米では頻度は激減した．本邦では未だ*H.influenzae*重症感染症が大きな問題である．Occult bacteremiaに対する血液培養，抗菌薬投与は，不要な処置として大きく変化しつつある
- [ ] 39℃を呈して，扁桃炎や中耳炎の所見を合併していても血液培養を徹底し，Occult bacteremiaを考慮すべきである
- [ ] 発熱早期のCRP値低値に安心してはならない．既に上昇している場合には，発熱期間と熱型を再評価し，アデノウイルス感染症や川崎病なども鑑別する必要がある
- [ ] Occult bacteremia疑いの段階で，必ずしも髄液検査は必要ない．再診させPATの初期評価，バイタルサイン，診察を繰り返し，髄液検査の必要性を考える
- [ ] 12カ月未満児の初回熱性けいれん児には，単純型の場合でも髄液検査を徹底する
- [ ] 尿路感染症は，1歳未満では男児に多い．原因不明の発熱の3～5％を占める．6カ月未満児の尿検査では，尿沈渣と尿カテーテルによる尿培養を実施すべきである
- [ ] 突発性発疹症の"永山斑"は，多くの症例で実際に経験しておく．血液検査でWBC上昇がなく，軽度のAST上昇かつLDH上昇を見た場合には，突発性発疹症を考え経過フォローをする
- [ ] 水痘罹患児の発熱は，溶連菌感染症を合併してないか注意が必要
- [ ] 流行性耳下腺炎児の発熱は，髄膜刺激症状に注意し，ムンプスウイルス性髄膜炎を鑑別すべき
- [ ] 四肢に散在する溶連菌感染症による発疹は，咽頭所見と併せて診断．迅速検査キットによる診断も利用し，抗菌薬投与を開始する
- [ ] アデノウイルス感染症は，迅速検査を利用し診断が可能である．5日間持続する発熱と咽頭所見は特徴的である．腸炎や肺炎を合併してくる型があり注意を要する
- [ ] ロタウイルス感染症は，冬期乳幼児下痢の主な原因となる．時にけいれんや菌血症，呼吸器症状を合併してくる場合がある
- [ ] RSウイルス感染症は，通常細気管支炎の症状を呈して診断にいたる．続発する急性中耳炎には注意する
- [ ] EBウイルスによる伝染性単核症は，咽頭所見とリンパ節腫張さらに血液検査所見（異型リンパ球出現）により早期診断できる
- [ ] 周期性発熱症候群で最も頻度の高いPFAPA症候群は，発熱（5～7日間）と白苔を伴う扁桃炎，口内炎，を合併し，約1カ月の間隔で発熱を繰り返す疾患である．発熱初日よりWBC上昇，CRP上昇を伴うが，抗菌薬は無効である．初発時年齢は1～2歳が多く，発熱期間と既往の聴取は最も重要な診断の手がかりとなる
- [ ] 予防接種後の発熱は，三種混合（DPT）では接種後48時間以内，麻疹・風疹ワクチンでは接種後7～10日後に多く経験する．

さらに学びたいときの文献
1) 『PALSプロバイダーマニュアル AHAガイドライン2005年準拠』（American Heart Association），シナジー，2008

第1章 症状・症候

4）発熱

第1章 重症疾患が潜む症状・症候

緊急度 ★☆☆　　頻度 ★☆☆

5 不機嫌

渡部誠一

重症疾患を見逃さないためのポイント

❶ 不機嫌は，生理的不快感，精神的不快感から緊急性疾患まで幅広く含む

❷ 乳児等では，何らかの症候に不機嫌を伴えば緊急性と判定できることがある

❸ 注意深い観察・アセスメント，積極的経過観察・再診察，見逃してはいけない小児疾患の鑑別が重要である

1 不機嫌の考え方

不機嫌は，乳児や言語能力未発達で自覚症状を訴えられない小児における，疼痛・苦痛・不快などの表現である．欧米のテキストでは，不機嫌は，泣き方，親の刺激への反応，覚醒・入眠，反応性微笑，などに分けていて，不機嫌の1単語で表すことはない．日本では1つの症候として考え，多くの状況で用いられ，生理的不快感と精神的不快感を含む．不機嫌以外の症候がわかりにくいシチュエーションは，①**身体所見が得にくい**，②**身体所見が変動する**，③**発症機転情報が得にくい**，の3つがある．

2 患者評価の進め方

A）「**生理的不快感によるものか**」

空腹・暑い・痒い，など．環境調整で対応できる．

B）「**精神的不快感によるものか**」

親と離れたとき・不安なとき・不快な記憶の想起，など．親の抱っこ，おもちゃなどで気をそらすことで，対応できる．

C）「**不機嫌以外の症候が見つけにくい状況があるか**」

不機嫌を表すのは，身体所見が得にくい，身体所見が変動する，発症機転情報が得にくい，の3つのシチュエーションがあり，それらを考えながら病歴を聴取する．

D）「**何らかの症候に，不機嫌を伴っているか**」

不機嫌を伴うことで緊急性と判断できる場合がある．

E）「**不機嫌以外に，緊急性がある症候を有するか**」

客観的に観察される症候が重要であるが，その症候が軽微なために評価が難しいことがある．したがって，少しの異常でもアセスメントする，頭蓋内や腹腔内など体表から見えにくい病変に注意する，経過観察して再診する．

F）「見逃してはいけない小児疾患を鑑別・除外できたか」

見逃してはいけない小児疾患は，**頭蓋内病変，気道病変，心病変，腹部病変，虐待**を主とし，これらをもらさずチェックする．

G）「発症から，どれだけ経ったか．」「再診すべきか」

小児疾患は進行が早い．疾患により，特有の時間経過・タイムリミットがあり，**48時間以上**経つと進行するものが多い．軽微な異常でも，経過観察を頻回に注意深く行い，再診することで，異常の発見，診断に至る．

3 重症を見逃さないための診断のポイント

A）不機嫌の3つのシチュエーション
①**身体所見が得にくい**：頭蓋内・腹腔内病変など，閉鎖腔で，身体所見の情報が得にくく，視診・触診・聴診などの診察で得られる情報が少ない疾患．
②**身体所見が変動する**：気道閉塞・心疾患・けいれん・腸重積など，症状が一過性，あるいは変動する疾患．
③**発症機転情報が得にくい**：異物誤嚥・誤飲や子ども虐待など，発症機転の情報が不足する疾患．

B）緊急性がある症候
- 嘔吐，末梢循環不全，意識障害，呼吸困難，上気道狭窄症状，髄膜刺激症状，脳圧亢進症状，腹膜刺激症状，など．
- 嘔吐が少しでもあれば髄膜刺激症状と大泉門膨隆をチェックする．腹痛・嘔吐では腸重積・便秘の否定のため浣腸を行う．ただし腸管穿孔では浣腸は禁．
- 頻脈・徐脈で，少しでも循環不全があれば，心電図をみる．
- 泣いて暴れているよりも，ぐったりしてあまり泣かない方が悪い．

C）見逃してはいけない小児疾患
- 見逃してはいけない小児疾患には，以下がある．これらを念頭に置き，鑑別診断を進める．

頭蓋内病変	髄膜炎，脳炎脳症，頭蓋内出血，脳腫瘍
気道病変	喉頭蓋炎，気道異物，クループ（喉頭気管炎），傍咽頭・深頸部膿瘍
心病変	上室性頻拍，心筋炎，心筋症
腹部病変	虫垂炎，腸重積，絞扼性イレウス，胆道拡張症，急性膵炎
虐待	皮下出血斑，骨折，頭蓋内出血，脳挫傷

- その他に，川崎病，中耳炎，骨折，関節炎（特に股関節炎），など．
- 乳児で，発熱＋不機嫌のときは，肺炎，髄膜炎，中耳炎，腎盂腎炎，股関節炎，川崎病を鑑別する．
- 虐待は安全確保のために入院適応になる．院内虐待対策委員会に相談する．

D）タイムリミット，経過観察
- 1回の診察で結論が出ない場合には，再診・経過観察の必要性を評価して，プランを立てる．
- 病初期に診断できないが，半日〜1日の経過で明らかになる疾患がある（p.53参照）．

4 対応方法

A）観察方法
- 小児評価トライアングルABCに従い，評価して，緊急度をみる．

◦ 緊急性がある症候の診方

嘔吐	：髄膜刺激症状，脳圧亢進症状，腹膜刺激症状，イレウスの有無
末梢循環不全	：循環血液量減少があるか，血圧測定，心電図
意識障害	：髄膜刺激症状，脳圧亢進症状，脳局所症状
呼吸困難	：頻呼吸・陥没呼吸・鼻翼呼吸・呻吟・SpO_2低下
髄膜刺激症状	：嘔吐・項部硬直
脳圧亢進症状	：嘔吐・大泉門膨隆・意識障害・瞳孔異常
腹膜刺激症状	：腹部膨満・反跳痛・筋性防御

B）検査

- 不機嫌だけでは臓器病変を特定できない．**臓器特異性**を考えながら検査計画を立てる．
- 血液検査は血算，CRP，Na，K，CL，Ca，BS，BUN，Cre，AST，ALT，LDH，TBil，NH_3，BS，アミラーゼ，血液ガス分析などをチェックする．感染症迅速検査（インフルエンザ，RSウイルス，アデノウイルス，溶連菌，マイコプラズマ，ロタウイルス，肺炎球菌）を適宜，活用する．
- 血液検査より，検尿，画像検査，心電図検査の方が臓器特異性が高い．髄液・喀痰・尿などで膿・白血球を確認して，感染臓器を特定する．頭蓋内・腹腔内病変は，体表からわかりにくく，画像診断を併用する．
- 2歳以下では骨折部位の痛みを訴えないことがあり，腫脹や可動制限があればX線検査を行う．
- 浣腸は，腸重積の血便の確認と，便秘症の治療的診断の点で，有用である．
- 乳幼児の気道感染では中耳炎もあるので，鼓膜検査を．
- **血液ガス測定**：PCO_2上昇は呼吸不全を示し，代謝性アシドーシスはアニオンギャップを算出し，高アニオンギャップは異常な酸（乳酸，有機酸など）の検査を追加する．
- **胸部X線**：斜位では正確な診断ができない．年少児は胸腺が大きい．透過性低下がなくても，気胸・細気管支炎・気管支異物によるair trappingに注意する．上気道〜気管病変に注意する．下葉の評価には側面像を撮る．
- **心電図**：頻拍症はP波をよく捜す．上室性頻拍と心室頻拍の鑑別は，QRS幅だけはなく，P波とQRSの関係，すなわち房室解離の有無でみる．

C）紹介・相談

- **腸重積**，**虫垂炎**，**髄膜炎**，**脳炎・脳症**，**心筋炎**，**頻拍症**，**敗血症**，**虐待**などを疑えば小児科専門施設に相談し，紹介する．
- **けいれん重積**は，処置を行い，二次医療機関へ転送する．けいれん頓挫後に意識障害・姿勢異常・麻痺などがある場合も同様．

5 対処・処置の方法

- 空腹，暑い，冷たい，かゆい，などの生理的不快感であるかどうかは，環境の観察と状況変更に対する反応をみる．哺乳させる，オムツを変える，着替えをする，換気をする，など．
- 酸素飽和度モニターで，脈拍とSpO_2をチェックする．$SpO_2 < 95\%$なら異常があり原因検索が必要で，$SpO_2 < 90\%$なら酸素投与を行う．努力性呼吸の強さを観察して，呼吸困難を評価する．高度の呼吸困難や無呼吸の場合には，気道確保，気管挿管，人工換気が必要になる．
- 気道狭窄，喉頭蓋炎を疑うときは，酸素投与を開始し，呼吸障害の程度から緊急性を判断

して，異物除去が直ぐに必要な場合は小児外科あるいは耳鼻科に相談する．
◦四肢冷感・末梢循環不全・頻脈・徐脈・脈不整のいずれかがあれば，心電図検査を行う．
◦髄膜炎，脳炎・脳症，脳腫瘍，頭蓋内出血などを疑うときは，髄液検査前に頭部CT検査を行い，脳浮腫・占拠性病変・脳ヘルニアのリスクの有無を評価する．意識障害の変化，けいれん出現に注意し，抗けいれん薬・気道確保の準備をしておく．
◦腸重積を疑うときは，グリセリン2 mL/kgで浣腸を行う．
◦虫垂炎の疑いは，X線・腹部エコー・採血して，小児外科・消化器外科に相談する．鎮痛薬・鎮静薬は使わない．
◦虐待の疑いは，安易に帰宅させない．院内虐待対策委員科に相談する．
◦1回の受診で診断がつかなくても，再診・経過観察で診断に至ることがあるので，自宅でどのようなことに注意し，どういう場合に再診すべきか説明してから帰す．

❗ピットフォール，アート面の知識や考え方

- 乳児の項部硬直は軽度でわかりにくく，成人とはかなり違う．日頃の診察で，小児の項部硬直を診る機会を多くして，正常の子どもの所見を知っていると異常を見つけやすい．大泉門も，腹部所見も，同様である．
- **髄膜刺激症状，腹膜刺激症状**は，子どもがぐずると正確に判断できないが，きちんと背臥位にして診察しないと，判断が難しく，また，診察しなかったと保護者が誤解することがある．**何のために診察しているか，説明しながら行うとよい．陰性でも診療録記載**を．
- 時間をおいて再度診る．輸液後に再診すると，所見が陽性化することがある．
- 心疾患，特に心筋炎は，心筋逸脱酵素と心電図異常で診断する．心筋炎の心電図異常は多彩で，短時間で変化するので，頻回に再検するとよい．
- 浣腸は腸重積の鑑別のために重要であるが，1回の浣腸では血便を認めないこともある．
- **「保護者がよく知っていて疑っている疾患」**（肺炎，中耳炎，インフルエンザ，虫垂炎，腸重積，など）は要注意で**保護者の不安を安易に否定しないように**．
- 多くの疾患は48時間経つと完成し，たとえば絞扼性イレウス・虫垂炎では腸管穿孔が起こる．症状出現後数時間で受診した場合には，0.5〜1日後に再受診を指示しておく．
- 薬剤性の病態があることを忘れずに．
- **「子どもの手を握る」**ことを勧める．子どもの手は，小さく，柔らかく，暖かい．手を握ることで，末梢循環不全があるかがわかるし，この子はかわいいな，よく診てあげようと，医療者が感じるメリットもある．

さらに学びたいときに役立つ文献

1) 『トロント小児病院救急マニュアル』（Amina Lalani, Suzan Schnoeweiss/編），メディカル・サイエンス・インターナショナル，2010
2) 『ケースシナリオに学ぶ小児救急のストラテジー』（日本小児救急医学会教育・研修委員会/編），へるす出版，2009
3) 『現場で役立つ小児救急アトラス』（内山　聖，安次嶺馨/編），西村書店，2009

第1章 重症疾患が潜む症状・症候

緊急度 ★★☆　頻度 ★★★

6 脱　水

金子一成

重症疾患を見逃さないためのポイント

❶ 2歳未満の乳幼児の急性疾患，特に嘔吐下痢症では常に脱水の合併を念頭におく

❷ 脱水の乳児で，傾眠，筋緊張低下，四肢冷感，易刺激性があればショックの徴候である．ただちに経静脈輸液療法を開始する

❸ 脱水を疑ったら，体重測定と血圧測定を忘れずに行う．10％以上の体重減少や血圧低下があれば重症脱水であり経静脈輸液療法が必要である

1 重症疾患を見逃さないための考え方・根拠

　　下痢・嘔吐や腎・皮膚からの体液喪失，あるいは摂取水分量の減少などによって脱水は起こる．成人に比べ小児は，①体重に占める水分の割合が大きい，②1日に出入りする水分量が大きい（体重当たり成人の約3倍），③水分摂取量減少や排泄量増加（下痢，嘔吐，発汗など）が容易に起こる，④尿濃縮力が未熟で水分を喪失しやすい，などの理由で脱水をきたしやすい．脱水に陥った原因，脱水の程度を知るためには病歴聴取と全身状態の評価，簡易検査がきわめて重要である．

2 患者評価の進め方

　　水分摂取が不足する，あるいは体から水分が失われる病態が脱水である．小児で脱水を来たしやすい疾患を年齢別に表1に示したが，**最も頻度の高い原因は急性胃腸炎である**．脱水に陥った原因，脱水の程度を知るためには病歴聴取と全身状態の評価，簡易検査が重要である．

- **病歴聴取**：患児の体重を測定するとともに発症前の体重を確認する．急激な体重変動は体水分量の変動を表しているので受診時の体重と発症前の体重との差を計算すれば脱水の程度の評価が容易に行える．そしていつから症状（嘔吐，下痢など）が始まったのか，その性状や量，発熱の有無，排尿の状況，経口摂取ができているか，**特に1日の水分摂取量や食事量の情報を聴取する**．

- **全身状態の評価**：発症前の体重が不明のときには表2に示した臨床症状や検査所見から脱水の程度を推測する．すなわち全身状態，バイタルサイン（血圧，脈拍）の評価，皮膚・口唇粘膜の乾燥度，啼泣時に涙が出るか，乳児なら大泉門の陥凹があるか，などを診察する．皮膚の緊張感（ツルゴール）の評価は難しいが，末梢循環不全の徴候については**毛細**

表1 小児の脱水の原因

新生児・乳児期	幼児期・学童期
よく見られるもの	
●急性胃腸炎 ●急性熱性疾患（肺炎，川崎病，麻疹など） ●喘息性気管支炎，細気管支炎，クループ ●口腔内炎症疾患（ヘルペス性口内炎，ヘルパンギーナなど）	●急性胃腸炎 ●急性熱性疾患（肺炎，川崎病，麻疹など） ●気管支喘息発作 ●アセトン血性嘔吐症
ときに見られるもの	
●肥厚性幽門狭窄症 ●脳炎，髄膜炎 ●熱傷 ●腸重積	●糖尿病性ケトアシドーシス ●ケトン性低血糖症 ●脳炎，髄膜炎 ●熱傷 ●熱射病 ●腸重積
まれだが注意すべきもの	
●先天性副腎過形成 ●脳膿瘍・頭蓋内出血 ●尿崩症（中枢性および腎性） ●腎濃縮力障害（慢性腎不全，Fanconi症候群，腎尿細管性アシドーシス，間質性腎炎など） ●育児過誤 　（発熱時の高温環境，過度の食事制限） ●消化器奇形 　（先天性腸閉鎖，輪状膵，腸回転異常など） ●吸収不全症候群 ●食物アレルギー，アトピー性皮膚炎 ●医原性の原因（造影剤，利尿剤の投与，過度の水分制限） ●Munchausen syndrome by proxy	●脳腫瘍・脳膿瘍・頭蓋内出血 ●尿崩症（中枢性および腎性） ●腎濃縮力障害（慢性腎不全，Fanconi症候群，間質性腎炎，腎尿細管性アシドーシスなど） ●周期性ACTH-ADH分泌症候群 ●医原性の原因（造影剤，利尿剤の投与，過度の水分制限）

　　血管再充填時間（capillary refilling time：CRT） の測定で比較的客観的に評価できる．爪床を蒼白になるまで圧迫し，それを解除したときに元の充血した状態に回復するまでの時間を測る．1.5秒以内なら正常で，1.5〜3.0秒なら50〜100 mL/kgの水分喪失（軽症から中等症の脱水），3秒以上かかるなら100 mL/kg以上の水分喪失（中等症以上の脱水）である．

◦ **簡易検査**：脱水の程度やタイプの評価に有用な簡易検査を表3に示した．

3 重症を見逃さないための診断のポイント

◦ 脱水は血清ナトリウム濃度によって，等張性（130〜150 mEq/L），高張性（＞150 mEq/L），および低張性（＜130 mEq/L）に分類するが，ほとんどが等張性で，高張性は5％程度，低張性はまれである．等張性と低張性脱水は細胞外液の脱水であるが，高張性脱水は細胞内液の脱水で脱水症状が著明に現れず，軽症と診断されることがある．

◦ 水分の喪失量は体重減少量より推定することが多いが，**ヘモグロビンやヘマトクリット値の上昇**は脱水による循環血漿量の減少や血液濃縮状態を把握するうえで重要な指標となる．

◦ ナトリウム，カリウム，クロール，カルシウムなどの血清電解質濃度は脱水に伴う電解質の喪失状況を知るために測定する．

表2　乳幼児の脱水の程度と臨床症状・検査所見および行うべき輸液療法

臨床症状・所見 適切な輸液療法	軽症 経口補水療法	中等症 経口補水療法	重症 経静脈輸液療法
体重減少と予測喪失水分量			
乳児（予測喪失水分量）	＜5% 50 mL/kg	5〜10% 100 mL/kg	＞10% 150 mL/kg
年長児（予測喪失水分量）	＜3% 30 mL/kg	3〜9% 60 mL/kg	＞9% 90 mL/kg
皮膚			
緊張度	良好	低下	かなり低下
色調	青白い	浅黒い	斑点状
四肢体温	ややひんやり	ひんやり	冷たい
意識状態	正常	正常	嗜眠
粘膜	乾燥	かなり乾燥	からからに乾燥
啼泣時の涙	出る	出るが少ない	出ない
大泉門	平坦	少し陥凹	明らかに陥凹
循環状態			
血圧	正常	正常か低下	低下
脈拍	正常または軽度頻脈	頻脈	頻脈（触れにくい）
毛細血管再充填時間※	＜1.5秒	1.5〜3.0秒	＞3.0秒
尿量	軽度低下	低下	無尿
検査所見			
pH	7.3〜7.4	7.0〜7.3	＜7.1
尿素窒素	正常	上昇	著明に上昇
尿比重	≒1.020	＞1.030	＞1.035

※詳細は本文を参照のこと

- 脱水の小児ではしばしば尿素窒素（BUN）が上昇し，血清クレアチニン値が正常値を示す．しかし重症脱水によって高度循環不全で二次的腎機能障害を来たすと血清クレアチニン値も上昇する．FENa (fractional excretion of sodium)は（尿ナトリウム濃度×血清クレアチン濃度）÷（血清ナトリウム濃度×尿クレアチン濃度）×100［％］で求められるが，この値が1以下なら脱水のみと考えてよいが，2を超えると腎機能障害を合併している可能性が高い．
- 一般に脱水では**代謝性アシドーシス**に傾くので，**血液のpHや重炭酸イオン（HCO_3^-）濃度**も重症度の参考になる．
- 尿崩症や腎の尿濃縮障害を来たす疾患，糖尿病による脱水を除いて尿量は減少し，尿は濃縮されるために高比重，高浸透圧となる．**尿比重が1.020以上であれば脱水であると判断する**．重症になるほど上昇する．ただし重症脱水で二次的腎機能障害を来たすと1.016以下になる．
- 多くの脱水では体内のケトン体産生が高まり，**尿ケトン体が陽性**となる．尿蛋白は脱水の程度が強いと一過性に陽性になることがある．
- 尿糖が陽性であれば，**糖尿病性ケトアシドーシス**を疑う．

表3 脱水における簡易検査項目

血液検査
ヘモグロビン，ヘマトクリット，総蛋白，電解質（ナトリウム，カリウム，クロール，カルシウム），尿素窒素（BUN），クレアチニン，血糖，浸透圧
血液ガス分析
pH，Base Excess，HCO_3^-
尿検査
浸透圧（比重），ケトン体，糖，蛋白，潜血，尿沈渣（赤血球・白血球・円柱），尿β_2マイクログロブリン，クレアチニン，電解質（ナトリウム，カリウム，クロール）

表4 本邦で使用可能な経口補水液とその組成

商品名	Na：mEq/L	K：mEq/L	Cl：mEq/L	P：mmol/L	Mg：mEq/L	炭水化物：%（mmol/L）	浸透圧：mOsm/L
ソリタ®T2顆粒	60	20	50	10	3	3.2（99）	249
ソリタ®T3顆粒	35	20	30	5	3	3.4（100）	200
OS-1（オーエスワン®）	50	20	50	6	2	2.5	270
アクアライト®ORS	35	20	30	—	—	4.0	200

4 対応方法

- 2歳未満の乳幼児は脱水に陥りやすいので，急性疾患では常にその合併を想定し，体重減少率や臨床症状から脱水の有無と脱水の重症度評価を行う．治療は中等症までなら経口補水療法を，重症なら経静脈輸液療法を行う（表2）．

5 対処・処置の方法

A) 軽症から中等症の脱水の場合

- 軽症から中等症の脱水に対しては**経口補水療法**を行う．経口補水療法に用いる飲料は経口補水液と呼ばれる組成の低張液を用いる（表4）．具体的方法は表5に示した．

B) 重症の脱水の場合

重症の脱水に対しては，静脈ラインを確保のうえで，**経静脈輸液**を行う．

1）静脈ラインの確保

- 受診時に昏睡，不穏状態，けいれんなどを認めた場合，重症の脱水と考えられるのでただちに静脈ラインを確保し，経静脈輸液を行う．同時に心電図や尿量をモニターするため心電図モニター装着や膀胱内バルーンカテーテル留置を行う．静脈ラインの確保の際には採血しておき後述する簡易検査項目を測定する．

2）喪失水分量と維持水分量の評価

- 脱水の際の**喪失水分量**は脱水の程度（軽症：乳幼児で50 mL/kg，年長児で30 mL/kg，中

表5 急性の嘔吐下痢のときの小児の経口補水療法

脱水の程度	経口補水液による水分補給の方法	栄養
脱水症でないか，きわめて軽症の脱水症	下痢または嘔吐の都度，経口補水液※を与える ・体重10 kg未満：60〜120 mL ・体重10 kg以上：120〜240 mL	母乳を継続して与えるか，初回の水分補給後は，年齢に合った通常の食事を再開
軽症から中等症の脱水症	経口補水液※を3〜4時間で50〜100 mL/kgを投与したのち，下痢または嘔吐の都度，繰り返し与える ・体重10 kg未満：60〜120 mL ・体重10 kg以上：120〜240 mL	母乳を継続して与えるか，初回の水分補給後は，年齢に合った通常の食事を再開
重症の脱水症	医師を受診する（点滴などで水分・ミネラルおよび栄養補給を行う）	

Morbidity and Mortality Weekly Report, November 21, 2003より改変
※経口補水液：表4を参照

等症：乳幼児で100 mL/kg，年長児で60 mL/kg，重症：乳幼児で150 mL/kg，年長児で90 mL/kg）から判断する．一方，**維持水分量**（mL/日）は体重が10 kg未満の場合は100×（体重），10〜20 kgの場合は1000＋（体重−10）×50，20 kg以上の場合は1500＋（体重−20）×20とされてきたが，近年「疾患の小児に，この式に基づいた維持水分量を経静脈投与すると医原性低ナトリウム血症を起こしやすい」との報告があるため，筆者はこの式の算出量の2/3を投与している．

○ 脱水での投与量は当初の24時間で（喪失水分量の1/2）＋（維持水分量）とする．2日目以降，その残りをすべて補う必要はなく，喪失水分量の1/3〜1/4を維持量に加える．

3）輸液製剤の選択

○ 脱水の輸液は第Ⅰ期の**急速初期輸液**（約4時間）と第Ⅱ期の**緩速均等輸液**（約20時間，重症では48時間以上）に分けられる．急速初期輸液は循環血液量の回復が目的で，血清の電解質組成に近い**細胞外液型溶液**（表6；ナトリウム濃度90〜154 mEq/L：最近は，ナトリウム濃度が130 mEq/L以上のものが推奨されている；カリウム濃度0〜4 mEq/L）を用いる．緩速均等輸液には**均衡多電解質液**（表6）を用いる．

4）輸液速度，輸液量，輸液期間の決定

○ 急速初期輸液では細胞外液補充液を1時間に10〜20 mL/kgの速度で点滴する．2回排尿を確認することで循環血液量が正常化したとみなし，緩速均等輸液に移る．緩速均等輸液は低張電解質輸液を用い，Ⅱ期の時間，すなわち（24時間）−（Ⅰ期に要した時間）で均等に輸液する．したがってその速度は，予定輸液量から急速初期輸液で輸液した量を差し引いた量をⅡ期の時間で割って求める．高張性脱水では輸液量は通常の75％にし，48時間程度かけてゆっくり補正する．

5）ピットフォール

○ 2歳未満の乳幼児の急性疾患では常に脱水の合併を念頭におき，体重測定と血圧測定を行う．
○ 脳浮腫や低ナトリウム血症の危険があるため，どのような場合でも**ナトリウム濃度の低い均衡多電解質液を早い速度（10〜20 mL/kg/時）で投与しない**．
○ **急速初期輸液には必ずカリウム濃度が0〜4 mEq/Lの細胞外液型溶液を用いる**（高カリウム血症，不整脈，心停止の危険）．

表6　経静脈輸液剤の組成

商品名	Na	K	Cl	Ca	Mg	HCO₃⁻	糖濃度(%)
細胞外液型溶液							
生食 注	154	—	154	—	—	—	0
ラクテック®D注	131	4	110	3	—	28	5
ハルトマン®D液	131	4	110	3	—	28	5
ソリタ®T1号	90	—	70	—	—	20	2.6
ソルデム®1号	90	—	70	—	—	20	2.6
均衡多電解質液							
KN補液®3B	50	20	50	—	—	20	2.7
ソリタ®T3号	35	20	35	—	—	20	4.3
ソルデム®3A	35	20	35	—	—	20	4.3
フィジオゾール®3号	35	20	38	—	3	20	10

電解質濃度（mEq/L）

○ 低ナトリウム血症・高ナトリウム血症の補正の際には1日12 mEq/L以内のナトリウム濃度の変動に抑える．
○ 輸液療法中の乳幼児の機嫌が悪い場合，常に「**輸液漏れ**」を考える．

！アート面の知識や考え方

- 嘔吐や下痢などの症状で発症してから短時間で急激に活気が低下する脱水では保護者の不安も大きい．脱水の病態と治療の必要性について以下のように保護者に説明する．**「脱水はからだの水分量が異常に減少した状態です．脱水は大人よりもこどもに起こりやすく，また適切に対処しないとけいれんなどを起こし，脳の障害や生命に危険が及ぶことさえあります．ですから至急，水分やナトリウムといったミネラルを補給しなければなりません．」**
- また経静脈輸液療法を行ってもなかなか改善しない場合，後方医療機関に紹介するタイミングが難しいことがある．表1に示した脱水の原因疾患のうち，"よくみられるもの"に関しては適切な輸液療法を行えば1～2日で状態は改善する．一方，それ以外の疾患は輸液療法のみでは改善しないものが多く，また外科的治療を要するものも多い．したがって**1～2日の輸液療法で改善を認めない場合には後方医療機関に紹介すべきである．**
- 反復性の嘔吐発作で脱水を来たす疾患では発作時の検査が重要である．後日，疑わしい疾患の検査ができるように，**可能な限り血清保存をしておく．**

さらに学びたいときに役立つ文献
1) 金子一成：脱水．小児科診療，73（増刊）：58-60，2010
2) 金子一成：小児の脱水症に対する経口補水療法．日本医事新報，4402：89，2008
3) 金子一成：小児科の輸液．腎と透析，63（増刊）：323-328，2007
4) 金子一成：脱水．小児科診療，66：1881-1886，2003
5) 金子一成：急性脱水症に伴う急性腎不全．小児内科，32：901-905，2000

第1章 重症疾患が潜む症状・症候

緊急度 ★★★　頻 度 ★★☆

7 けいれん

長村敏生

重症疾患を見逃さないためのポイント

❶ 小児にとってけいれんはまれな出来事ではなく，その原因も多彩であるが，鎮痙のための初期対応の方法は共通である

❷ けいれんの原因を絞り込むためには，年齢，病歴，発熱・頭蓋内圧亢進症状（頭痛，嘔吐，視力障害，脈圧の増加，徐脈）の有無が重要な情報になる

❸ 2時間以上続くけいれんは後遺症と強く関連するため，自施設の対応限界をわきまえ，高次搬送の時期を逸しないようにする

1 患者評価の進め方

- けいれんは一般的に数分以内におさまることが多く，実際には医師がけいれんを直接観察する機会は少ないため，**家族，発作の目撃者，救急隊員**などから要領よく病歴を聴取する（発作時の状況，けいれんの部位，起こり方，持続時間，発作後の意識状態など）．
- 来院時けいれんが止まっている場合に重要なことはけいれんの原因を究明し，原因疾患の治療を開始してけいれんの再発を予防することである．
- 来院時もけいれんが続いている場合は**けいれん重積**として対応する．
    - ①まず，気道確保のため仰臥位で肩枕をするか顔を横に向け，衣服をゆるめ，吐物や分泌物が多ければ口腔内，鼻咽頭の吸引をする．
    - ②続いて，酸素投与，モニター（特にSpO₂）を装着してバイタルサインを評価し，患児を低酸素・低灌流状態に曝さないようにする．
    - ③そのうえで，次にやるべきことは**4**で示すアルゴリズム（図1）に従って現在目の前で起こっているけいれん発作を止めることである．

2 重症疾患を見逃さないための診断のポイント

- けいれんの原因疾患は初発年齢により頻度が異なる（表1）．
- 乳幼児期には熱性けいれん，てんかん，軽症胃腸炎関連けいれん，中枢神経感染症，学童期であればてんかん，失神，ヒステリーなどの原因が多い．なお，**小児のけいれんの原因の7〜8割は熱性けいれんである**．
- 有熱性けいれんの場合，頭蓋内圧亢進症状（＋）なら急性脳炎・脳症，化膿性髄膜炎の可能性，（−）なら熱性けいれんの可能性をまず考える（図2）．特に，初診時に問題となる

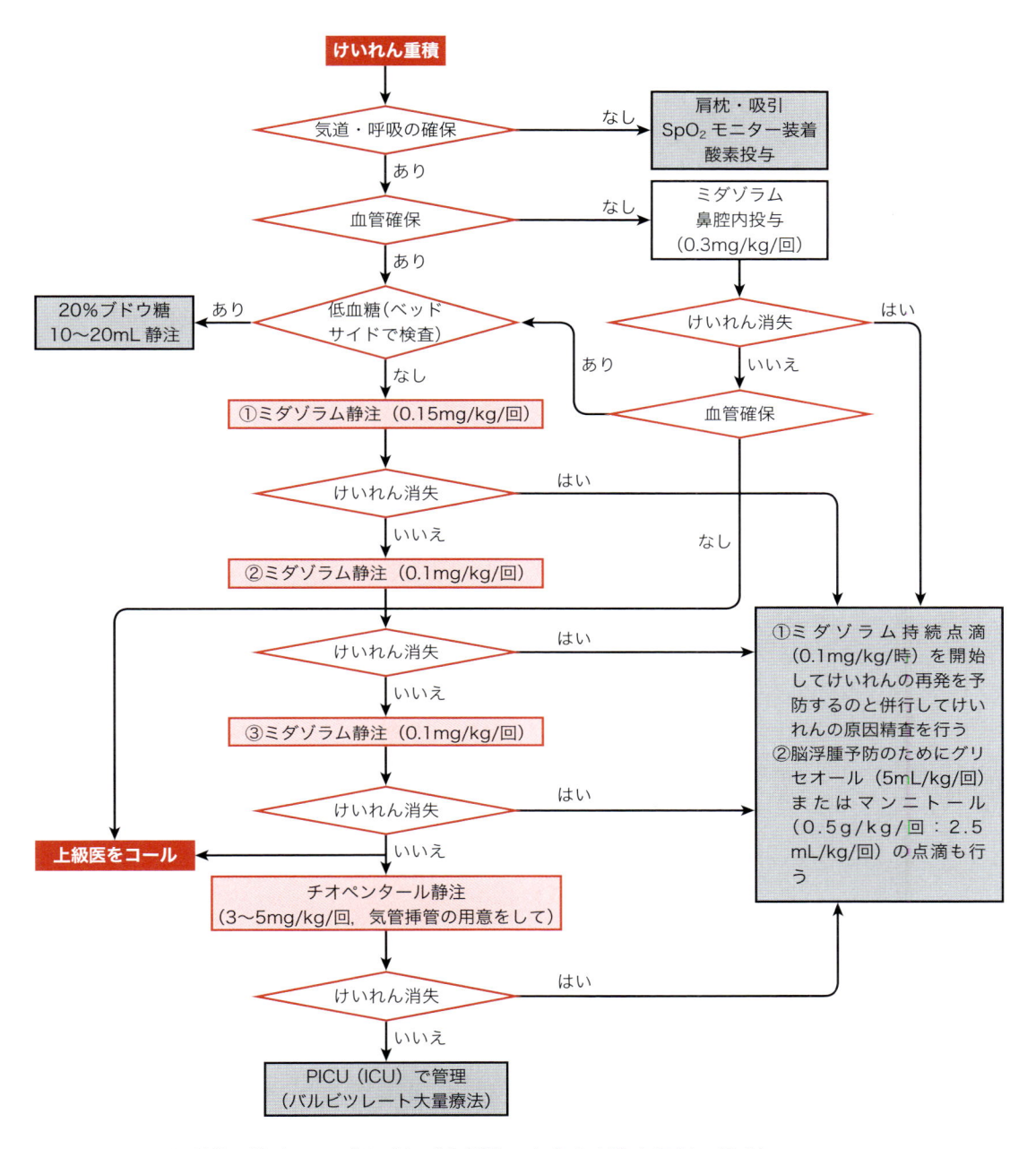

図1 けいれん重積の治療アルゴリズム（京都第二赤十字病院小児科の場合）
文献3より一部改変

のは**熱性けいれんと化膿性髄膜炎との鑑別，熱性けいれん重積症と急性脳炎・脳症との鑑別**である．
◦ 無熱性けいれんの場合，頭蓋内圧亢進症状（＋）なら脳腫瘍，脳血管障害，（－）ならてんかん，軽症胃腸炎関連けいれん※MEMO，低血糖，電解質異常，不整脈などの可能性をまず検討する（図2）．

7）けいれん　61

表1　年齢別にみたけいれん発作の原因

新生児期	低血糖症，低カルシウム血症，周産期異常（低酸素血症，頭蓋内出血），家族性（3日・5日発作），化膿性髄膜炎，脳奇形
乳幼児期	熱性けいれん，泣き入りひきつけ，てんかん，急性脳炎・脳症，低血糖発作，化膿性髄膜炎，軽症胃腸炎関連けいれん（ロタウイルス・ノロウイルスなど）
学童期	てんかん，失神，脳血管障害（モヤモヤ病，出血，梗塞），ヒステリー，変性疾患
思春期	てんかん，ヒステリー，失神，頭部外傷，薬物中毒

- 既にてんかんの診断が確定し，治療中の児であれば，**怠薬の有無を本人または保護者から必ず確認する**（てんかん再発の最大原因は薬の飲み忘れとされている）．

> ※MEMO　**軽症胃腸炎関連けいれん**
> 6か月〜3歳児がロタウイルス，ノロウイルスなどの胃腸炎罹患時に5分以内の全身けいれんを群発することがある（けいれんの機序は不明だが，アジア人に多く，予後は良好）．通常無熱だが有熱の場合もあり，ジアゼパムやミダゾラムは無効で，カルバマゼピン5 mg/kg単回内服が推奨されている．

3 対応方法（緊急検査）

- **末梢静脈路確保時**に採血を行い，血糖，電解質（Na，K，Cl，Ca），血液ガス，肝・腎機能（ALT，AST，NH_3，BUN，Cr），血液一般，CRPなどを緊急で検査する．
- 前記採血を急ぐ理由は，低血糖，低ナトリウム血症，低カルシウム血症が原因になっているけいれんは抗けいれん薬には反応せず，異常値の補正をしないと消失しないからである（ただし，けいれん直後の代謝性アシドーシスは自然に改善することが多い）．
- 後日の追加検査のため**残血清は保存**しておき，抗けいれん薬投与中である場合は血中濃度を測定するようにする．
- 髄膜炎との鑑別には髄液検査が不可欠であるが，頭蓋内圧亢進症状を伴う場合は腰椎検査により脳ヘルニアを起こす危険性があるため**画像検査（CT/MRI）を先に行う**．
- てんかんの診断（特に，非けいれん性てんかん重積状態），意識障害の評価には**脳波検査**が有用である（ポータブル脳波計があれば非侵襲的にベッドサイドで検査できる）．
- けいれんが片側性であったり，神経学的所見に左右差を認める場合は頭蓋内占拠性病変の可能性を考えて画像検査を実施する．
- モニター心電図や脳波検査中の心電図波形より不整脈に気付くこともある．

4 対処・処置の方法

- 当科におけるけいれん重積時の治療アルゴリズムを図1に示した．
- **血管確保が困難な場合はミダゾラム原液を左右の鼻腔内へ0.15 mg/kg/回ずつ鼻中隔に**

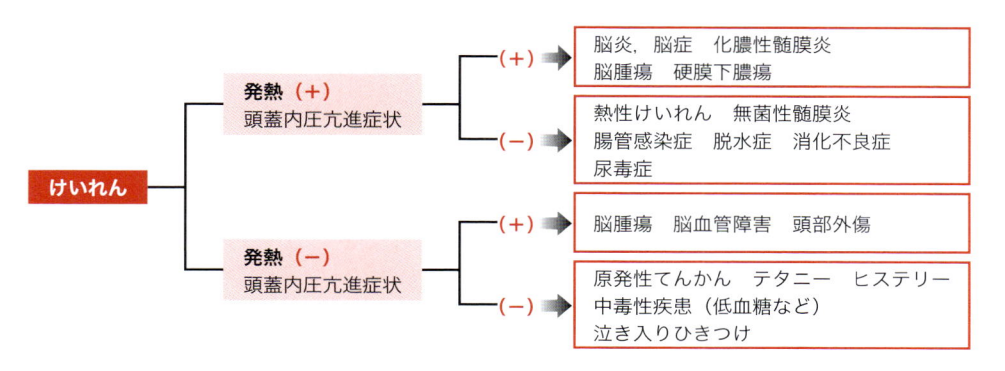

```
けいれん ─┬─ 発熱（＋）　　─┬─ (＋) → 脳炎，脳症　化膿性髄膜炎
          │  頭蓋内圧亢進症状 │         脳腫瘍　硬膜下膿瘍
          │                   └─ (−) → 熱性けいれん　無菌性髄膜炎
          │                            腸管感染症　脱水症　消化不良症
          │                            尿毒症
          └─ 発熱（−）　　─┬─ (＋) → 脳腫瘍　脳血管障害　頭部外傷
             頭蓋内圧亢進症状 └─ (−) → 原発性てんかん　テタニー　ヒステリー
                                       中毒性疾患（低血糖など）
                                       泣き入りひきつけ
```

図2　発熱の有無によるけいれんの識別
頭蓋内圧亢進症状…頭痛，嘔吐，視力障害，圧脈（脈圧の増加と徐脈）

向けてゆっくり注入する（計0.3 mg/kg）．点鼻は速効性で，2〜3分程度で効果が出現する．
- 血管確保ができて，低血糖がみられない場合は直ちに**末梢静脈より抗けいれん薬を静注する**．
- 厚生労働省の治療ガイドラインでは適応症を重視して，**第一選択薬ジアゼパム，第二選択薬ミダゾラム**となっているが，ジアゼパムの抗けいれん作用はミダゾラムの1/3〜1/4で，他剤と混注すると白濁を生じ，急速に静注すると呼吸抑制，血圧低下，徐脈を起こすことがある．
- **ミダゾラム**はわが国の小児科領域の中では適応外使用の頻度が最も高い医薬品（therapeutic orphan）で，ジアゼパムよりも抗けいれん作用が強力で，呼吸抑制・血管痛が少なく，速効性である（2〜3分で効果出現）ため，ミダゾラムを第一選択薬とする施設も少なくない（社会保険では2009年9月よりけいれん重積での使用が認められるようになったが，国民健康保険は未認可で，厚生労働省の適応拡大は未である）．

5 ピットフォール

- 乳幼児で**虐待**により急性硬膜下血腫を伴う場合はけいれん重積を主訴に救急受診をすることが多い．**皮膚の外傷，眼底出血の有無にも注意する必要がある**．
- 学童期以降で種々の検査の異常なく，抗けいれん薬にも反応がない場合は**ヒステリー発作**の可能性を考える必要がある．発作の症状は多種多様かつ不規則で，発作の度に変化することも多く，目撃者がいない場所では起こらない．慎重に問診すれば何らかの心理的誘因を見出しうることが多い．
- てんかんのけいれん発作と間違えられやすい非てんかん発作症状としては血管迷走神経性失神，起立性低血圧，憤怒けいれん，発作性運動誘発性舞踏アテトーゼ（運動開始時に発作的に生じる不随意運動），乳児マスターベーションなどがある．

⚠ アート面の知識や考え方

- わが子のけいれんをはじめて目撃した保護者は例外なく動揺し,「このまま死んでしまうのではないか」と思う位の不安に駆られる．したがって,**「けいれん発作が始まって1〜2時間の内に急な心停止を起こすことはまずない」**こと,**「発作中は意識がないため,子ども自身は苦痛を感じておらず,発作中の記憶も残らない」**ことをまず説明して,家族を落ち着かせる必要がある．
- 次に,**「成長途上の脳は未熟で,刺激に反応しやすいため,けいれんを起こしやすく,子どもの10人に1人はけいれんを経験するとされる．しかし,15分以内に止まって意識清明なけいれんでは後遺症は残らない」**ことを説明し,けいれんは小児にとってありふれた症状であることを家族に理解させる．
- そのうえで,けいれんの原因を明らかにし,原因を治療して再発を予防することが重要であることから,けいれん発作の状況を詳しく問診するとともに原因究明のために今後行う検査の説明をする．
- けいれんの原因が明らかになった段階では,今後の治療方針とともにけいれん出現時の救急処置のポイント（できるだけ刺激を避け,安静な状態にして発作の様子を観察する,口の中に物を入れないなど）,けいれん発作に伴う事故（外傷,窒息,溺水など）予防の必要性,けいれんの様子を動画（携帯電話,家庭用ビデオ）で記録することの有用性,予防接種時の注意点などについて説明する．

さらに学びたいときに役立つ文献

1) 大澤真木子,山野恒一,相原正男,他：小児けいれん重積状態の診断・治療ガイドライン（案）—よりよい治療法を求めて；2005年3月27日版,version 8.2.小児けいれん重積に対する薬物療法のエビデンスに関する臨床研究平成16年度研究報告書,pp127-194,2005
2) 長村敏生：けいれんの病態生理. Year note series；Selected Articles医療・基礎・症候の論文集2011.第8版（医療情報科学研究所／編）,メディックメディア,pp221-230,2010
3) 『ケースシナリオに学ぶ小児救急のストラテジー』（日本小児救急医学教育・研究委員会／編）,へるす出版,2009

第1章 重症疾患が潜む症状・症候

緊急度 ★★☆　頻度 ★★★

8 頭　痛

小松充孝

重症疾患を見逃さないためのポイント

❶ 病歴聴取と身体診察が頭痛の原因を鑑別するうえで最も大切である

❷ 頭痛にけいれん，行動の変化，髄膜刺激徴候，神経学的異常などを合併した場合や雷鳴頭痛，慢性頭痛の急性増悪は重篤な疾患による頭痛である可能性が高い

❸ 頭部CT検査に異常所見が出ない重篤な疾患があることを常に心がける

1 重症疾患を見逃さないための考え方・根拠

　小児の**頭痛**を来たす疾患は上気道炎に伴うものなど良性かつ予後良好のものが大多数であるが，まれに頭蓋内感染症，脳血管障害，頭蓋内圧亢進症など重篤な疾患によるものがある．これら重篤な疾患では意識障害や神経学的な異常など，頭痛以外の症状を認めることが多く診断の参考になる．しかし頭痛以外の症状が明確でないこともあり，このような場合や患児や保護者の訴えが強い場合には**症状の経時的な変化を注意深く観察する**必要がある．また頭痛に発熱を伴っている場合，多くの保護者が髄膜炎を心配する．ほとんどが上気道炎などによる頭痛であるが，**髄膜刺激徴候が認められなくても髄膜炎は否定できない**ことを念頭に置いておく．

2 患者評価の進め方

- 頭痛の原因は多岐にわたる（表1）．
- 小児救急外来を受診する頭痛の多くはウイルス感染症に伴うものや片頭痛など良性かつ予後良好のものが多いが，**髄膜炎，脳腫瘍など緊急を要する重篤な疾患**による頭痛の場合もあるので注意が必要である．
- 頭痛の原因診断および分類するためには詳細な病歴聴取（表2）と神経学的所見を含めた身体所見が役に立つ．

A）頭痛の分類

- 頭痛の発症様式から頭痛を5つの病型に分類（表1，図1）する．

1）急性頭痛
- 数時間から数日で症状が完成する．
- 単発性
- 多くは発熱性疾患（上気道炎，副鼻腔炎など）による．

8）頭　痛　65

表1　頭痛を来たす疾患

病因	代表的な疾患	病型分類
血管性	発熱性疾患	1
	片頭痛	1, 2, 5
	悪性高血圧	1
	脳血管奇形	1, 3
	脳梗塞	1
	低酸素血症	1
感染症	頭蓋内感染症（髄膜炎・脳炎）	1
	副鼻腔炎	1
	歯性感染症	1
筋性	筋緊張	1, 2, 4, 5
	疲労	1, 2, 4
頭蓋内圧亢進/低下	脳出血	1, 3
	脳腫瘍	1, 3
	脳膿瘍	3
	脳浮腫	3
	水頭症	1, 3
	髄液検査後	1
	偽脳腫瘍	3, 4
	脳脊髄液減少症	4
その他	外傷	1
	心因性	1, 4
	眼性	1, 4
	薬剤性	1, 2, 3, 4

病型分類　1：急性頭痛，2：急性反復性頭痛，3：慢性進行性頭痛，4：慢性非進行性頭痛，5：混合性頭痛

表2　頭痛診断のための病歴聴取項目

頭痛について
発症の仕方（いつ，どのように）
部位・性状と強さ・頻度・持続時間
日内変動
生活への支障度
誘因
随伴症状（発熱，嘔吐，頸部痛，けいれん，視覚異常など）

家族歴
頭痛や片頭痛の有無

既往歴
アレルギー疾患（アレルギー性鼻炎）
脳外科疾患（脳室-腹腔シャント）
眼疾患（視力障害，緑内障など）
耳鼻科疾患（鼻炎，副鼻腔炎，中耳炎など）
歯科疾患（う歯，噛み合わせなど）
腎疾患（急性糸球体腎炎，腎不全など）

投薬歴
抗てんかん薬，喘息治療薬，鎮痛薬，降圧薬，避妊薬

嗜好品
カフェイン摂取，喫煙

外傷歴

生活環境
睡眠時間，習い事，TVゲーム，パソコン

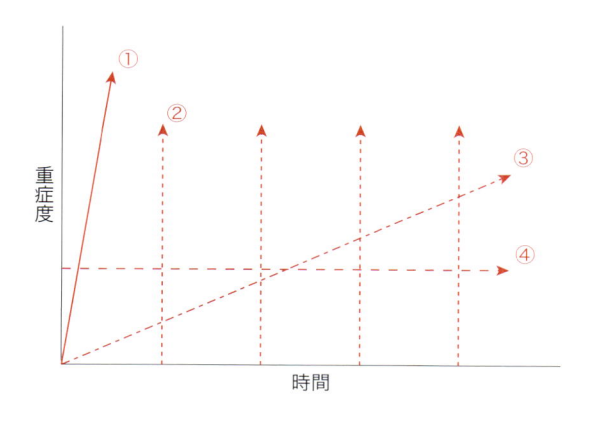

図1 頭痛の分類
①急性頭痛，②急性反復性頭痛，③慢性進行性頭痛，④慢性非進行性頭痛，②＋④混合性頭痛

表3 片頭痛の診断基準（ICHD-Ⅱ）

1.1 前兆のない片頭痛の診断基準	
A.	B〜Dを満たす頭痛発作が5回以上ある
B.	頭痛の持続時間は4〜72時間（小児では1〜72時間） （未治療もしくは治療が無効の場合）
C.	頭痛は以下の特徴の少なくとも2項目を満たす 1．片側性（幼児では両側性前頭側頭部痛が多い） 2．拍動性 3．中等度〜重度の頭痛 4．日常的な動作（歩行や階段昇降などの）により頭痛が増悪する，あるいは頭痛のために日常的な動作を避ける
D.	頭痛発作中に少なくとも以下の1項目を満たす 1．悪心または嘔吐（あるいはその両方） 2．光過敏および音過敏（幼児では行動から推測）
E.	その他の疾患によらない

下線部は小児に適応される項目である

- 髄膜刺激徴候や意識障害の合併は髄膜炎や脳炎を疑う．
- 雷鳴頭痛（突然発症の1分未満に痛みがピークに達する重度の頭痛）ではくも膜下出血を疑う．

2）急性反復性頭痛
- 急性頭痛が無症状の期間をはさんで反復性に発症する．
- 多くは片頭痛による．
- 片頭痛は前兆のないものが約7割を占める．
- 前兆のない片頭痛の診断基準を表3に示す．
- 片頭痛以外では緊張型頭痛，群発頭痛などがあるが，小児では群発頭痛はあまりみられない．

表4　緊急を要する頭痛の原因疾患
- 悪性高血圧
- 低酸素血症
- 頭蓋内感染症（髄膜炎・脳炎）
- 脳出血
- 脳梗塞
- 脳腫瘍
- 水頭症

表5　画像検査の適応
- 悪心を伴わない嘔吐の合併
- 覚醒時の頭痛もしくは嘔吐
- 慢性頭痛の程度・頻度の増悪
- 頭痛の種類の変化
- 雷鳴頭痛
- けいれんの合併
- 行動の変化
- 髄膜刺激徴候
- 異常な神経学的所見
  （病的反射の存在・深部腱反射の異常・麻痺・失調など）

3）慢性進行性頭痛
- 週から月の単位で徐々に頭痛の程度・頻度が増悪する．
- **脳腫瘍，脳膿瘍，脳血管奇形，硬膜下血腫，水頭症，偽脳腫瘍などの重篤な疾患**による頭痛の可能性が高い．
- 早朝・覚醒時の嘔吐や神経学的異常（意識障害，歩行障害，麻痺など）などを認めた場合，頭蓋内疾患を考慮する．

4）慢性非進行性頭痛
- 月から年の単位で頭痛の程度・頻度が変化なく持続する．
- 心因性頭痛や起立性調節障害，耳鼻科疾患（副鼻腔炎，睡眠時無呼吸症候群など）に伴うものなどが考えられる．

5）混合性頭痛
- 慢性経過の頭痛に急性反復性の頭痛が併発する．
- 慢性非進行性頭痛に片頭痛の合併するパターンが多い．

3 重症を見逃さないための診断のポイント
- 緊急に処置を要する疾患（表4）をまず除外する．
- 5つの病型では**急性頭痛と慢性進行性頭痛に注意が必要**である．
- くしゃみや咳，頭を動かすことで増強する頭痛は頭蓋内圧亢進を示唆する．
- 夜間や早朝の頭痛，または夜間や早朝の嘔吐は頭蓋内亢進（脳腫瘍など）を示唆する．
- **けいれん，行動の変化，髄膜刺激徴候，神経学的異常などを合併**した場合は重篤な疾患による頭痛である可能性が高い．

4 対応方法
A）検査
- 感染症を疑った場合，感染症のフォーカスに準じた検査（血液検査，尿検査，培養検査，画像検査）を施行する．
- 頭蓋内感染症を疑った場合，髄液検査を施行する．頭蓋内圧亢進症状，意識障害，神経学的な異常，乳頭浮腫が認められる場合には髄液検査前に必ず頭部CT検査を施行する．
- 頭部CT検査の適応を表5に示す．
- 頭部CT検査に異常を認めないが，くも膜下出血が否定できない場合は髄液検査を施行する．

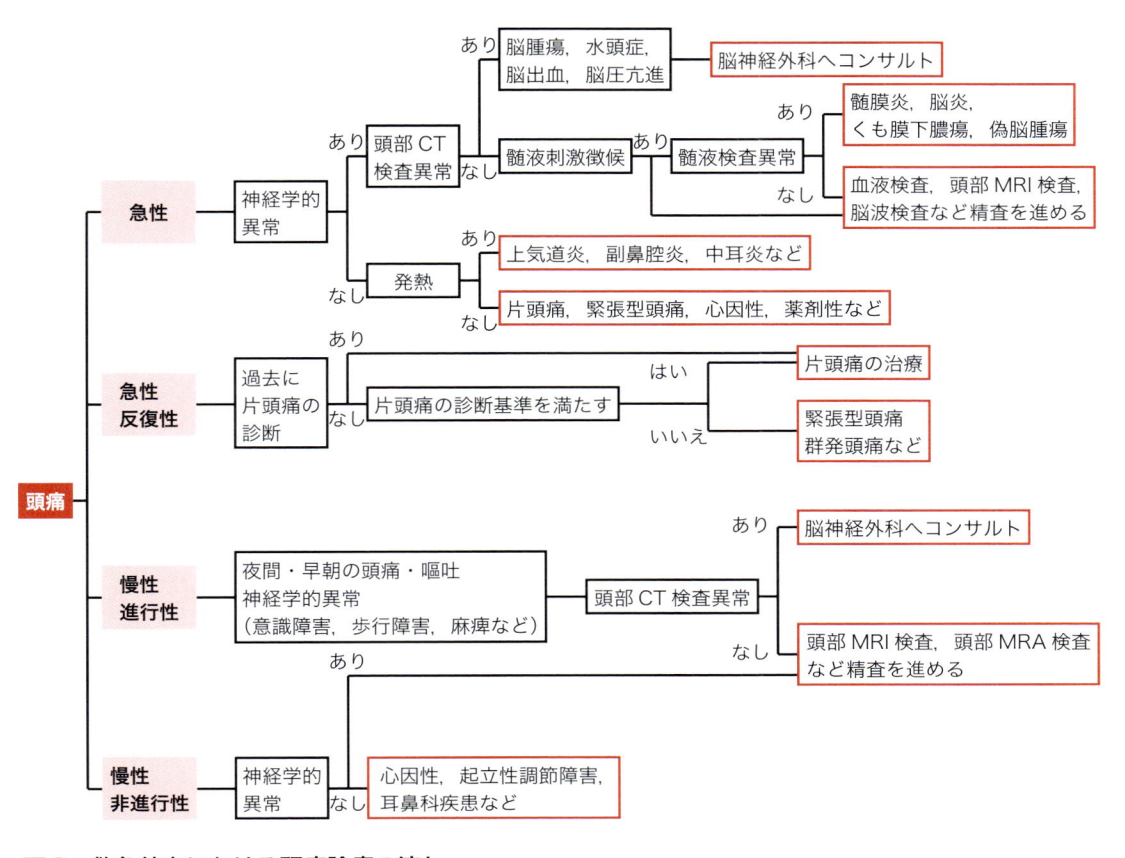

図2 救急外来における頭痛診療の流れ

- 小児の頭部MRI検査を施行するには十分な鎮静が必要となることが多く，急性頭痛に対しては頭部CT検査を第一選択とする．
- 頭部CT検査後にさらなる精査が必要と判断した場合に頭部MRI検査を施行する．

B）上級医・専門医への紹介
- 急性頭痛でも初回の片頭痛の可能性があり，一旦軽快しても繰り返すようなら小児科の受診を勧める．
- 頭蓋内感染症や脳腫瘍，脳出血など重篤な疾患が原因の頭痛は直ちに専門医へ紹介する．

5 対処・処置の方法
- 救急外来での診療の流れを図2に示す．
- 鎮痛剤投与はあくまでも対処療法であることを認識し，原疾患の診断・治療を優先させる．
- 小児に安全性が確立されている鎮痛剤はアセトアミノフェンとイブプロフェンだけである．それぞれの投与量を表6に示す．
- 片頭痛患者に対しては安静を指示し，上記鎮痛剤と制吐剤〔ドンペリドン（ナウゼリン®），メトクロプラミド（プリンペラン®）〕の投与を行う．
- トリプタン製剤の小児の片頭痛患者に対する保険適応は承認されていない．

表6 小児に使用できる鎮痛剤

一般名	商品名	1回投与量 最大投与量	投与回数
アセトアミノフェン	カロナール®，アンヒバ®，アルピニ®，アニルーメ®など	10〜15 mg/kg/回 500 mg/回	1日4回まで
イブプロフェン	イブプロフェン®，ブルフェン®，ユニプロン®など	5 mg/kg/回 200 mg/回	1日3回まで

6 ピットフォール

○ 頭痛と発熱を訴える患児に髄膜刺激徴候が無くとも髄膜炎は否定できない．

⚠ アート面の知識や考え方

- 頭痛の大多数は予後良好な疾患に基づくものであり，適切な病歴聴取と身体診察を行うことで多くは診断に至ることが多い．しかし救急外来においては病歴聴取と身体診察は疎かになりがちである．夜遅くに頭痛を主訴に受診した患児に対して"何もこんな時間に受診しなくてもよいだろう"といった考えを持つこともあると思われる．保護者は頭痛を訴える患児に重症な疾患が存在しないか心配で救急外来を受診しており，もし医療者側がぞんざいな態度をとるようなことがあれば，ますます病歴聴取は難しくなる．またおざなりな病歴聴取と身体診察の後に検査を施行しても適切な診断にたどり着くことは難しく，患児に負担を与えるだけになりかねないため，そのような診療は慎まなければならない．
- 頭痛を訴える患児を診察しても明らかな異常所見を得られず，そのことを説明した際に保護者から"仮病ですか？"，"嫌なことがあったからそのせいですか？"などと質問されることがある．小児の頭痛はその症状から保護者や教師から仮病と思われていることがあり，**他覚所見に異常を認めないことと頭痛が存在しないということは同義ではないこと**を保護者にしっかり説明しなければならない．

さらに学びたいときに役立つ文献

1) King, C.：Headache. Textbook of Pediatric Emergency Medicine. 5th eds, p511, Lippincott Williams & wilkins, Philadelphia, 2006
2) 『小児科臨床ピクシス12 小児の頭痛 診かた治しかた』（五十嵐隆，椎原弘章／編），中山書店，2009
3) 日本頭痛学会（新国際分類普及委員会）・厚生労働科学研究（慢性頭痛の診療ガイドラインに関する研究班）共訳：国際頭痛分類第2版（ICHD-II）．日本頭痛学会誌，31：13-188，2004

9 呼吸障害

緊急度 ★★★　頻度 ★★★

神薗淳司

重症疾患を見逃さないためのポイント

❶ PATやバイタルサインを注意深く観察し，呼吸窮迫と呼吸不全の徴候に精通する

❷ 気道確保と酸素投与を躊躇せず，十分なモニタリングで管理する

❸ 呼吸不全による危急病態への介入は，誘因となった病態を正確に把握しながら同時に進める

1 重傷疾患を見逃さないための考え方・根拠

呼吸障害はその進行段階により「**呼吸窮迫**」と「**呼吸不全**」に分かれ，早期発見と迅速な対応を求められる危急病態である．来院するすべての患者にPAT（Pediatric Assessment Triangle）および緊急度によるトリアージを開始することが第一歩である．本章-4 の図1（p.44）にPATの概要を示した．PATによりA「外観」に異常が認められ，かつB「呼吸努力」に異常がある場合には，「呼吸不全徴候」と判断する．A外観が一見良好な場合でもB呼吸努力に異常がある場合には，「呼吸窮迫」と判断し，「呼吸不全」への進展を考慮し，バイタルサインのモニタリングと一次評価とその介入を進める．

2 呼吸障害の評価の進め方

救急外来においては，来院する小児に対し全例PATを評価し，呼吸状態すなわち「呼吸努力」に異常がある小児には全員バイタルサインを評価し，緊急度を速やかに評価する．表1に概略を示した．表2には，小児の呼吸障害の変容とその評価法を示した．「呼吸窮迫」と「呼吸不全」の定義に注目し，その変容にさまざまな視点から評価を加える．同時に迅速な介入が不可欠である．気道確保と酸素化の安定，さらに換気不全への対処と意識変容の把握を一次評価の手順に従って行い，評価と介入を進める．最終的には，誘因病態と治療介入を始める．

3 ピットフォールに陥らないために

①呼吸努力を伴わない**頻呼吸**の要因に注意する．
　例：高熱，疼痛，脱水による軽度代謝性アシドーシス，敗血症（肺炎のない）

②**不規則な呼吸や除呼吸**の要因に注意する．
　例：疲労，中枢神経系感染症，外傷，低体温，薬物，けいれん後

表1 呼吸障害に対する小児救急トリアージ

Level※	I 蘇生 0分	II 緊急 15分	III 準緊急 30分	IV 準々緊急 60分	V 非緊急 120分
意識	GCS＝3〜9	GCS＝10〜13	GCS＝14〜15	GCS＝14〜15	GCS＝14〜15
呼吸	R.R＞＋/－2SD SpO_2＜90％	R.R＞＋/－1SD SpO_2＜92％	R.R＞NR SpO_2＝92〜94％	R.R＝NR SpO_2＞94％	R.R＝NR SpO_2＞94％
循環	H.R＞＋/－2SD	H.R＞＋/－1SD CRT＞4秒	H.R＞NR CRT＞2秒	H.R＝NR CRT≦2秒	H.R＝NR CRT≦2秒
呼吸障害	・気道確保困難 ・呼吸困難 ・致死的喘息発作 ・不十分な換気 ・呼吸困難を伴う胸部外傷 ・無呼吸の持続	・著明な喘鳴 ・中等度呼吸困難 ・重篤な喘息発作 ・毒物吸入 ・無呼吸発作	・聴取できる喘鳴 ・軽度の呼吸困難 ・中等度の喘息発作 ・呼吸困難を伴う異物誤飲 ・持続する咳嗽 ・無呼吸発作の既往	・軽症の喘息発作 ・呼吸苦のない胸部外傷 ・苦痛のない異物誤飲（疑い） ・胸痛（バイタル正常）	

※下段は「〜分以内の診療開始および再診までの間隔時間」を示す．
　呼吸数と心拍数の緊急度評価については本章4の表1を参照

表2 小児の呼吸障害の変容とその評価法

PAT評価

呼吸状態を把握し，呼吸窮迫・呼吸不全のサインを確認

呼吸窮迫	呼吸不全
＜定義＞ 呼吸数の増加と呼吸努力の増加を特徴とする状態	＜定義＞ 酸素化・換気またはその両方が不十分
頻呼吸 頻拍 鼻翼呼吸 陥没呼吸 吸気性喘鳴 呼気性喘鳴	著しい頻呼吸 徐呼吸・無呼吸 頻脈（早期）徐脈（晩期） 鼻翼呼吸・陥没呼吸の増加・減少・消失 肺末梢部への気流の低下
皮膚蒼白・皮膚冷感 意識状態の変化	チアノーゼ 昏迷・昏睡

一次評価とその介入
　気道確保　酸素投与　パルスオキシメーター　心電図モニター　BLS開始

小児の呼吸障害の病態把握を進める

	上気道閉塞	下気道閉塞	肺実質病変	呼吸調節の障害
呼吸音	吸気性喘鳴 オットセイ様咳嗽 嗄声	呼気性喘鳴 呼気相の延長	呻吟 ラ音 呼吸音減弱	正常
呼吸数 呼吸努力	増加	増加	増加	さまざま
主な病態	クループ 喉頭蓋炎 アナフィラキシー 異物誤嚥	細気管支炎 喘息	肺炎・肺臓炎 肺水腫	頭蓋内圧亢進 中毒・薬物過剰 神経筋疾患

③**非呼吸性の呼吸努力の増加**の要因に注意する．
　例：重度な代謝性アシドーシス，糖尿病性ケトアシドーシス，アスピリン中毒，先天代謝異常症
④**意識変容の評価は必須である**．呼吸障害に伴う意識変容は，不十分な酸素化と不十分な換気の両方が存在し，脳灌流と脳機能に重大な影響を及ぼす徴候である．パルスオキシメータにより評価された酸素化が十分でも，換気が不十分な場合には意識障害の誘因となる．特にけいれん重積後の呼吸障害の合併には，十分な換気にも介入しながら，けいれん重積後の意識障害を評価していく姿勢が不可欠である．

！アート面の知識や考え方

●呼吸窮迫や呼吸不全の認識や治療が迅速であればあるほど，直面した小児の予後は改善する．介入が遅れると，直ちに循環不全と中枢神経系の機能障害へと進展する．多臓器不全に陥った小児の予後はきわめて悪いことを認識する．日頃から緊急度とバイタルサインを重視した診療を心がけることは小児科医にとって不可欠である．

さらに学びたいときの文献
1）『PALS プロバイダーマニュアル　AHAガイドライン2005年準拠』，(American Heart Association)，シナジー，2008

第1章 重症疾患が潜む症状・症候

緊急度 ★★★　頻度 ★★★

10 下血・吐血

黒田達夫

重症疾患を見逃さないためのポイント

❶ 循環動態は安定しているのか，代償性ショックの状態に陥っていないかをまず判断する

❷ 出血は活動性か否かを考える

❸ 上部・下部のどのレベルの消化管から出血しているかを考える

❹ 消化管絞扼の可能性はないか留意する

❺ 感染性疾患の原因菌に注意する

1 重症疾患を見逃さないための考え方・根拠

　消化管出血の原因は感染性疾患から血管奇形まで多岐にわたり，年齢によっても若干，異なる（表1，2）．このため短時間内に詳細な鑑別診断をつけることは時に困難である．ショックなど重症な病態，溶血性尿毒症症候群のように重篤な合併症を起こしうる疾患をまず念頭において，初期治療と検査を進めてゆく必要がある．活動性出血が続く場合，緊急に外科的な止血が必要な病態か否かの判断が第一に求められる．続いて出血の部位の推定から，内視鏡など止血手段を選択する．

2 患者評価の進め方

①循環動態評価
②出血の部位と活動性の評価
③見逃してはいけない重篤な疾患の鑑別

3 重症を見逃さないための診断のポイント

A) 循環動態評価のポイント

　Pediatric Assessment Triangle（PAT），primary surveyの評価を適確に行い，代償性ショックの状態を見逃さない．四肢末梢の皮膚温度や心拍数は重要な情報を与えてくれることが多い．ショック状態にあればまず循環の安定を図る．

B) 出血部位の推定（図1）

　吐下血の様子や吐物，便の性状をよく観察する．吐血では出血源は上部消化管と考えられ

表1　新生児〜乳児の消化管出血の主な原因

上部消化管疾患	食道静脈瘤，胃潰瘍／胃穿孔，新生児胃破裂，十二指腸潰瘍／穿孔
小腸疾患	Meckel憩室，血管腫・動静脈奇形，腸回転異常症／中腸軸捻転，小腸軸捻転症（腸回転異常を伴わない），壊死性腸炎，腸重積症，小腸重複症
下部消化管疾患	結腸重複症，Hirschsprung病腸炎
肛門疾患	裂肛
感染性疾患	細菌性腸炎（病原大腸菌感染），偽膜性腸炎，ウイルス性胃腸炎
その他内科的疾患	アレルギー性胃腸炎（ミルクアレルギー），凝固能異常（胆道閉鎖症，ビタミンK欠乏症，新生児メレナ），リンパ濾胞増生

表2　幼児〜学童の消化管出血の主な原因

上部消化管疾患	逆流性食道炎，食道静脈瘤，出血性胃炎，胃潰瘍，十二指腸潰瘍，十二指腸静脈瘤，Mallory-Weiss症候群，寄生虫（アニサキスなど）
小腸疾患	Meckel憩室，血管腫・動静脈奇形，絞扼性イレウス，腸回転異常症・中腸軸捻転，小腸軸捻転症（腸回転異常を伴わない），消化管異物，腸重積症，小腸重複症
下部消化管疾患	Crohn病，潰瘍性大腸炎，腸管ベーチェット，血管炎（SLEなど），若年性ポリープ，ポリポーシス，結腸重複症，Hirschsprung病腸炎
肛門疾患	裂肛，痔核，痔瘻
胆道疾患	胆道出血
感染性疾患	細菌性腸炎（病原大腸菌感染），偽膜性腸炎，ウイルス性胃腸炎
腫瘍性疾患	胃奇形腫，平滑筋腫，腺癌，悪性リンパ腫，カルチノイド
その他内科的疾患	アレルギー性胃腸炎（ミルクアレルギー），Shoenlein-Hennoch purpura，凝固能異常（ビタミンK欠乏症，血友病，Von Willebrand病），リンパ濾胞増生

るが，十二指腸からの出血では吐血症状を呈さないこともある．**黒色の下血であれば上部消化管，小腸からの出血**を考え，**赤色調の下血であれば，大腸からの出血**を考える．ただし，大量出血の場合，上部消化管や小腸からの出血でも赤色調の凝血が便に出ることがあり，注意を要する．

C）門脈系の出血を見逃さない

食道静脈瘤のほか十二指腸静脈瘤や胆道系からの出血の可能性も念頭におく．

D）出血の活動性を評価する

バイタルサインの経時的な変化，ヘモグロビン濃度など貧血指標の推移から，活動性出血が継続しているかどうかを考える．活動性の出血が継続する場合，輸血や外科治療による止血などの対応を考えなければならない．

E）消化管絞扼の鑑別

腸回転異常症に伴う中腸軸捻転や，絞扼性イレウスのような消化管の捻転，絞扼により下血などの消化管出血症状を呈することがある．**腸重積は非常に頻度の高い疾患で，下血の鑑別診断では必ず考えなければいけない**．先進部病変は手術以外には診断確定できない場合も少なくないため，その鑑別診断にいたずらに時間をかけることは勧められない．

F）危険な感染症の鑑別

下血の場合，病原性大腸菌による**感染性腸炎**や*Clostridium*族の嫌気性菌による**偽膜性腸**

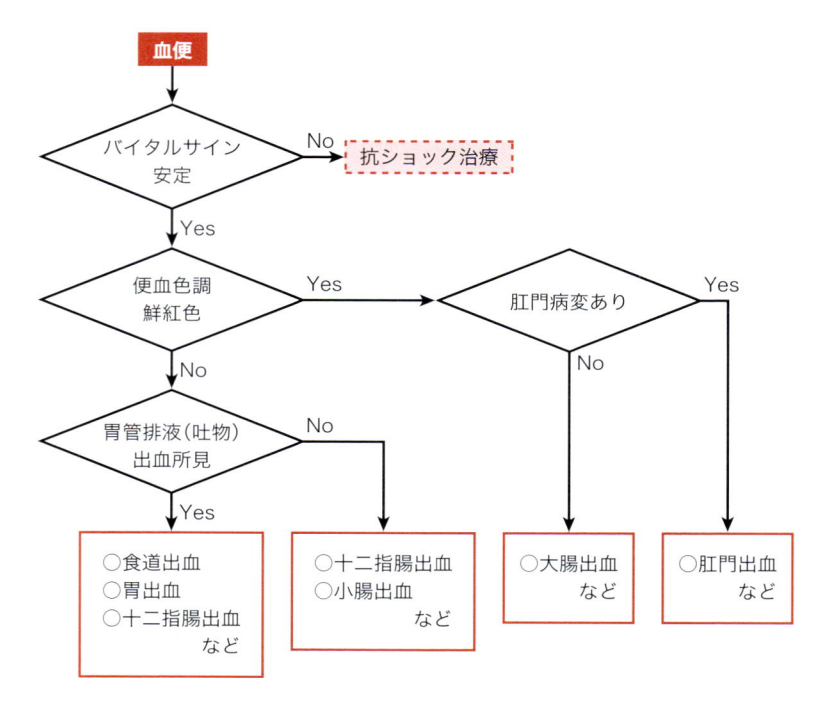

図1　血便　出血部位推定のアルゴリズム

炎など，重篤な合併症を起こす可能性のある感染性疾患に留意する．**便の培養検査**は常に念頭におく．

G) 出血性基礎疾患の有無

先天性血液凝固障害の既往歴のみならず，長期の抗菌薬投与歴や肝・胆道疾患など**ビタミンK欠乏症**を惹起しうる既往がないか特に低年齢児では注意を要する．

4 対応方法

A) 観察方法

① PAT
② Primary survey　バイタルサイン
③ 吐物，便の性状
④ 胃管排液の性状：胃管が留置されている場合，胃の洗浄液の性状が，胃出血の確定に有用な情報を提供することがある．一方で十二指腸潰瘍など幽門以下の出血源では，胃内容が出血性でないことも少なくない．
⑤ 腹部身体所見
⑥ 皮膚出血斑の有無

B) 検査

① 採血
② 便培養検査

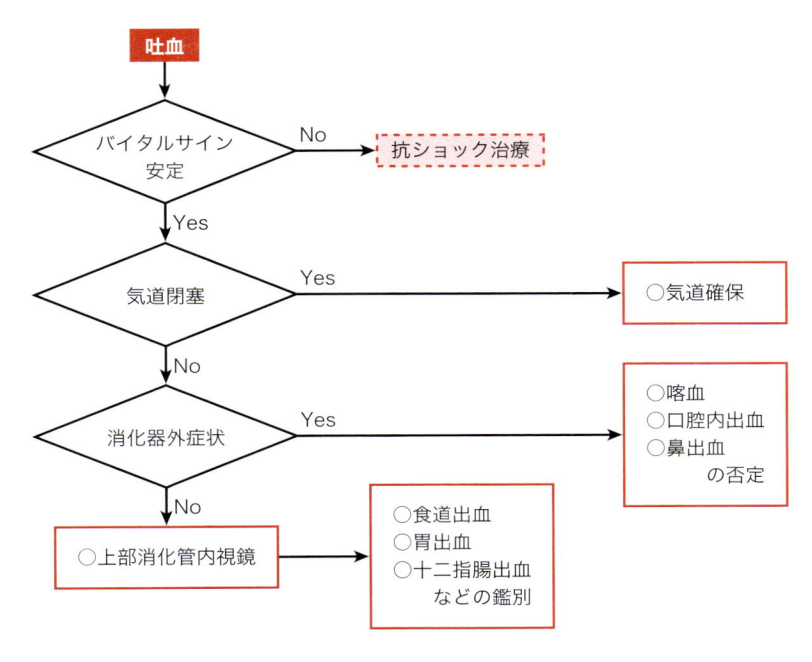

```
          ┌──────┐
          │ 吐血 │
          └───┬──┘
              ↓
       ┌─────────────┐   No    ┌─────────────┐
       │ バイタルサイン├────────→│ 抗ショック治療 │
       │   安定      │         └─────────────┘
       └─────┬───────┘
             │Yes
             ↓
       ┌─────────┐   Yes    ┌──────────┐
       │ 気道閉塞 ├─────────→│ ○気道確保 │
       └────┬────┘          └──────────┘
            │No
            ↓
       ┌──────────┐  Yes   ┌─────────────┐
       │消化器外症状├───────→│ ○喀血       │
       └────┬─────┘        │ ○口腔内出血  │
            │No            │ ○鼻出血     │
            ↓              │   の否定    │
    ┌────────────────┐     └─────────────┘
    │ ○上部消化管内視鏡│────→ ○食道出血
    └────────────────┘      ○胃出血
                            ○十二指腸出血
                             などの鑑別
```

図2 吐血 初期診断のアルゴリズム

③腹部エコー検査：腸管絞扼や腸重積の鑑別
④上部消化管内視鏡
⑤下部消化管内視鏡

　小児の場合，内視鏡検査は麻酔・鎮静を要する．内視鏡は診断と同時に止血治療手段として行われる．吐血の場合，まず上部消化管内視鏡を行うが（図2），下血の場合には上部，下部どちらの内視鏡検査を優先するかは，臨床徴候から判断しなければならない．

⑥99mテクネシウム出血シンチ：出血部位の同定に用いられるが，感度は低く，活動性出血以外では偽陰性が多い．

C）紹介・相談など

　出血性救急疾患に対しては，一次処置として循環動態の安定と，それに続く精査，止血が対応の基本概要である．内視鏡的止血や外科手術が不可能である場合，小児外科医や内視鏡科医のいる，地域の高次小児医療施設への転院が必要になることもある．家人にはこうした治療全体の流れを示したうえで，選択された治療方針を説明して同意を得る．

5 対処・処置の方法

①**輸液ライン確保，抗ショック療法**
②**吐血の場合，気道の確保にも留意．**
③**胃酸分泌抑制**：H_2受容体拮抗薬，プロトンポンプ阻害薬
④**胃管挿入，冷水による胃洗浄**：ただし食道静脈瘤からの出血が疑われる場合，胃管の挿入は危険なことがある．
⑤**内視鏡的止血**：食道静脈瘤に対しては結紮療法，硬化療法，胃以下の出血性病変に対して

は止血クリップ，アルコール注入などが小児でも行われる．
⑥開腹止血：内視鏡的な止血が成功しない場合，もしくは不可能である場合，開腹手術による止血が必要になる．肝前性門脈閉塞症などでは，シャント造設により門脈圧の低下を図らなければならないこともあるが，大きな手術侵襲となるうえ，高アンモニア血症を併発する可能性もあり，適応は慎重に考慮すべきである．
⑦Interventional radiology：止血手段の1つになりうるが，外傷性出血に比較すると，有用性は限定的であり，出血性病変のfeeding vesselが明らかに同定されるような特殊な状況下でのみ行われる．

6 ピットフォール

①**消化管出血か否かの鑑別**：吐血は，鼻出血や喀血と鑑別しにくいことがある．
②十二指腸からの出血では吐血や出血性の胃内容物がみられないことがある．
③**呼吸・循環の確保**：出血部位の内視鏡的同定は容易な手技ではない．門脈系の出血は間歇的で，凝血塊などで出血点が同定できない場合もある．検査の間，循環動態や気道の確保の努力を怠らない．
④**基礎疾患**：血液凝固異常を基礎にもつ消化管出血では，さらに頭蓋内出血など，より重篤な出血性疾患を併発する危険がある．低年齢児の灰白色便は閉塞性の胆汁分泌障害からビタミンK欠乏を来たしている場合があり，注意を要する．
⑤**服用薬物**：ステロイドによる消化管潰瘍，抗菌薬長期服用によるビタミンK欠乏症，鎮痛解熱剤による血小板機能障害などに注意する．

！アート面の知識や考え方

- 小児消化管出血の原因は多岐にわたり，乳児などではさほど重篤でない感染性腸炎に伴うリンパ濾胞増生でも血便がみられることがある．また鮮紅色の血便の原因で圧倒的に多いのは裂肛である．一方で，**両親や家人にとって子どもの血便は衝撃的な症状であり，強い不安を抱えて救急外来を受診していること**をよく理解して対応する必要がある．
- 短時間内に詳細な鑑別診断をつけることは時に困難であるが，どのような病態を考え，どのように検査や治療を進めるかをわかりやすく説明して，両親や家人の不安を軽減するように努めたい．
- ショックなど重症な病態，溶血性尿毒症症候群のように重篤な合併症を起こしうる疾患についても，説明で触れておく．
- 活動性出血が続く場合，一次処置として循環動態の安定と，緊急に内視鏡や外科手術など侵襲的手段による止血が必要か否かの判断が第一に求められる．
- 内視鏡的止血や外科手術が不可能である場合，小児外科医や内視鏡科医のいる，高次小児医療施設への転院が必要になることもある．家人にはこうした治療全体の流れを示したうえで，選択された治療方針を説明して同意を得る．

さらに学びたいときに役に立つ文献

1）『小児救急のストラテジー』（日本小児救急医学会，日本小児外科学会共同監修）へるす出版，2009
2）Fox, V. L.：Gastrointestinal bleeding in infancy and childhood. Gastroenterol Clin North Am, 29：37-66, 2000
3）Arain, Z., Rossi, T. M.：Gastrointestinal bleeding in children：an overview of conditions requiring nonoperative management. Semin Pediatr Surg,；8：172-180, 1999
4）Olson, A. D., Hillemeier, A. C.：Gastrointestinal hemorrhage, Willer, R., Hyams, J. J. ed Pediatric gastrointestinal disease, pathophysiology, diagnosis, management. WB Saunders company, Philadelphia, p259-262, 1993

第1章 重症疾患が潜む症状・症候

緊急度 ★★☆　　頻度 ★★★

11 腹　痛

内田正志

重症疾患を見逃さないためのポイント

❶ 腹痛の診療で重要なことは緊急に手術や処置の必要な『狭義の急性腹症』（腸重積症，急性虫垂炎，絞扼性イレウス）を見逃さないことである

❷ 腹痛の原因はさまざまで消化器疾患以外の場合（尿路感染症，肺炎，喘息発作など）もあり，診断に苦慮することもまれではない

❸ 腹部エコーの活用により，腹腔内で何が起こっているのかが明らかになり，診断の迅速性と正確性が飛躍的に向上した

1 重症疾患を見逃さないための考え方・根拠

　一般に急性腹症は，「急激に発症する激しい腹痛を主訴とし，急速に全身状態が悪化し，しばしば緊急手術（開腹）を必要とする腹部疾患」と定義される．この定義にあてはまる症例を『**狭義の急性腹症**』（少数），急な腹痛を来たす症例を『**広義の急性腹症**』（多数）として対処するのが実際的である．『狭義の急性腹症』は緊急度の高い疾患であるが，その存在を示唆する症候を表1に示す．いずれも医療スタッフに緊張感を与え，迅速な対応が要求される徴候であり，このような場合は外科・小児外科へのコンサルトに躊躇しないことが肝要である．

2 腹部エコー導入後の急性腹痛の診断の変化

　○ 腹痛の診療に際し，小児科医は経験的にかなり正確な診断をしてきた．その経験のなかには問診，視診，触診，聴診が含まれる．しかし，スクリーニング検査としては血液・尿検査と腹部単純X線しかなく診断には限界があった．腹部エコーの進歩は急性腹痛の診断に大きな変化をもたらした．すなわち，腹腔内を断層像として評価することが可能になったからである．新たな知見の積み重ねにより，診断の迅速性と正確性が飛躍的に向上した．腹部エコーの導入で得られた知見の日常臨床へのフィードバックにより，急性腹痛時に疑うべき疾患の絞り込みの精度が向上した．

3 重症疾患を見逃さないための診断のポイント

　○ 腹痛疾患を鑑別する際の病歴聴取のポイントを表2に示す．
　○ 急性の腹痛を来たす疾患を年齢別に把握しておくことが重要．
　○ 表3に年齢別急性腹痛の主な原因を示す．

表1　『狭義の急性腹症』の存在を示唆する症候

1. 激しい腹痛
   - 顔面蒼白，苦しそうな顔つき
   - 激しい啼泣，著しい不機嫌
   - 冷汗
   - 前かがみ姿勢
   - 歩行不能
   - 少ない体動
2. 頑固な嘔吐
3. ショック症状
4. 吐血，下血
5. 急激な腹部膨満
6. 腹膜炎，腹膜刺激症状

表2　腹痛疾患を鑑別する際の病歴聴取のポイント

- 患児の年齢
- 性別
- 重篤感の有無
- 発症の様子（急性か慢性か）
- 腹痛の部位
- 腹痛の性質（疝痛か鈍痛か）
- 腹痛の持続（持続的か間歇的か）
- 放散性の有無
- 随伴症状の有無（嘔吐，下痢，発熱，便秘，黄疸，紫斑）

- 原因疾患には年齢別に差があり，頻度の高い疾患から考えていくのが常道である．
- **頻度の高い疾患はどの年齢も便秘と急性胃腸炎・感染性胃腸炎である．**
- 表4にエコー検査からみた急性腹痛の原因を示す．
- **頻度の高い疾患はほとんどが消化管疾患である．**
- 手術を要する可能性が大きい症例の特徴を表5に示す．

4 対応方法

- 表6に救急に役立つ小児急性腹症のエコー診断のまとめを示す．

A）腹痛の原因で最も多いのは便秘である

- **便秘は乳児，幼児，学童の腹痛の原因でいずれも最多である**（表3を参照）．
- エコーで器質的異常を認めず，大腸（直腸，S状結腸，下行結腸，横行結腸，上行結腸）のどこかに便に特徴的な所見を認め，浣腸後に腹痛が消失した例は多い．
- 便秘は腹痛以外の症状に乏しい．多くはがまんできるが，なかには激痛で顔面蒼白となる例もある．浣腸後の排便により腹痛が消失すれば便秘と考えてよい．
- 浣腸で腹痛が消失しないか，一旦消失した後再び出現する場合は器質的疾患の存在を考慮する．

B）浣腸で腹痛が消失しない代表的疾患

- **急性胃粘膜病変**※MEMO，**腸重積症，急性虫垂炎**の3つ．

> ※MEMO　急性胃粘膜病変は内視鏡的診断名であるが，エコーで診断可能な疾患である．H_2ブロッカーが著効し，数日で軽快するため，本症の多くは診断確定されていない可能性がある．

1）急性胃粘膜病変

- 急性胃粘膜病変は急激な上腹部痛，嘔気，嘔吐を来たす疾患で，内視鏡で胃前庭部粘膜表面に発赤，多数のびらん・浅い潰瘍を認める．
- **エコーで粘膜下層の著明な肥厚（5〜10 mm）を認める**ので診断に役立つ．

2）腸重積症

- 腸重積症の臨床像は間歇的腹痛（啼泣），嘔吐，血便の3主徴と腹部腫瘤の触知であるが，

- 最も重要なのは**間歇的腹痛**である．
- 最近の症例は発症早期の受診が多く，嘔吐や血便が出現する前にエコーで **target sign** を認め，診断が確定することが多い．
- 腹痛をうまく表現できない2歳未満では比較的3主徴の揃う例が多い．なかには間歇的啼泣がはっきりせずに突然血便を来たす例や，嘔吐がなかなかおさまらず，腹部単純X線を撮るとイレウス像を呈している例などがある．また，6カ月未満の例ではいきなり，プレショックのような状態になることもあるので注意が必要である．
- 2歳以上の児では間歇的腹痛が唯一の症状であることが多く，間歇的かどうかを聞き出すことがコツである．

3）急性虫垂炎

- **急性虫垂炎**の典型的症状は上腹部痛，嘔吐から右下腹部痛への移行であり，浣腸では消失しない持続痛である．
- 右下腹部圧痛や筋性防御があれば外科紹介となるが，最近ではエコーで**腫大した虫垂や虫垂石**が描出でき，術前に確定診断できる例が多い．
- 検査所見で最も重要なものは**好中球の増加を伴う白血球数の増加**である．

C）急性虫垂炎と鑑別すべき疾患

- 虫垂炎のエコー診断の副産物として明らかになった疾患に**回腸末端炎**がある．
- 臨床的には虫垂炎との鑑別は難しいが，**初期症状を比較すると虫垂炎には嘔吐が多く，回腸末端炎には発熱，下痢が多い**．
- エコーで腫大した虫垂が描出できず，回腸末端壁の肥厚や腸間膜リンパ節腫大を描出することで診断できる．

D）注意すべき腹痛を来たす疾患あれこれ！

- 頻度は多くはないが，日常診療で遭遇する可能性のある腹痛を来たす疾患のポイントについて年齢に沿って述べる．
- 乳児の腹痛は不機嫌（啼泣），嘔吐として表現されることが多い．注意すべきは**鼠径ヘルニアの嵌頓**と**精巣捻転症**である．いずれも外陰部の観察により診断の端緒が開かれるため，**乳児ではおむつをはずして外陰部を観察することが必須である**．
- 胆汁性嘔吐を伴う場合には**中腸軸捻転**も考慮にいれる必要がある．X線でイレウス像を呈するとは限らず，エコーが診断に結びつくことがある．
- 幼児では**先天性胆道拡張症**や**間歇性水腎症**も考慮する必要がある．いずれもエコーで容易に診断可能な疾患である．反復性腹痛症と呼ばれる心身症的な非器質性腹痛も少なくない．
- 学童では生殖器の疾患を常に念頭に置いておくことが重要である．女児では**卵巣嚢腫の茎捻転**を，男児では**精巣捻転症**を見逃さない．
- 忘れてならないのが**血管性紫斑病**である．出血斑や関節痛・腫脹の有無をチェックすることが必要である．初期には腹痛のみで出血斑の出現が遅れたり，出血斑が目立たない症例では診断に苦慮することがある．エコーでは腸管壁（主に小腸）の限局性肥厚がみられることがあり，診断に役立つ．

表3 年齢別急性腹痛の主な原因

	乳児期（0～2歳）	幼児期（2～6歳）	学童期（6～15歳）
多くみられる	急性胃腸炎，感染性胃腸炎，便秘	急性胃腸炎，感染性胃腸炎，尿路感染症，便秘	急性胃腸炎，感染性胃腸炎，尿路感染症，便秘，生理痛，外傷
時々みられる	腸重積症，尿路感染症，胆道拡張症，肺炎	肺炎，気管支喘息発作，アレルギー性紫斑病，急性虫垂炎，外傷，腸軸捻転，腸重積症，メッケル憩室炎，膵炎，胆道拡張症	急性虫垂炎，アレルギー性紫斑病，消化性潰瘍（急性胃粘膜病変），肺炎，気管支喘息発作，胆嚢炎，膵疾患
少ない，稀	鼠径ヘルニア嵌頓，外傷，腸管奇形，腸軸捻転，メッケル憩室炎，急性虫垂炎，消化性潰瘍（急性胃粘膜病変）	鼠径ヘルニア嵌頓，消化性潰瘍（急性胃粘膜病変），溶血性尿毒症症候群，溶血性貧血の溶血発作	精巣捻転，卵巣嚢腫茎捻転，腎結石，腸重積症，骨盤内炎症性疾患

波線：日常診療でよく経験する疾患
赤線：常に念頭に置いておくべき疾患
黒線：まれだが，見逃してはならない疾患

表4 エコー検査からみた急性腹痛の原因

	乳児	幼児	学童
便秘	○	○	○
急性胃腸炎（ウイルス性）	○	○	○
急性腸炎（細菌性）	○	○	○
急性胃粘膜病変		○	○
腸重積症	○	○	
急性虫垂炎		○	○
腸間膜リンパ節炎		○	○
血管性紫斑病		○	○
急性膵炎		○	○
先天性胆道拡張症	○	○	○
鼠径ヘルニア嵌頓	○	○	
卵巣嚢腫の茎捻転		○	○
精巣捻転症	○		○
外傷性（脾臓，腎臓破裂）		○	○

表5 手術を要する可能性が大きい症例の特徴

① 腹痛が3～4時間以上持続する
② 胆汁性嘔吐を認める
③ 腹部膨満が急速に進行する
④ 腹壁が硬く反跳痛を認める

表6 救急に役立つ小児急性腹症のエコー診断

臨床症状・検査所見	+	エコー所見	=	診断
腹痛	+	便塊エコー	=	便秘
心窩部痛，嘔吐	+	胃粘膜肥厚	=	急性胃粘膜病変
間歇的腹痛，嘔吐．血便	+	target sign	=	腸重積症
嘔吐，右下腹部痛，WBC↑	+	虫垂腫大，糞石	=	急性虫垂炎
発熱，下痢，右下腹部痛	+	腸間膜リンパ節腫大	=	腸間膜リンパ節炎
発熱．腹痛，嘔吐，下痢	+	腸管壁肥厚，液貯留	=	急性腸炎
腹痛，（紫斑が目立たない）	+	小腸壁肥厚	=	血管性紫斑病
腹痛，胆汁性嘔吐	+	whirlpool sign	=	中腸軸捻転
腹痛，嘔吐，アミラーゼ↑	+	膵腫大	=	急性膵炎
腹痛，黄疸，肝胆機能異常	+	胆道拡張	=	先天性胆道拡張症
腹痛（間歇的）	+	水腎症（腹痛時）	=	間欠性水腎症
腹部打撲後腹痛，血尿	+	腎臓描出不良	=	腎臓破裂
腹部打撲後腹痛，貧血	+	腹腔内大量液貯留	=	脾臓破裂
女児の下腹部痛，嘔吐	+	膀胱背側のmixed mass	=	卵巣嚢腫の茎捻転
男児の疼痛性陰嚢病変	+	精巣腫大，血流なし	=	精巣捻転症
男児の疼痛性陰嚢病変	+	精巣上体腫大，血流増加	=	精巣上体炎

5 ピットフォール

- 消化器疾患以外（尿路感染症，肺炎，喘息発作など）でも腹痛を来たすことがあるので注意が必要．
- 表3の急性膵炎以降の疾患はまれであるが，いずれも緊急度の高い疾患であるので常に念頭に置いておくことが重要．

⚠ アート面の知識や考え方

- 急性腹痛の診断の永遠のテーマは**急性虫垂炎の正確な診断**であろう．そのためには腹部エコーは欠かせない．腹部CTが短時間で撮れるようになったため虫垂炎の疑い全例に腹部CTを撮って外科に回すというような話を聞くことがあるが，筆者から言わせるととんでもないことだと思う．虫垂炎を否定するために腹部CTをするのはもってのほかと言わざるを得ない．性腺への放射線被曝を避けることには細心の注意を払いたい．腹部エコーによる虫垂炎の診断には技術を必要とするからという理由で腹部エコーを避けて通っていては進歩はない．1例1例経験を積んで，手術所見と対比させていくことが虫垂炎のエコー診断上達の近道である．
- 腹腔内に強い炎症所見を認める場合には**安易に急性腸炎と決め付けないこと**が重要である．結果として腸炎であれば問題ないが，虫垂炎だと痛い目に合う．常に虫垂炎の可能性を考えて繰り返し診察とエコーを実施することが重要である．
- まれであるが，**絞扼性イレウスを常に念頭に置いておくこと**が重要である．まれであるために診断が遅れ，不幸な転帰となり，訴訟になることもあるので注意が必要である．腹痛の持続，胆汁性嘔吐などを認める場合は必ず腹部単純X線撮影とエコーを行い，造影CTを考慮する．何かおかしいと感じた場合は早急に小児外科医にコンサルトする．全身状態が悪くないからと漠然と経過観察することは避ける．

参考文献
1） 鎌形正一郎：腹痛（急性腹症）．井村總一（監）：実践で役立つ小児外来治療指針 東京都立清瀬小児病院編．P110-113，永井書店，2004
2） 位田 忍：腹痛．白木和夫（監）：小児消化器肝臓病マニュアル．P11-15，診断と治療社，2003
3） 『小児腹部超音波診断アトラス改訂版』（内田正志），ベクトル・コア，2002
4） 『小児腹部エコー マスターガイド 急性腹症診断スキルアップ』（内田正志），診断と治療社，2005

第1章 重症疾患が潜む症状・症候

緊急度 ★★★　頻度 ★★★

12 嘔　吐

人見知洋

重症疾患を見逃さないためのポイント

❶ 吐物による気道閉塞・呼吸障害，脱水などによるショックの評価を緊急に行い，必要であれば治療的介入を速やかに行う

❷ 外傷や薬物摂取，消化管の閉塞や腹膜炎，中枢性の嘔吐，糖尿病性ケトアシドーシスなど緊急性の高い嘔吐を拾い上げる

❸ 救急外来から帰宅させる場合に，嘔吐の増悪や意識障害，激しい頭痛や腹痛など嘔吐以外の随伴症状の出現があれば再来するように伝える

1 患者評価の進め方

- 努力呼吸，皮膚色，バイタルサイン，経皮的酸素飽和度（SpO_2），呼吸音，意識レベル，毛細血管再充満時間（capillary refilling time）などから，吐物による気道閉塞・呼吸障害，脱水などによる**ショックの評価**を緊急に行い，気道・呼吸器系の異常やショック，意識障害があれば，吐物の吸引，高濃度酸素投与，モニター管理，細胞外液での輸液路確保などを速やかに行う．
- ショックではなくてもツルゴール・粘膜の乾燥・眼球や大泉門の陥没などの所見から**脱水症の評価**を行い，必要であれば細胞外液での輸液路確保を行う．
- 病歴，皮膚の打撲痕，吐物の臭いなどより，外傷や薬物摂取による嘔吐を鑑別に入れながら，内因性疾患による嘔吐の鑑別を進めていく．

2 重症を見逃さないための診断のポイント

- 嘔吐の原因は消化器系の疾患だけでなく，他の部位の感染症，神経，内分泌，代謝，腎，心因性疾患でも生じる．疾患によっても好発する年齢はさまざまであり（表1），病歴聴取をしっかり行い鑑別疾患を絞り込んでいく．先天性の消化管閉鎖や胎便性イレウスなど出生直後から緊急処置が必要な疾患で，救急外来ではまずお目にかからない新生児疾患については表から割愛した．
- これら嘔吐の原因のうち，外因性疾患に加え，消化管の血流障害や腹膜炎，細菌性髄膜炎など中枢性の嘔吐，糖尿病性ケトアシドーシス，先天代謝異常など緊急性の高い疾患の可能性をまず考える．
- 嘔吐の性状・随伴症状や処置室でできる簡便な検査などから推定できる，緊急性の高いも

表1 嘔吐の原因疾患

緊急対応の必要なもの			緊急性が高いとは言えないもの		
<新生児期>			<新生児期>		
	内科的疾患	敗血症，髄膜炎，脳炎など新生児感染症，先天性副腎皮質過形成（塩類喪失型）など		病的でないもの	溢乳，空気嚥下，過剰哺乳など
				内科的疾患	胃食道逆流現象など
	外科的疾患	胃軸捻症，腸回転異常症，消化管重複症，外傷性頭蓋内出血など		外科的疾患	食道裂孔ヘルニア，Hirschsprung病，肥厚性幽門狭窄症など
<乳児期>			<乳児期>		
	内科的疾患	敗血症，髄膜炎，脳炎，腹膜炎，急性心筋炎，発作性頻拍症，先天（有機酸）代謝異常，先天性副腎皮質過形成，アナフィラキシー，熱中症，薬物中毒など		病的でないもの	溢乳，空気嚥下，啼泣，咳き込み，車酔いなど
				内科的疾患	呼吸器・尿路感染症，嘔吐下痢症，便秘，肝炎 胃食道逆流現象，食物アレルギーなど
	外科的疾患	咽頭・喉頭異物，食道異物，胃軸捻症急性型，腸回転異常症，腸重積症，イレウス，鼠径ヘルニア嵌頓，腹部外傷，頭部外傷，頭蓋内出血など		外科的疾患	食道裂孔ヘルニア，噴門狭窄症，肥厚性幽門狭窄症，胃軸捻症慢性型など
<幼児期・学童期以上>			<幼児期・学童期以上>		
	内科的疾患	敗血症，髄膜炎，脳炎，腹膜炎，膵炎，アレルギー性紫斑病，ケトン性低血糖症，糖尿病性ケトアシドーシス，有機酸代謝異常などの先天代謝異常 周期性ACTH・ADH放出症候群 アナフィラキシー，熱中症，薬物中毒など		病的でないもの	習慣性嘔吐，啼泣，咳き込み，車酔いなど
				内科的疾患	呼吸器・尿路感染症，嘔吐下痢症，便秘，肝炎 胃食道逆流現象，胃十二指腸潰瘍，食物アレルギー 心因性嘔吐，神経症，偏頭痛，起立性調節障害，摂食障害，自律神経発作，腸間膜リンパ節炎 アセトン血性嘔吐症，薬物乱用，妊娠など
	外科的疾患	腸重積症，イレウス，鼠径ヘルニア嵌頓，急性虫垂炎，十二指腸壁内血腫など腹部外傷 頭部外傷，頭蓋内出血，脳腫瘍など		外科的疾患	腸間膜嚢腫，大網嚢腫，上腸間膜動脈症候群など

文献1より，一部改変

しくは重篤な原疾患について表2に記載した．

3 対応方法

- 必須でないが，救急外来では表3のような検査が考えられる．
- 年長児では薬物乱用に対するトライエージ®や妊娠反応の目的で尿検査を行うことがある．

4 対処・処置の方法

- 脱水を予防するため帰宅後の飲水指導として，少量の経口補液剤を頻回に与えることを勧める（1回5 mLを1〜2分毎に欲しがるだけ）[2]．
- 経口補液剤として，処方であればソリタ®-T顆粒2号，市販品であればOS-1®（大塚製薬）が世界保健機構（WHO）の推奨する経口補液剤の組成に近い．
- 制吐剤としてドンペリドン（ナウゼリン®），メトクロプラミド（プリンペラン®）などが使用できるが，原因が推定できるまで安易な使用は控える．メトクロプラミドは錐体外路

表2　特徴的な症状・所見と嘔吐の原疾患

＜消化器疾患＞	
胆汁性（あるいは茶褐色）の嘔吐	→十二指腸のVater乳頭部より肛門側の消化管閉塞
腹膜刺激症状（＋腹部膨隆）	→腹膜炎（消化管穿孔，絞扼性イレウスなど）
開腹手術痕	→イレウスを考慮
間歇的不機嫌（腹痛）＋イチゴジャム様血便	→腸重積を強く疑う
心窩部から右下腹部へと移動する腹痛（圧痛）	→急性虫垂炎を疑う
＜中枢神経疾患＞	
髄膜刺激症状（＋意識障害）	→細菌性髄膜炎，頭蓋内出血など
慢性的で不明瞭な嘔吐＋頭痛	→脳腫瘍の可能性
＜代謝性疾患＞	
発作的な嘔吐の繰り返し＋尿ケトン体陽性＋代謝性アシドーシス	→アセトン血性嘔吐症 →ストレスや感染が契機であり，3～10歳以外では考えにくい →尿糖陽性・高血糖が加われば糖尿病性ケトアシドーシスを考える
活気不良＋尿ケトン体陽性＋低血糖	→ケトン性低血糖 →下垂体機能低下症，副腎皮質機能不全，糖原病（肝型）に合併している可能性
発作的な嘔吐の繰り返し＋高血圧	→周期性ACTH・ADH放出症候群の可能性
皮膚の色素沈着，女児の外性器男性化	→先天性副腎皮質過形成
＜感染症その他＞	
新生児期～乳児期での発熱，黄疸の増強，not doing well（何となく活気がない）	→敗血症，髄膜炎，尿路感染症などの重症感染症 →大泉門の膨隆　→髄膜炎の可能性が高い
咳嗽に伴う嘔吐	→百日咳，下気道感染症，気管支喘息の可能性
心音でギャロップリズム＋肝腫大	→急性心筋炎の可能性
外傷の既往	→頭蓋内・腹腔内出血，腸管穿孔の可能性

表3　救急外来における嘔吐診療時の検査

A.	血液検査	血算，CRP，電解質，血糖，アンモニア，UN，クレアチニン，総蛋白，アルブミン，AST，ALT，LDH，CPK，尿酸 乳酸，静脈血液ガス分析，（敗血症や髄膜炎が疑われる場合血液培養）
B.	尿検査	尿一般：比重，ケトン体など（尿路感染症が疑われる場合尿培養）
C.	糞便検査	迅速抗原検査（ロタウイルス・アデノウイルス），（細菌性腸炎が疑われる場合便培養）
D.	髄液検査	
E.	画像検査	腹部エコー：腸重積，虫垂腫大，総胆管嚢腫，幽門筋肥厚，水腎症など 腹部単純X線（通常仰臥位，時に立位も）：ガスパターンなど 頭（胸）腹部CT（外傷時や緊急性の高い疾患を疑い他の方法で診断がつかないとき）

症状などの副作用がドンペリドンに比べ出現し易く，表4にはドンペリドンの使用法のみ薬物治療として言及する．

5 ピットフォール

○嘔吐して元気のない児を救急外来で診た場合，一度は**身体的虐待**（揺さぶられ症候群を含め）に思いを馳せ，全身の打撲痕・火傷や頭部の血腫，成長発達の異常がないのを確認す

表 4　嘔気・嘔吐に対する薬物治療

ドンペリドン（ナウゼリン®）座薬	1回につき3歳以上30 mg，3歳未満10 mg，1日2〜3回 筆者の場合）1回につき1 mg/kgの目安で
ドンペリドン（ナウゼリン®）ドライシロップ・錠（10 mg）	1日量1（〜2）mg/kg　分3食前（1日最大量30mg） 筆者の場合）1回につき0.5 mg/kgの目安で

ることが望ましい．
◦虐待を疑った場合には，眼底の評価のため眼科医にコンサルトを行い，義務として児童相談所に通告する．

！アート面の知識や考え方

- 年長児で意識レベルの低下や頭痛・腹痛，低血糖のない急性の嘔吐はそれほど心配はいらない．しかし，年少児であればあるほど意識レベルの評価が難しく，頭痛・腹痛の訴えもはっきりしない．そこで，嘔吐で来院した年少児において **"not doing well"（何となく活気がない）** であることは簡単に帰宅させられない重要な所見である．救急外来では，医師もしくは保護者どちらかが "not doing well" ではないかと感じたときには観察入院を勧めた方が安全である．帰宅を希望された場合でも，自宅での継続的な症状の観察を保護者にお願いする．救急外来から帰宅させる場合のすべてにあてはまることではあるが，特に "not doing well" では，**悪化傾向にあると感じたらそのときに必ず再診するよう言い含め，必ずその旨をカルテに記載しておく**．
- 年長児になれば自分の症状を表現できるようになるが，思春期になると逆になかなか正確に（正直に）症状を教えてくれなくなる．病歴聴取で「いつからムカムカがありましたか？」と聞いても「アンタに話しかけられるとムカムカする（自験例）」と言われたりする．つまりこの年代には，「ただ症状がとれればよい」と来院し，「気分の悪いときに原因検索のために根掘り葉掘り質問されたくないし返事もしたくない」子ども達が多く存在する．「救急外来は重症例を拾い上げる場であって診断をつける場ではない」と割り切らないと仕事が前に進まないことも現実には多い．この場合ももちろんできる限りの所見をとり，帰宅させるときには症状に変化があれば再来するよう伝える．

さらに学びたいときに役立つ文献

1) 藤本保：嘔吐．「開業医の外来小児科学」（豊原清臣，中尾弘，松本壽通，出口雅経，徳丸実，下村国寿，深澤満）pp93〜100，南山堂，2007
2) Leah Harrington, Suzan Schneeweiss：「トロント小児病院救急マニュアル」（アミナ　ララニ，スーザン　シュネーヴァイス）．pp148〜154，メディカル・サイエンス・インターナショナル，2010

第1章 重症疾患が潜む症状・症候

緊急度 ★★☆　　頻度 ★★★

13 下　痢

人見知洋

重症疾患を見逃さないためのポイント

❶ 脱水の症状・徴候を見逃さず，ショックを含め重症度の評価とそれに見合った治療的介入を速やかに行う

❷ 下痢が主訴となり，かつ重症化する危険性のある疾患について理解し，多くの下痢症患児のなかから拾い上げることができるようにする

❸ 救急外来から帰宅させる場合に，下痢以外の新たな随伴症状の出現・変化があれば再来するように伝える

1 患者評価の進め方

- 皮膚色，バイタルサイン測定，毛細血管再充満時間（capillary refilling time）などから**ショックの評価**をできるだけ早期に行い，ショックがあれば高濃度酸素投与，モニター管理，輸液路確保を行い，細胞外液輸液〔生理食塩液，乳酸リンゲル液（ラクテック®），酢酸リンゲル液（ヴィーンF®）など〕の急速輸液を開始する．
- ショックがなくても**脱水症の重症度評価**を行い，必要であれば細胞外液輸液など緊急の治療的介入を開始してから原因診断に移行する．

2 重症を見逃さないための診断のポイント

- 急性下痢症の原因（表1）と生命の危険に進展し得る下痢症の原因（表2）を列挙する．
- 便性による鑑別（表3）を挙げる．
- 細菌性腸炎のうち特に**腸管出血性大腸菌**や**サルモネラ感染症**は重症化の危険がある．
- ウイルス性の下痢症では**ロタウイルス感染症**が脱水を引き起こしやすい．
- 基礎疾患のある児や，若年の児であるほど脱水を引き起こしやすい．

3 対応方法

- 必要性が認められる場合，救急外来では表4のような検査が考えられる．
- 随伴症状より腸重積や虫垂炎などが疑われる場合には，積極的にエコー検査を行う．
- ウイルス性腸炎のうちロタ・アデノ・ノロ感染症は抗原迅速診断キットが利用できるが，ノロウイルスの迅速診断は保険診療外である．
- 主にロタウイルス性腸炎では脱水や代謝性アシドーシスが急激に進行していることがあり，

13）下　痢　89

表1　急性下痢症の原因

感染	1. 腸管内感染（虫垂炎を含む） 　1）ウイルス性（ロタ，アデノ，ノロなど） 　2）細菌性（腸管出血性大腸菌，サルモネラ， 　　カンピロバクターなど） 　3）原虫性 　4）寄生虫性 2. 腸管外感染（尿路感染症，敗血症，肺炎など）
非感染	1. 腸管アレルギー・アナフィラキシー 2. 食事過誤 3. 薬剤性（抗生物質，下剤，NSAIDsなど） 4. 内分泌異常（甲状腺機能亢進症，副腎不全など） 5. 出血，腫瘍，腸閉塞・腸重積など 6. 精神・心理的要因

表2　生命の危険に進展しうる下痢症の原因

- 腸重積
- 虫垂炎
- 溶血性尿毒症症候群（HUS）
  　腸管出血性大腸菌感染などによる
- サルモネラ腸炎
  　新生児や免疫力低下児の菌血症を伴うもの
- 中毒性巨大結腸
  　偽膜性腸炎
  　Hirschsprung病
  　炎症性腸疾患などによる

（文献1より，一部改変）

表3　便性による急性下痢症の鑑別

・臭い 　特有の酸性臭	→ロタ抗原迅速（陽性） 　　　　　　　　（陰性）	→ロタウイルス感染症 →ノロウイルス感染症の可能性高い
腐敗臭（血便と共に）	→細菌性腸炎	→便培養提出で起炎菌同定へ
・色調 　白色下痢	→ロタ抗原迅速（陽性） 　　　　　　　　（陰性）	→ロタウイルス感染症 →その他ウイルス感染症の可能性高い 　　→発熱なし・海外渡航歴あり 　　　　→コレラの可能性→便培養
血性下痢	→血液検査で白血球数・CRP増加 →イチゴジャム様粘血便，間歇的不機嫌 →強い腹痛，紫斑，関節痛，血尿など →年長児 →海外渡航歴	→細菌性腸炎の疑い→便培養で同定 →腸重積の可能性 →アレルギー性紫斑病の可能性 →炎症性腸疾患を考慮 →赤痢，アメーバ赤痢の可能性
・直前の抗生物質使用	→CDトキシン（陽性） 　　　　　　　（陰性）	→偽膜性腸炎の可能性 →抗生物質起因性腸炎の疑い
・2週間以内の海外渡航歴	→コレラ，赤痢，アメーバ赤痢の他チフス・パラチフスなどを考慮	

- UNや静脈血液ガスが重症度の指標となる．
- 血性の下痢で腸管出血性大腸菌感染が疑われる症例では，必ず便培養とともに血液検査（血算；血小板数など，生化学；LDHなど）・尿検査（血尿・蛋白尿など）を行っておき，**溶血性尿毒症症候群**（hemolytic uremic syndrome：HUS）への進展に備える．

4 対処・処置の方法

A）入院の適応（表5）

- 主な入院の適応を表5に示す．
- その他にわれわれは，乳児期早期でロタウイルス性腸炎の場合，明らかな脱水が無いようでも入院管理を考慮している．

B）通院治療の考え方

- 急性胃腸炎で帰宅させる場合の飲水や食事の指導を表6に示す．

表4　救急外来における下痢症診療時の検査

A.	血液検査	血算，CRP，電解質，血糖値 UN，クレアチニン，総蛋白，アルブミン，AST，ALT，LDH 静脈血液ガス分析，（敗血症が疑われる場合血液培養）
B.	尿検査	尿一般：比重，ケトン体など（尿路感染症が疑われる場合尿培養）
C.	糞便検査	迅速抗原検査，CDトキシン，便培養
D.	画像検査	腹部エコー：腸重積，虫垂腫大，腸管運動や壁肥厚など 腹部単純X線（通常仰臥位）：ガスパターンなど 腹部CT（緊急性の高い疾患を疑い他の方法で診断がつかないとき）

表5　主な入院適応

- 軽度脱水（3％を超える体重減少）以上の乳児
- 意識レベルの低下・けいれん
- 活気がない
- 血便や多量の水様便
- 経口摂取不能・頑固な嘔吐
- 代謝性アシドーシス
  - 静脈血重炭酸イオンの低下
  - アニオンギャップの上昇
- 電解質異常

（文献2より，一部改変）

表6　帰宅後の飲水・食事指導

・脱水への対応は経口補液剤が有効である
処方であればソリタ®－T顆粒2号，市販品であればOS－1®（大塚製薬）が世界保健機構（WHO）の推奨する経口補液剤の組成に近い
・少量の経口補液剤を頻回に与える
1回5mLを1～2分毎に飲めれば1時間に150～300mL飲水できたことになる[3]
・嘔吐が無ければ食事は早期に再開する
通常の固形物でよいとされるが，日本では粥など消化のよい物から開始するのが一般的な考え方のようである
・食事でなくミルクであれば通常使用しているものを通常の濃度で与えてよい
母乳も通常通り与えてよい

- 救急外来では整腸剤の処方とし，急性期に止痢剤を処方する必要は無い．
- わが子の下痢が止まればと願う親の気持ちはよく理解できる．しかし，むやみに止痢剤を希望する親に対しては，**下痢は増殖した病原微生物を体外に排出する役割を負っていることを理解してもらう．**
- 細菌性腸炎が疑われる場合には便培養を採取したうえでホスホマイシン（ホスミシン®）を投与する．
- 病歴上カンピロバクター腸炎が強く疑われる場合にはエリスロマイシン（エリスロシン®）を選択する．
- 原因の如何に関わらず抗生物質を希望する親には**抗生物質起因性下痢**を説明し，**抗生物質**

が下痢の悪化要因にもなりうることを理解してもらう．

5 ピットフォール

- 慢性的に生じる下痢は救急外来でみられる急性下痢症と成因が異なり，多くは二次性の乳糖不耐症や腸管アレルギーと考えられるが原因は複雑で多岐にわたる．
- 遷延または反復する経過の長い下痢症や，特に低栄養状態に伴う成長障害を伴う下痢症を救急外来で診療したときには，原因検索のため小児科専門医の受診を勧める．

❗ アート面の知識や考え方

- おむつに付着した下痢便を提供してもらうことは診断の精度を上げるため欠かせない．下痢による受診であると予めわかっている場合には，**できるだけ便を持参するよう伝えておく**．このやり取りは同時に「きめ細かな配慮でわが子をより正確に診療しようとしてくれている」との思いにつながる．
- またこの重要な情報源（便）を外来でいかにも「汚物」のように扱わない．便性や色をじっくり観察するだけでなく，しっかり臭い（匂い？）まで感じ取ろうとする医師の姿は，受診者の信頼感を強くする．
- 救急外来では，ロタ・アデノウイルス迅速検査陽性例などを除き「よくある下痢」単独での来院例において原因診断に至ることはまれであり，特に夜間の救急外来では「全身状態がよく帰宅できる」安心より「原因がわからない」不安が保護者に増幅されがちである．そこで，帰宅させるときには原因が「何らかの腸管感染症」とだけ説明せず，「**例えば虫垂炎や尿路感染症，川崎病などさまざまな疾患でも下痢を伴う可能性がある**」ことまで話し，**帰宅後も腹痛や嘔吐，膿尿，皮疹など下痢以外の症状の出現・変化に注目してもらう**．新たな症状が出現した場合の再来を指示してカルテに残しておけば後々のトラブルを回避でき，出現しなければ「下痢だけである」ことは保護者の安心感につながる．

さらに学びたいときに役立つ文献

1) 鍵本聖一：下痢．「小児救急の手引き 上巻」（三河春樹，松尾宣武，森川昭廣／監・編），pp21〜27，中外医学社，2004
2) 松永健司：感染性胃腸炎．「小児救急治療ガイドライン」（市川光太郎／編），pp256〜263，診断と治療社，2007
3) Leah Harrington, Suzan Schneeweiss：「トロント小児病院救急マニュアル」（アミナ ララニ，スーザン シュネーヴァイス／著），pp148〜154，メディカル・サイエンス・インターナショナル，2010

第1章 重症疾患が潜む症状・症候

緊急度 ★★★　　頻度 ★★☆

14 陰嚢痛

黒田達夫

重症疾患を見逃さないためのポイント

❶ 精巣捻転を常に念頭におく

❷ Golden hour は6〜8時間

1 重症疾患を見逃さないための考え方・根拠

　急性に強い陰嚢痛と陰嚢の腫脹を呈する疾患を総称して「急性陰嚢症」と呼ぶ．急性陰嚢症の9割は精巣捻転，精巣垂などの精巣付属器捻転，精巣上体炎で占められる．このうち最も緊急性が高いのは**精巣捻転**で，6〜8時間以内に捻転が解除されなければ高率に精巣機能が失われるとされる．このため，急性陰嚢症では精巣捻転をまず念頭におき，精巣捻転が否定できなければ手術が選択される．強い陰嚢痛は安易に対症治療を続けるのではなく，早期に小児泌尿器の専門の医師と連携する必要がある．

　鼠径ヘルニア嵌頓も陰嚢痛を訴えて救急外来を受診する場合がある．緊急に整復が必要であり，鑑別診断として念頭におかなければならない．

2 患者評価の進め方

①発症時の状況，発症後経過時間の把握
②局所の観察・理学診察
③精巣の血流評価（エコー検査など）

3 重症を見逃さないための診断のポイント

A）精巣捻転と精巣付属器捻転，精巣上体炎の鑑別（図1，表1）

　これらの疾患は，経過や臨床像が若干異なり，特に発症初期には特徴的な身体所見も異なるため，図1のように鑑別診断が可能な場合もある．診断が確定すれば，急性陰嚢症の治療は各々異なるが，**精巣捻転が完全に否定できない場合は，精巣捻転の場合を想定して手術を判断すべきである．**

B）鼠径ヘルニア嵌頓の鑑別

　鼠径ヘルニア嵌頓は放置すれば腸管壊死や精巣萎縮など重大な合併症を来たす危険があり，鼠径部の身体所見にも注意を払い，見逃しのないようにする．

C）画像診断・精巣血流評価

　エコー検査による精巣血流評価は急性陰嚢症の鑑別に有用である．鼠径ヘルニアでは，エ

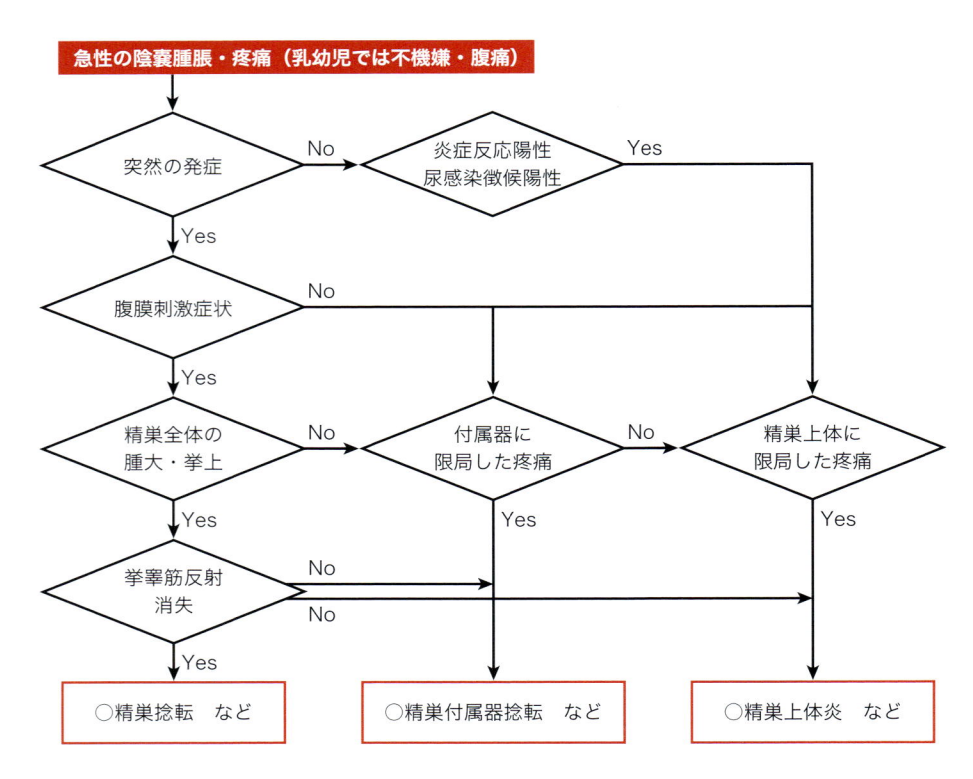

図1　急性陰嚢症鑑別のアルゴリズム

表1　主な急性陰嚢症の鑑別

	精巣捻転	精巣付属器捻転	精巣上体炎
好発年齢	思春期・新生児期	学童期	不定
病歴聴取のポイント	睡眠中，足の組み換え時など突然の発症	緩徐〜突然の発症	発症パターンは不定
随伴症状			
発熱	まれ	まれ	多い
腹痛・嘔吐	多い	まれ	まれ
下部尿路感染	まれ	まれ	多い
身体所見			
触診所見	精巣全体の腫大，硬化，挙上	付属器限局の圧痛，blue dot sign	精巣上部の腫大，硬結，陰嚢皮膚発赤
挙睾筋反射	消失	多くは陽性	多くは陽性
検査所見			
血液検査	時に炎症所見陽性	多くは炎症所見陰性	多くは炎症所見陽性
検尿	膿尿なし	膿尿なし	しばしば膿尿あり
ドップラーエコー検査	精巣の虚血，内部血流不均等	精巣血流正常	精巣上体の血流増加

文献1より

コー検査で腹膜から続いたヘルニア嚢を確認して，診断を確定できることもある．

4 対応方法

A）病歴聴取のポイント

精巣捻転は新生児期または思春期に多く，典型的には寝返りや足の組み換えなど精巣に捻じれのベクトルが加わる動作を機に急激に発症することが多い．捻転により阻血化した精巣をsalvageできる時間が限定されるため，**発症時間**はできるだけ正確に把握する．さらに発生段階で精巣は腹膜と癒合した形で陰嚢内へ下降するため，精巣捻転では**腹膜刺激症状として嘔吐などの消化器症状を呈することが多い**．鑑別に有用な情報である．

B）観察方法

1）精巣の身体診察

発症後比較的間もない間は，精巣垂捻転や精巣上体炎では，圧痛の部位はそれぞれ精巣の下極，上極側に限局している．一方，精巣捻転では精巣全体が硬く腫大し，挙上してみえる．しかしながら精巣捻転以外の疾患においても，時間経過により精巣全体に腫脹や発赤などの所見が及び，精巣捻転との鑑別は困難となる．

Blue dot徴候は精巣垂捻転の際に陰嚢底部に壊死した精巣垂が青黒く透見される所見である．この所見があっても精巣垂捻転であると確定することはできない．

Prehn徴候は，精巣を挙上すると精巣捻転では痛みが変わらないが精巣上体炎では痛みが軽減する徴候を言う．実際にはこの通りにならないことも多く，重視すべきではないとする指摘もある．

ちなみに**精巣捻転の頻度は左側が多い**．

2）精巣挙筋反射

精巣上体炎や精巣付属器炎ではほとんどの症例で反射がみられるが，精巣捻転では消失する．

3）鼠径部の観察

嵌頓性鼠径ヘルニアの有無を確認する．鼠径ヘルニアでは内鼠径輪から精索・陰嚢の腫脹がみられる．

4）無痛期の精巣診察

まれに軽度の精巣捻転と自然解除を反復し，陰嚢痛が間歇性である場合がある．この場合，無痛期の観察のポイントは，精巣が陰嚢底部の正常な位置まで下降しているか，移動性精巣ではないかなどに注意する．停留精巣や移動性精巣は，精巣捻転のリスク因子である．

C）検査

1）ドップラーエコー検査

ドップラーエコー検査による精巣血流の評価が一般的である．精巣捻転では精巣内部の血流は不均等または検出されないが，精巣付属器捻転では精巣の血流は正常である（表1）．対側の健常な精巣の所見を参考に，患側の精巣動脈の走行と血流を確認する．また，鼠径ヘルニアや精巣実質の変化などを観察する．

2）血液検査

精巣上体炎は炎症性疾患であり，炎症反応上昇などの炎症徴候がみられる．一方で，精巣

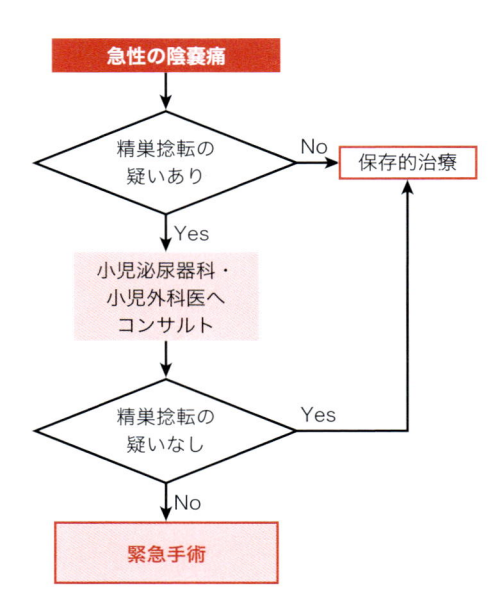

図2 急性陰嚢症の対応アルゴリズム

捻転でも炎症反応が上昇することも時にみられ，鑑別診断上の有用性は限定的である．

3）尿検査

精巣上体炎では膿尿の所見がしばしばみられるが，膿尿を呈さない場合もある．

D）紹介・相談など

強い陰嚢痛の診療に当たっては，小児泌尿器の専門の医師，小児外科医などと早期に連携をとる．これらの領域の専門医は全国的にも限られた施設にしかいない．しかしながら，精巣捻転に対して治療の時期を逸した場合，片側の精巣機能の廃絶や，その後の抗精子抗体産生による不妊などの生涯性の問題を呈する可能性もあることを十分説明して，精巣捻転が否定できない場合には，至急，これらの専門医を受診させるべきであると思われる．

精巣上体炎と診断された場合には保存的に治療されるが，陰嚢上部の硬結は治療後も長期に消失しないことが多い．家族にはそのこともあらかじめ説明しておくとよい．

5 対処・処置の方法（図2）

A）精巣捻転に対する手術

外科的に精巣の捻転を解除して，精巣血流を再開させる．一般には精巣を温存できるのは**発症後6〜8時間**と言われるが，さらに短いとする指摘もある．

B）精巣上体炎の治療

炎症性疾患であり，特に膿尿など最近感染性所見がある場合には**抗菌薬治療**が基本となる．

C）精巣付属器捻転の治療

原則的には保存的治療を行う．ただし，精巣捻転と鑑別できない場合には，手術を行い，所見を確認する．

6 ピットフォール

- 陰嚢痛の原因は多彩で，急性虫垂炎などでも陰嚢の痛みを訴えることがある．
- 各々の急性陰嚢症の症状，所見は必ずしも典型的ではないことがあり，鑑別診断には注意を要する．上述のPrehn徴候なども信頼度の高い鑑別情報とはなり得ない．
- 精巣血流のエコー評価は，手技に精通した検者が行った場合には診断率が高いが，慣れない場合には正確に評価されないこともある．また，エコー画像検査装置ではなく，血流検出用のドップラー血流計を精巣に当てて精巣血流を確認しようとすると，精巣周囲の血流を精巣血流としたり，対側の精巣動脈の血流を拾ってしまったり，評価を誤る可能性が高いので注意を要する．

! アート面の知識や考え方

- 急性陰嚢症の9割は精巣捻転，精巣付属器捻転，精巣上体炎が占めるが，特に発症から時間が経過すると理学的にこれらの鑑別は難しくなる．
- 急性陰嚢症のうち最も緊急性が高いのは精巣捻転で，6～8時間以内に捻転が解除されなければ高率に精巣機能が失われる．また，**精巣捻転**に対する治療の時期を逸した場合，片側の精巣機能の廃絶や，その後の抗精子抗体産生による不妊などの生涯性の問題を呈する可能性もあることを，両親や家人に十分説明する．
- このため，急性陰嚢症では精巣捻転をまず念頭に置き，**精巣捻転が否定できなければ手術が選択されることを患者，家族にもよく説明して理解していただく**．
- 強い陰嚢痛の診療に当たっては，小児泌尿器の専門の医師，小児外科医などと早期に連携をとる必要があるが，これらの専門医は限られた施設にしかいないため，**他院への転院**が至急必要になることがある．家族にはそうした見通しをあらかじめ説明しておくと良い．
- 精巣上体炎で保存的治療後に，陰嚢上部の硬結は治療後も長期に消失しないことが多い．あらかじめ家族にこうした情報を提供して不安を軽減したい．

さらに学びたいときに役に立つ文献

1) 『小児救急のストラテジー』（日本小児救急医学会，日本小児外科学会共同監修），へるす出版，2009
2) 南里正晴，他：精巣捻転を疑い手術を行った急性陰嚢症39例の臨床的検討．日本小児泌尿器科学会雑誌，13：24-28，2004
3) Sheldon, C. A.：The pediatric genitourinary examination. Inguinal, urethral, and genital diseases. Pediatr Clin North America, 48：1339-1380, 2001

15 発　疹

緊急度 ★☆☆　　頻度 ★★★

小松充孝

重症疾患を見逃さないためのポイント

❶ 紫斑は特発性血小板減少性紫斑病，敗血症や重症感染症によるDICの合併，虐待などの可能性があり，注意を要する

❷ 発疹はさまざまな全身性疾患で認められるが，1回の診察では診断がつかないことも多いため注意深い経過観察が必要である

1 患者評価の進め方

- 小児救急外来を受診する発疹の多くは**感染症に伴う発疹や蕁麻疹**が占める．
- 発疹の原因診断には詳細な病歴聴取（年齢・周囲での感染症の流行歴・予防接種歴・食事歴など）と発疹の形態が役に立つ．

2 発疹の分類

- 小児救急外来で重要な発疹を形態から大きく5つに分け，代表的な疾患を概説する．

A）紅斑

- 紅色の斑．
- 真皮乳頭層の血管拡張と充血による．
- **圧迫により消退する**．
- 紅斑の原因疾患を表1に示す．

1）突発性発疹症

- 病因はヒトヘルペス6型，7型感染．
- 好発年齢は2歳未満の小児．
- 高熱が数日（3日程度が多い）続き，解熱後に発疹が出現．発疹は数日間持続する．
- 熱性けいれん，急性脳症など中枢神経系合併症が時に認められる．

2）麻疹（図1）

- 病因は麻疹ウイルス感染．
- 母親の移行抗体が消失する生後6カ月から発症．
- 予防接種歴があっても典型的な症状を示さずに発症することがある（修飾麻疹）．
- 8〜12日間の潜伏期間後に発熱，咳嗽，鼻汁で発症し，高熱が3日程度持続した後に耳介後部から紅斑が出現．徐々に顔面，体幹，四肢へと拡大・癒合傾向を示し，色素沈着を残す．
- 紅斑が出現する1〜2日前から頬粘膜に白色の小斑点（Koplik斑）を認める．

表1　紅斑の原因疾患

病因		疾患
感染症	ウイルス性	突発性発疹症，麻疹，風疹，伝染性紅斑，EBウイルス感染症，デング熱，非特異的ウイルス感染（エンテロウイルス，エコーウイルス，コックサッキーウイルス，アデノウイルス）
	細菌性	猩紅熱，梅毒，播種性淋病感染
	真菌性	癜風菌（Tinea versicolor）
	その他の感染症	ロッキー山紅斑熱，エーリキア症，マイコプラズマ
感染症が疑われる疾患		川崎病
非感染症		咬傷・虫さされ，薬疹，接触性皮膚炎，蕁麻疹，多形紅斑

Textbook of Pediatric Emergency Medicine. 5th eds, p560, Lippincott Williams & wilkins, Philadelphia, 2006から改変

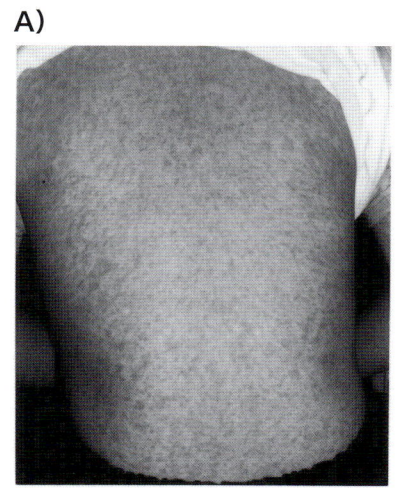

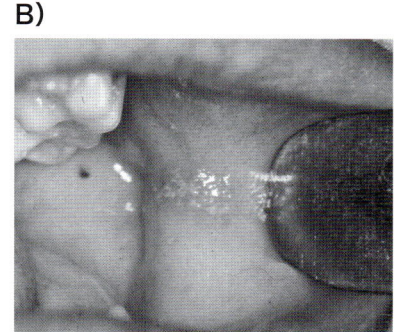

図1　麻疹（巻頭カラー❶参照）
A）播種状に紅斑が出現．癒合傾向が強い，B）Koplik斑

- 中耳炎，クループ症候群，肺炎，急性脳炎などの合併症がある．
- 空気感染であり，外来での感染拡大に注意を要する．

3）風疹
- 病因は風疹ウイルス感染．
- 好発年齢は3～10歳．
- 13～21日の潜伏期間後に発熱，発疹，頸部・耳介後部・後頭部リンパ節腫脹で発症する．
- 発疹は小紅斑で顔面から体幹，四肢へと拡大し3日程度で消退するが，癒合性に乏しく，色素沈着も残さない．
- 妊娠初期の感染が先天性風疹症候群の原因となる．

4）伝染性紅斑（リンゴ病）（図2）
- 病因はヒトパルボウイルスB19感染．
- 好発年齢は学童期で春に多い．
- 感染後4～14日で感冒様症状（咽頭痛，倦怠感，微熱など）が出現．その後1週間ほどすると顔面頬部に平手打ちされたような紅斑，四肢・臀部にレース状の発疹が出現する．

15）発疹

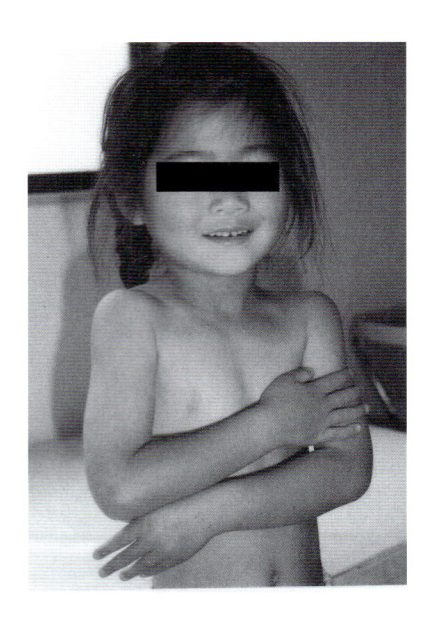

図2　伝染性紅斑（リンゴ病）
（巻頭カラー❷参照）
頬部に平手打ち様の紅斑，上肢にレース様の紅斑を認める

- 発疹が出現する時期には他人へ感染しない．
- 妊婦が感染すると胎児水腫の危険性がある．

5）猩紅熱
- 病因はA群溶連菌（*Streptococcus pyogenes*）の毒素による．
- 好発年齢は幼児から学童期．
- 発熱，咽頭痛で発症し，体幹を中心として全身に淡い紅色丘疹（ザラザラとしたサンドペーパー様）が出現，落屑を伴って回復する．
- 発疹は掻痒感が強いのが特徴．
- 治療は抗菌薬〔アモキシシリン（パセトシン®など）30〜40 mg/kg/日，分2〜3，10日間〕投与．
- 急性糸球体腎炎，リウマチ熱などの合併症がある．

6）川崎病（図3）
- 病因は不明である．
- 好発年齢は4歳以下の乳幼児．
- ①発熱，②両側眼球結膜の充血，③口唇・口腔内所見（イチゴ舌），④不定形発疹，⑤急性期の四肢末端の硬性浮腫・回復期の膜様落屑，⑥非化膿性頸部リンパ節腫脹が主要症状であり，6つのうち5つ以上で本症と診断．
- 不定形発疹は体幹から四肢に出現する発疹であるが，紅斑の形態をとることが多い．
- BCG接種部位の発赤は川崎病を疑わせる所見である．

7）多形紅斑
- 小児ではマイコプラズマ，ヘルペスウイルスなどの感染症が発症の誘因となることが多い．
- 辺縁は隆起，環状となり中心部が陥没したターゲット様の紅斑が典型的．
- 軽症型と発熱などの全身症状を伴う重症型，さらに進行し表皮壊死をきたす中毒性表皮壊

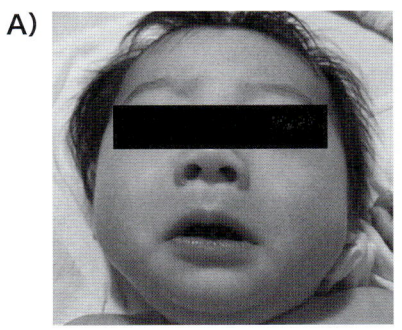

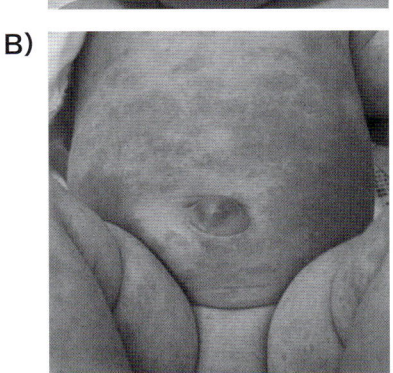

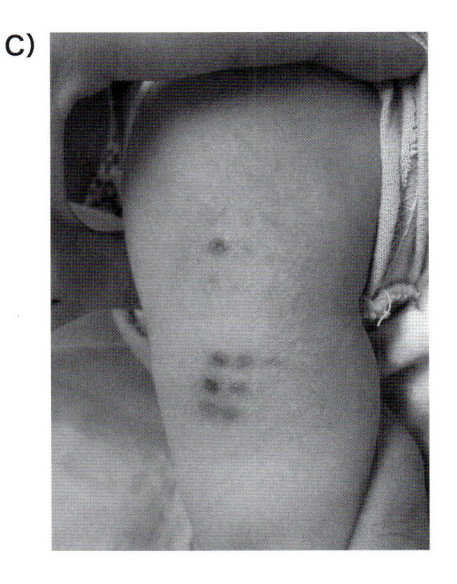

図3　川崎病（巻頭カラー❸参照）
A) 口唇の発赤, B) 非定形紅斑, C) BCG接種部位の発赤

表2　紫斑の原因疾患

病因	疾患
血管障害	外傷 ウイルス感染症 Henoch-schonlein 紫斑病 リケッチア感染症
血小板障害	特発性血小板減少性紫斑病 敗血症 薬剤関連障害
凝固障害	血友病

Textbook of Pediatric Emergency Medicine. 5th eds, p584, Lippincott Williams & wilkins, Philadelphia, 2006から改変

死症に至る最重症型がある.

B) 紫斑

- 紫色の斑.
- 血管外への血液の漏出による.
- **圧迫により消退しない**.
- 大きさから点状出血（＜5 mm），斑状出血（1〜5 cm）に分ける.
- 紫斑の原因疾患を表2に示す.
- 血管炎などの血管異常，**血小板異常**（数，機能），**凝固異常**で紫斑が認められるが，後者2つは緊急を要する場合がある.
- 不自然な形の紫斑を見つけた場合，**虐待**の可能性も念頭に注意深い対応を行う.

15) 発疹　**101**

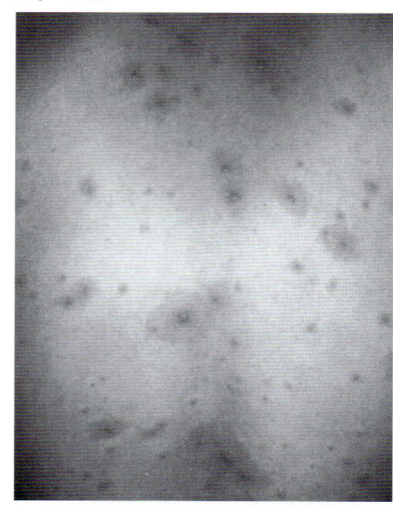

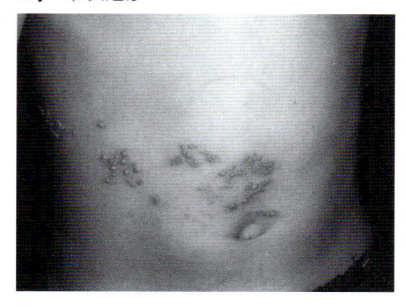

図4 水痘，帯状疱疹
（巻頭カラー❹参照）
A）水痘：紅斑を伴った水疱が散在，B）帯状疱疹：丘疹，水疱が神経節の支配領域に従い集簇

C）水疱
- 隆起性の，透明な水様性内容を有する発疹．
- 大きさから水疱（≧5 mm），小水疱（＜5 mm）に分ける．

1）水痘（図4）
- 病因は水痘・帯状疱疹ウイルス感染．
- 2～3週間の潜伏期間後に発熱，体幹から陰部，頭皮，口腔内に小水疱が出現する．水疱は新旧混在し，膿疱を経て痂皮化し治癒する．
- 感染経路は接触感染と空気感染であり，外来での感染拡大に注意を要する．
- **免疫不全者の水痘は致死的となり得る**．
- 治療は重症化するリスクを有する者には抗ウイルス薬の投与を行う．

2）手足口病
- 病因はコックサッキーA16やエンテロウイルス71などのエンテロウイルス群感染．
- 好発年齢は**乳幼児**であり，**夏期に流行する**．
- 2～7日間の潜伏期間後に口腔粘膜，四肢末端に水疱，紅斑性丘疹を認め，1週間程度で治癒する．
- 発熱を認めることは少ない．

3）膿痂疹
- 水疱性膿痂疹は*Staphylococcus aureus*感染により，非水疱性膿痂疹は*Streptococcus pyogenes*感染による．
- 好発年齢は**乳幼児**であり，**夏期に流行する**．
- 水疱性膿痂疹の水疱は容易に破れ，やや厚めのハチミツ色の痂皮を伴うびらんを認めるようになる．
- 水疱内容の自家接種により全身に拡がっていく（とびひ）．
- 治療は*S. aureus*に有効な抗菌薬の内服および軟膏塗布を行う．

D）丘疹

- 隆起性の，大きさが径10 mm以下の発疹．
- 丘疹より大きい隆起性病変は結節，腫瘤である．

1）接触性皮膚炎

- さまざまな物質が皮膚に触れることによって発症する湿疹反応．
- 接触した物質自体の刺激によるものと遅延型アレルギー反応によるものがあるが，乳幼児は前者が多い．
- 食物，唾液，入浴剤，洗剤，靴，玩具，衣類，外用薬，砂や土などさまざまな物質が刺激となる．

E）膨疹

- 隆起性の，痒みを伴う発疹．
- 皮膚の限局性浮腫であり，通常24時間以内には消退する．

1）蕁麻疹

- 痒みを伴う紅斑と膨疹が出現．発疹は通常24時間以内に消退する．
- **小児の蕁麻疹は急性蕁麻疹が多く，感染症が原因のことが多い．**
- 原因を特定するため詳細な病歴聴取が必要である．
- 治療の中心は原因因子の除去と抗ヒスタミン薬を中心とする薬物療法である．

3 重症を見逃さないための診断のポイント

- **紫斑**は緊急な処置を要する可能性があるため，全身状態が不良であれば迅速に患者評価を行い，原疾患に対する治療を開始する．また病歴にそぐわない紫斑は虐待も念頭に対応する．
- **発疹に粘膜疹病変を認めた場合，Stevens-Johnson症候群や中毒性表皮壊死症**を念頭に注意深く経過観察を行う．

4 対応方法

A）観察方法

- 小児救急で遭遇する発疹は感染症に伴うことが多いため，全身状態が安定していることが確認できれば隔離室での診察を基本とする．
- 診察時は全身の皮膚をくまなく確認する．

B）検査

- 感染性の発疹が疑われた場合，ウイルス感染症であれば血清抗体検査，迅速病原体検査，ウイルス分離を行い，細菌感染であれば細菌培養検査を行う．
- 紫斑を診た場合，血液検査（血算，凝固検査）を行う．
- アレルギーが関与する発疹（接触性皮膚炎，蕁麻疹）が疑われた場合，血液検査（好酸球数，特異的IgE）やプリックテスト，皮内テストが参考になる．

C）上級医・専門医への紹介

- 麻疹と風疹は全数把握疾患であり，最寄りの保健所への届出が義務付けられているため上級医・専門医へ相談し対応する．

- 川崎病を疑った場合は小児科医へ紹介する．
- 紫斑を診た場合，全身状態からすぐに専門医に紹介するか，血液検査を施行して結果で相談するかを判断する．
- 虐待を疑った場合は1人で対応することなく必ず上級医に相談する．

5 対処・処置の方法

- 発疹に対して安易に軟膏を処方して経過観察することなく，それぞれの原因に対して診断・治療を行っていく．
- 感染症に伴う発疹症は原疾患への治療のみで発疹は改善することが多い．

6 ピットフォール

- 既往歴，流行歴は診断の参考にはなるが，前医診断の間違い，保護者の勘違いなどの場合もあり，鵜呑みにすることなく発疹の性状と随伴症状から診断を行っていく．
- 安易なステロイド軟膏の処方は発疹の性状をマスクするため慎む．

❗ アート面の知識や考え方

- 乳幼児は医療者に衣服を脱がされると泣いて嫌がり，その後の診察が困難になってしまうことが多い．保護者に抱っこされた膝の上などで衣服を脱がしてもらい，全身を観察する．また手掌や足底の診察時にも保護者に診察部位を見せてもらうようにすると泣きだすことなく診察できる．
- 保護者は児が集団生活に参加できるか，発疹が他人にうつるものなのか説明を望んでいることが多い．典型例であれば隔離などを指示できるが，診断が不確かな場合は今後の臨床経過で診断できることが多いことを説明し，小児科外来への受診を勧める．
- 内服薬を処方されている児に発疹が出現すると保護者は薬疹を心配する．大部分は原疾患による発疹（例．ウイルス性の発疹）の場合が多いが，救急外来では薬疹を完全に否定できないことが多い．患児を診察しても明らかな原因がわからない場合は，内服している薬が必要なければ内服を中止し，経過観察を行う．
- 薬疹が疑われる場合，今後の薬剤選択や患者と処方医の信頼関係などに影響が出ることを認識し，安易に薬疹と断定することなく，経過観察を行いながら血液検査（好酸球数，血清LDH値，DLST）や皮膚テストなど施行し正確に診断をつけなければならない．

さらに学びたいときに役立つ文献

1) 『こどもの皮疹・口内咽頭所見チェックガイド』（絹巻　宏，横田俊一郎／編），医学書院，2000
2) 新関寛徳：皮膚症状から鑑別診断へ．小児内科，42：35，2010
3) Gruskin, K. D.：Rash-maculopapular. Textbook of Pediatric Emergency Medicine. 5th eds, p559, Lippincott Williams & wilkins, Philadelphia, 2006
4) Cohne, A. R.：Rash-purpura. Textbook of Pediatric Emergency Medicine. 5th eds, p583 Lippincott Williams & wilkins, Philadelphia, 2006

第2章
救命に必須の手技・技術

第2章 救命に必須の手技・技術

緊急度 ★★★　頻度 ★☆☆

1 心肺蘇生・救命救急
（PALS，気管挿管など）

金沢貴保，植田育也

重症疾患を見逃さないためのポイント

❶ 心肺蘇生中は質の高い胸骨圧迫と人工呼吸を行うことが蘇生成功の鍵になる

❷ 気管挿管の前に確実なマスクバッグ換気ができることがより重要

❸ 「喉頭展開し管を気管に入れる技術がある」≠「気管挿管ができる」
気管挿管の適応・準備・技術・トラブルシューティング・挿管後管理に精通する必要がある

1 重症疾患を見逃さないための考え方・根拠

　心停止患者の自己心拍を再開させるためには，冠血流への酸素供給と冠動脈灌流圧の上昇が必須である．そのため，**質の高い胸骨圧迫**（強く・早く・絶え間なく・胸壁は完全に元の高さに戻す）と**人工呼吸**（適切な換気量・過換気を避ける）を行うことが心肺蘇生治療の根幹をなす．

　「救急のABC」という言葉に代表されるようにA：Airway（気道）の確実な確保は患者の状態を安定化させるための第一歩であるが，そのトラブルは瞬く間に患者に低酸素血症を引き起こし，神経学的後遺症，死亡に直接つながる．そのため，**気管挿管においては技術のみならず，適応・準備・トラブルシューティング・挿管後管理に精通しておくことが重要になる．**

2 基礎知識

- 無脈性心停止のアルゴリズムを習熟しておく（G2010ガイドライン参照）．
- 質の高い胸骨圧迫と人工呼吸の方法と科学的根拠を理解しておく（表1）．
- 気管挿管の利点と欠点を理解しておく（表2）．

3 適応

- 気管挿管の適応を表3に示す．患者評価のABCDEのどこに問題があって気管挿管の適応となるかを考える．

4 実際の準備と手順

- 気管挿管の実際の準備と手順を表4に示す．
系統立てて準備・手順を理解し，頭に入れておくことが重要である．

表1 小児の心肺蘇生

	人工呼吸		胸骨圧迫			
	適切な換気量	過換気を避ける	強く押す	早く押す	中断時間は最小限にする	胸壁は完全に戻るようにする
方法	・胸のあがる程度の1回換気量 ・吸気は1秒かけて	圧迫換気比 1人法 30：2 2人法 15：2 気管挿管後 非同期 8〜10回/分	胸骨前後径の1/3の深さまで押す ・新生児／乳児（2人法） 胸郭包み込み両母指圧迫法 ・小児 片手or両手での圧迫	100回/分以上のテンポで押す	脈拍・心リズムチェック・換気以外での胸骨圧迫の中断は最小限にする	胸骨圧迫後は胸の高さが完全に元の位置に戻るようにする
科学的根拠	・心停止時の肺血流は正常時の25〜33％程度しかないため、その還流に見合った換気を考慮すればよい ・過換気は静脈還流量を減少させ、結果として心拍出量、脳血流、冠血流の低下を招く ・過換気は胃内容物の逆流を招き、誤嚥のリスクを高める ・末梢気道閉塞のある患者では、過換気はエアートラップや圧損傷の原因になる		・胸郭を押す際に心臓から血液が拍出され、胸郭が再膨張する際に心臓への血液還流量が増加する。過度に強い圧迫は肋骨骨折や胸腔内臓器損傷につながる ・胸郭包み込み両母指圧迫法は2本指圧迫法に比べ、高い冠動脈灌流圧、収縮期/拡張期血圧を生み出せ、また圧迫の深さと力が一定化されることが示されている。 ただし、1人法の場合は、胸骨圧迫の中断時間を短縮させるために2本指圧迫法を行う ・胸骨圧迫の中断は冠動脈灌流圧を速やかに低下させ、もとの圧に戻るまで数回の胸骨圧迫を要する。中断時間が長いほど、自己心拍再開率が低下することが示されている ・圧迫・換気比については過換気の弊害、圧迫中断時間の短縮化の兼ね合いで種々の研究に基づいて現在の設定になっている			

表2 気管挿管の利点と欠点

利点	欠点
・気道を保護できる ・気道を開放できる ・胃内容誤嚥を防止できる ・呼吸死腔量を少なくできる ・高濃度酸素を投与できる ・気管内吸引が可能 ・薬剤投与経路にできる ・確実な換気量が投与できる ・換気量、呼気ガスモニターが行える	・小児での安全で確実な気管挿管には相当な熟練が必要 ・特殊な器具が必要（さまざまな喉頭鏡、鉗子類） ・上気道の機能（吸気の加温、加湿、ろ過）をバイパスしてしまう ・声門部の直視が必要 ・声門、喉頭部の損傷

文献2より引用

表3 気管挿管適応

A 気道	B 呼吸	C 循環	D 中枢神経	E 環境・全身観察
完全気道閉塞・切迫する気道閉塞	非侵襲的方法で改善しない低酸素血症	酸素消費量の抑制と心負荷軽減を目的とした適応	意識障害による気道保護反射の低下・低換気	特殊状況による適応
・気道保護反射の低下（意識障害時） ・物理的気道閉塞（顔面・頸部外傷による出血・血腫、気道熱傷など）	・SpO_2＜90％、PaO_2＜60 Torr	・著しい循環不全、ショック	・GCS≦8（頭部外傷時など） ・瞳孔不同などの脳ヘルニア徴候 ・けいれん重積	・侵襲的処置・治療 ・長時間搬送 ・画像検査

1）心肺蘇生・救命救急

表4　気管挿管の手順と準備

手順	準備	注意点
病歴聴取と身体所見	AMPLE＋D（Difficult intubation）	A：アレルギー，M：薬，L：最終経口摂取，E：現病歴，D：挿管困難顔貌（開口制限，小顎，顔面奇形など）
人手の確保と体位（患者と挿管施行者）	肩枕，患児のベッド上の位置，ベッドの高さ，安定した処置場所の確保，最低3人の人手	・患児の位置：患児と自分の距離 ・ベッドの高さ：患児の頭の高さ＝自分の臍位置 ・肩枕などによる気道確保補助 ・気道確保する人，介助者，薬剤投与・モニタ監視役
Preoxygenationとモニタリングの開始	流量膨張式バッグ，マスク，酸素，吸引，心電図・パルスオキシメーター，血圧測定，肩耳聴診器	・マスクバッグ換気による十分な酸素化が最重要 ・嘔吐の対応には十分に太い吸引チューブを使用 ・血圧測定は1分毎に行う ・肩耳聴診器による心音・呼吸音の連続モニター
気管挿管前処置 胃内容吸引・口腔内吸引・静脈路確保	胃管チューブ，十分太い吸引チューブ，静脈路確保セット	・胃の減圧は嘔吐，腹部膨満による換気不全防止に有効 ・確実に薬剤の投与できる静脈路確保は必須 特殊ケース以外は無鎮静挿管はしない トラブル時の薬剤投与・輸液負荷ルートとしても重要
薬剤投与	前投薬（硫酸アトロピンなど） 鎮静・鎮痛薬，筋弛緩薬	・症例毎に適切な鎮静薬を選択 ・マスクバッグ換気が確実にできることが確認できない限り筋弛緩薬は投与しない
喉頭展開	適正サイズのブレード，円坐	・気管挿管時は円坐やタオルを用いて患児をスニッフィングポジションにする ・直型ブレードで直接喉頭蓋を持ち上げる際は強い迷走神経反射が起きるためアトロピンの投与は必須
気管チューブ挿入	適正サイズのチューブ：（4＋年齢/4）mm チューブ位置：チューブ径×3cmで口角固定	・気管チューブは必ず適正サイズの前後1サイズずつは用意する ・挿管困難時に使用する物品はあらかじめ用意しておく．
気管チューブ位置の確認	呼気炭酸ガス検知器，カプノメーター	・気管チューブ位置の確認は，チューブのくもり，胸あがり，聴診，カプノメーター，呼気炭酸ガス検知器，胸部X線などで総合的に判断
気管チューブの固定	固定テープ	・チューブの固定は慎重かつ確実に行う

5 重症疾患を見逃さないコツとトラブルシューティング

- 心肺蘇生時の静脈路確保において，**1, 2回の試みで確保できない場合は，ただちに骨髄路の確保を考慮するべき**である．
- 心肺蘇生時の気管挿管については，マスクバッグ換気が確実にできている限りは急ぐ必要はなく，**気管挿管のために胸骨圧迫の中断時間を延長させるべきではない**．
- 気管挿管時の鎮静薬投与において，**確実なマスクバッグ換気が可能でない限りは筋弛緩薬の投与はしてはならない**．
- 気管挿管困難症例に対する対処法，必要資機材の一例を示す（図1）．

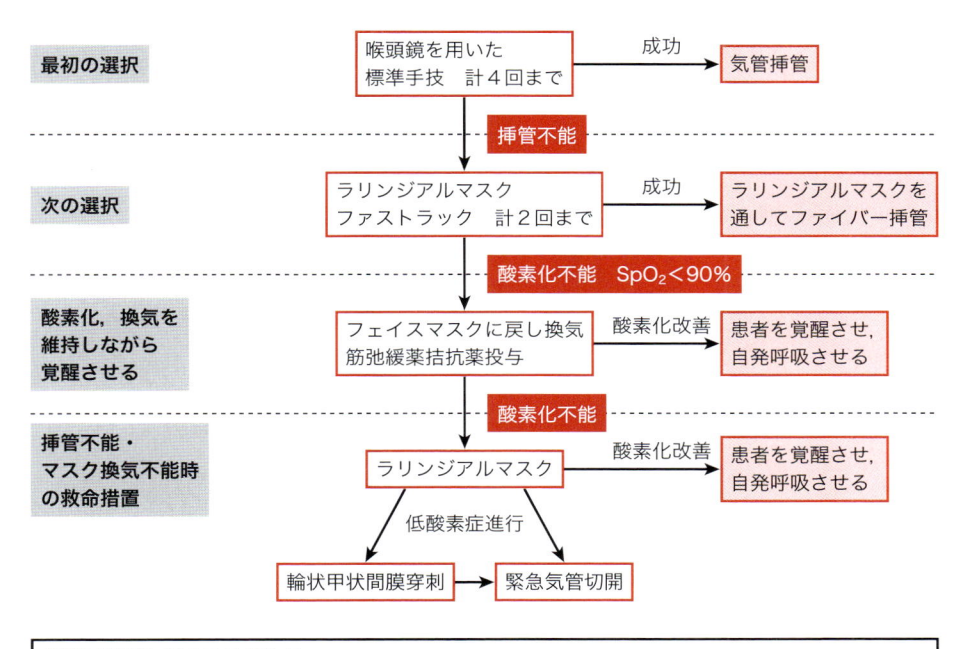

図1 気管挿管困難対処マネージメント

最初の選択
喉頭鏡を用いた標準手技 計4回まで → 成功 → 気管挿管
↓ 挿管不能

次の選択
ラリンジアルマスク ファストラック 計2回まで → 成功 → ラリンジアルマスクを通してファイバー挿管
↓ 酸素化不能 SpO₂＜90%

酸素化，換気を維持しながら覚醒させる
フェイスマスクに戻し換気 筋弛緩薬拮抗薬投与 → 酸素化改善 → 患者を覚醒させ，自発呼吸させる
↓ 酸素化不能

挿管不能・マスク換気不能時の救命措置
ラリンジアルマスク → 酸素化改善 → 患者を覚醒させ，自発呼吸させる
↓ 低酸素症進行
輪状甲状間膜穿刺 ／ 緊急気管切開

挿管困難例に対する準備物品
・ラリンジアルマスク
・スタイレット
・気管チューブトランスデューサ
・エアトラックペディ
・気管支鏡
・輪状甲状間膜穿刺キット　など

文献3より引用

表5　こどもの死に直面する家族への対応

- 家族への話は決して自分のため，自分を守るためにするのではなく，家族のために行うのだと自分自身の気持ちを明確にしておく
- 診断名，名前，手術，所在の詳細を具体的に把握してから話す．特に名前は重要．ご遺体の場合は今，どこにいるかを明確に知っておく必要がある
- 思わしくない話は先延ばしせず，遅滞なく話す
- 適切な場所で話す．同席させたい人がいればあらかじめ希望を聞いておく．立ち話や看護ステーションの脇などは避ける
- 明確かつ直接的な表現で話す．「死亡」，「癌」など誤解のない言葉を使う．専門用語を使わないように注意する
- 同情をこめて，ゆっくり親切に話す．十分に間をとるだけでなく，話す速度自体もゆっくりにする
- 相手の沈黙や無反応を無関心と誤解しない．ショック状態にあることもある
- 抱いている不安を聞き，共有する．決して言葉多く反応する必要はない
- 持っている懸念を聞き，それに答える．具体的な答えがなくても懸念を共有していることは示す
- 決して見捨ててはいないこと，今後のことも考えていることを示す

宗教学者Dr. E. Grollmanの「おもわしくない話をする場合の10カ条」をDr. Byron. AOKI（元Kapiolani小児病院ICU部長）が救急蘇生の場面だけでなく，一般論として役立つように再編したもの．

文献2より引用

- 挿管困難例のみならず，マスク換気困難例においても**ラリンジアルマスク**が酸素化・換気の維持に有効であることが多い．挿入手順や使用法に習熟しておくことが強く望まれる．

⚠ アート面の知識や考え方

- 実際の心肺蘇生の現場において，**独りよがりな医療では蘇生は成功しない**．蘇生を成功させるために個人が知識・技術を持っていることが重要なのはいうまでもないが，同時に蘇生チームの総合力も重要になる．つまり，チームコンセプト（役割責任分担・意思伝達・明確な指示・自分の限界・互いの尊重・建設的介入・情報の共有・再評価とまとめ）を蘇生チームがしっかり持つことが重要である．

- 残念ながら心肺蘇生の場において，自己心拍が再開せず，患者を救命できないことは少なくない．そのため，**自分の子の死に直面している家族にどう対応するかを考えることも重要**である．表5に患者家族への対応についての1例を示す．人の心は理論的ではないので，あくまで万人に当てはまる正解の接し方はない．事実を遅滞なくまた正確に話すこと，心より共感をもった態度を示すことが重要である．

- 蘇生努力をいつ中止すべきかを普遍的に示す指標はない．その判断は，心停止の原因，利用可能な医療資源，蘇生場所や治療可能な原因となりうる状態にも左右される．乳児・小児に長時間にわたる蘇生努力が行われるべき状態は①**再発性または難治性VF/VT，②急性薬物中毒，③高度偶発低体温症**などであり，急性の治療可能な状態に対しての体外式心臓補助（extra corporeal membrane oxygenation：ECMO）による蘇生は有効かもしれない．

- 気管挿管については【恐さ】を十分に知り，己の分をわきまえることが大事である．**トラブルシューティングまでしっかりできる人の存在なしには安易に行う処置ではない**ことを強調しておく．

さらに学びたいときに役立つ文献

1) 『PALSプロバイダーマニュアル』（American Heart Association／著），シナジー，2008
2) 『日本版PALSスタディガイド』（宮坂勝之／翻訳・編集），エルゼビア・ジャパン，2008
3) Henderson, J. J.：Difficult Airway Society guidelines for management of The unanticipated difficult intubation. Anaesthesia, 59：675, 2004
4) 『緊急気道管理マニュアル』（井上哲夫他／翻訳），メディカルサイエンス・インターナショナル，2003
5) 木内恵子：小児麻酔におけるリスクマネジメント 挿管困難．日臨麻会誌，29：258-265, 2009

第2章 救命に必須の手技・技術

緊急度 ★★★　頻度 ★★☆

2 輸液・輸血

六車　崇

重症疾患を見逃さないためのポイント

❶ ショックは進行すれば心肺停止に陥る危険な病態であり，迅速な輸液・輸血などの対応が要求される

❷ 小児のショック症例では輸液路確保が困難である．輸液路確保の遅延は状態の悪化に結びつくため，必要時には積極的に骨髄路の確保を選択しなければならない

1 目的

輸液・輸血の目的は，組織の需要に見合う酸素供給のために，適切な前負荷（輸液）と血中ヘモグロビン値（輸血）を得ることにある．

> ※MEMO 酸素供給量と前負荷・血中ヘモグロビン
> 全身への酸素供給量は，［心拍出量］×［動脈血酸素含量］=［心拍数×1回拍出量］×［血中ヘモグロビン値×1.36×SaO_2 + 0.003×PaO_2］で表される．1回拍出量は，前負荷・心収縮力・後負荷に規定される．
> 酸素供給量と，前負荷および血中ヘモグロビン値の間には，正の相関がある．

2 適応

組織の酸素需要に見合う供給を不能とする循環状態をショックとよぶ．救急診療における**輸液療法（fluid resuscitation）**は，ショックの際に適応となる．

輸血は血中ヘモグロビン値の低下に対して施行することになるが，**救急初期診療においては出血性ショックが主な適応となる**．

3 実際の準備と手順

A）循環の評価・ショックの認知と分類

小児評価の手順に従い，ABCDEアプローチに基づく一次評価を迅速に進め，ショックの有無を認知する．ここで収縮期血圧から**ショックの重症度分類**（代償性ショック・低血圧性ショック）を行う．

引き続いて二次評価を進め，**ショックの原因別（タイプ別）分類**（循環血液量減少性ショック・血液分布異常性ショック・心原性ショック・閉塞性ショック）に至る．

上記の分類にもとづき，気道確保・酸素投与など，ショックの一般的管理の一環として輸

液療法（fluid resuscitation）を施行する．

> ※MEMO 小児評価の手順
> PALS（Pediatric Advanced Life Support）に示される小児評価に基づき診療を進める．
> 外傷症例では，JATEC（Japan Advanced Trauma Evaluation and Care）に基づき，成人と同様の手順で進めることになる．

B）輸液路の確保

Fluid resuscitationには，まず輸液路の確保が必要となる．なかでも**骨髄路**の重要性は高い．**いつでも骨髄輸液針が使用できるように準備しておくこと**が必要である．

1）骨髄路

低血圧性ショックや心肺停止においては，末梢静脈路の確保を試みるよりも，まずは迅速かつ確実に確保できる骨髄路を第一選択とする．代償性ショックなどでも，末梢静脈の確保に時間を要する場合には，早々に骨髄路確保に切り替えなければならない．

骨髄路から投与された輸液・薬剤は，骨近傍の静脈を経由して速やかに中心静脈に流入する．輸液製剤のみならず，血管作動薬や輸血製剤など，中心静脈路から投与可能な薬剤などはすべて投与することが可能である．

> ※MEMO 骨髄路に使用するデバイス
> 専用の骨髄輸液針のほか，骨髄採取針でも代用できる．翼状針，注射針，脊椎穿刺針なども使用可能である．しかし，グリップがないため確保は困難である．翼状針や注射針にはスタイレットがなく内腔が骨皮質で閉塞することがあり，脊椎穿刺針は穿刺時に屈曲しやすい．

［確保部位］

骨髄路の確保には，近傍に動脈などの重要な構造物がなく，また蘇生処置や初期診療を妨げない部位を選択する．

第一選択は**脛骨近位端**であり，大腿骨遠位端，上前腸骨稜，脛骨遠位端なども使用できる．

一度骨皮質を貫いていながら留置に失敗した骨は，輸液や薬剤が軟部組織に漏出するため選択しない．骨折した骨も同様の理由から禁忌である．

［挿入の手技］

脛骨近位端への骨髄輸液針の挿入は，以下の手順で行う．

①部位を確認する．触診で脛骨結節と，その約1横指遠位の脛骨粗面を同定する．
②下肢を把持・固定する．**刺入部の裏側に手や指をまわしてはならない**（術者等が負傷することを避けるため，図1）．
③皮膚に針を刺入し，先端を骨皮質にあてる．**骨端線を避けるため，針は骨の長軸に対して直角もしくは軽く尾側向きにする**．
④ねじりを加えながら，骨皮質を貫く．

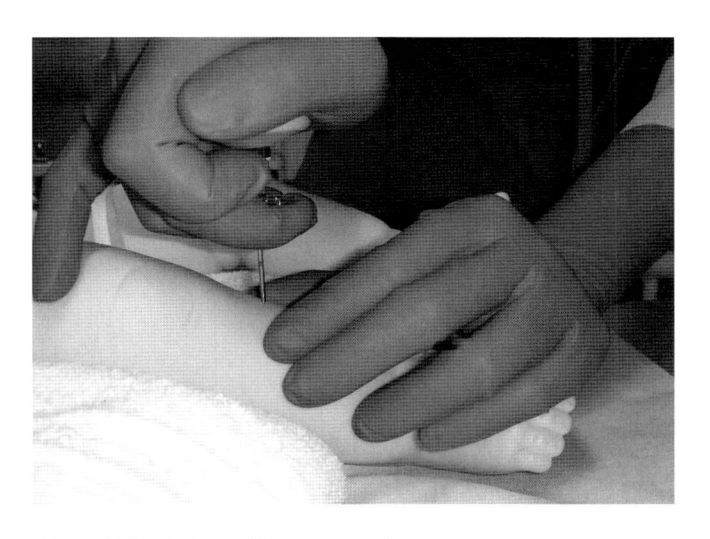

図1　骨髄路確保の際の手の位置

⑤手に感じる抵抗が急減したら針を進めるのをやめる．抵抗の減少は針が骨髄腔内に入ったことを示唆している．
⑥骨髄路確保を確認する．
　(a) 針が支えなしでも自立する．
　(b) 骨髄液が引ける（引けなくてもよいが）．
　(c) 生理食塩液を 10 mL 程度ゆっくり注入，皮下組織に腫脹や漏出が認められない．
⑦輸液セットをつなぎ，テープなどで固定する．

［合併症］
　合併症としては骨折，骨髄炎，コンパートメント症候群などがあげられる．発生率は 1 ％未満といわれている．

［使用期間］
　蘇生を行い安定化した後には，末梢静脈路や中心静脈路を確保したうえで抜去する．**骨髄路は短時間の使用に限ることが原則である**．

2）末梢静脈路

　代償性ショックなどでは，骨髄路の確保を視野に入れたうえで，末梢静脈路の確保を選択してもよい．

　小児科診療の現場においては，穿刺部位として手背および足背などが選択されることが多く，乳児などでは頭皮の皮静脈も使用できる．しかし，それらから留置できる静脈留置針は口径が不十分なことが少なくない．肘静脈などから，できるかぎり大口径の静脈留置針を複数本確保する必要がある．

　末梢静脈路は，特にショックの患児では確保困難に陥ることが多い．確保に時間を浪費することなく，早々に骨髄路確保を選択すべきである．

3）中心静脈路

　中心静脈路は，末梢静脈路や骨髄路よりも確実な輸液路である．

血管収縮薬など循環作動薬の持続投与経路としても有用で，また中心静脈圧や混合静脈血酸素飽和度など，循環動態の指標も得ることができる．

緊急時には，大腿静脈から確保されることが多いが，外頸静脈・内頸静脈・鎖骨下静脈なども選択される．

しかし，習熟した術者でも確保に時間を要することや，確保の手技が他の蘇生処置の妨げになりうることなどから，fluid resuscitationの第一選択とされることは少ない．また，中心静脈カテーテルは全長が長いため抵抗が高く，輸液流量の低下につながる．

確保に伴う合併症として，気胸，血胸や動脈穿刺などがあげられる．近年ではそれらの合併症を回避する目的で，エコーガイド下での穿刺・確保が行われている．

4）その他の輸液路

臍静脈カテーテルも有効な輸液路となるが，出生後数日以内の新生児を除けば臍静脈は閉鎖しているため，救急診療において使用できることはほとんどない．

また，陰茎海綿体を直接穿刺して輸液路とすることができ，成人では有用性が報告されている．有効な輸液路が確保できない状況下では検討に値する．

C）投与製剤と投与量

［輸液製剤の選択］

Fluid resuscitationには，その重症度や原因にかかわらず**「糖を含まない等張電解質輸液製剤」**を使用する．生理食塩液，乳酸リンゲル，酢酸リンゲルなどの，いわゆる細胞外液型補充液（表1）がこれに該当する．

生理食塩液は高クロール性代謝性アシドーシスをきたすことがあり，また乳酸リンゲル・酢酸リンゲルにはカリウムが添加されていることなど，各々の輸液製剤の特徴を理解しておかなければならない．

小児科診療の現場では，いわゆる1号液（開始液）を使用した初期輸液が日常化しているが，これらはブドウ糖が代謝されるため機能的には低張液であって，大量輸液を行ったとしても大部分は血管内にとどまらないため，fluid resuscitationに使用してはならない．

また，膠質輸液製剤は，電解質輸液製剤と比較して転帰の改善を裏付けるエビデンスに乏しく，第一選択とすべきではない．

［輸血製剤の選択］

外傷や消化管出血などの出血性ショックに対しては，fluid resuscitationの間にも輸血の必要性を考えて予め輸血製剤を準備しておくことが必要である．

血液型判定および交差試験の施行が原則であるが，患者状態の緊急度によっては，その両者を省略のうえでO型の濃厚赤血球製剤（RCC-MAP）やAB型の濃厚血小板製剤（PC）および新鮮凍結血漿製剤（FFP）を投与せざるを得ないこともある．

> ※MEMO 輸液／輸血製剤の準備
> 温度の低い輸液製剤の大量投与が，医原性の低体温を引き起こすことがある．
> 輸液製剤・輸血製剤は，加温ラインなどを利用して加温したうえで投与することが望ましい．
> また投与後には体温を確認し，低体温に対しては迅速に対処しなければならない．

表1 電解質輸液製剤の種類

	製剤名（会社名）	Na (mEq/L)	K (mEq/L)	Ca (mEq/L)	Cl (mEq/L)	乳酸 (mEq/L)	酢酸 (mEq/L)	リン酸 (mmol/L)	ブドウ糖 (g/L)	浸透圧比	pH
細胞外液補充液	生理食塩液	154			154					1	4.5〜8.0
	乳酸リンゲル液 ラクテック®（大塚）	130	4	3	109	28				0.9	6.0〜8.5
	ソルラクト®（テルモ）	131	4	3	110	28				0.9	6.0〜7.5
	酢酸リンゲル液 ヴィーン®F（興和）	130	4	3	109		28			1	6.5〜7.5
開始液（1号液）	ソリタ®T1号（清水）	90			70	20			26	1	3.5〜6.5
	ソルデム®1（テルモ）	90			70	20			26	1	4.5〜7.0
細胞内液補充液（2号液）	ソリタ®T2号（清水）	84	20		66	20		10	32	1	3.5〜6.5
	ソルデム®2（テルモ）	77.5	30		59	48.5			14.5	1	4.5〜7.0
維持液（3号液）	ソリタ®T3号（清水）	35	20		35	20			43	1	3.5〜6.5
	ソルデム®3A（テルモ）	35	20		35	20			43	1	5.0〜6.5
術後回復液（4号液）	ソリタ®T4号（清水）	30			20	10			43	1	3.5〜6.5
	ソルデム®5（テルモ）	30			20	10			40	0.9	4.5〜7.0

表2 ショックの病態に基づく治療

a) 循環血液量減少性ショック	・非出血性ショック ・出血性ショック 　　fluid resuscitation に引き続き 輸血を考慮 　　60 mL/kg の輸液に対しても安定しない症例は緊急止血術	
b) 血液分布異常性ショック	・敗血症性ショック 　　早期抗菌薬投与　　　　　　　　循環作動薬の使用 　　血中ヘモグロビン値の正常化　　ステロイド投与 　　ARDS に対する人工呼吸管理など	
	・アナフィラキシーショック 　　上気道閉塞症状に対しては，早期の気管挿管 　　アドレナリン投与　　　　　　　抗ヒスタミン剤投与 　　ステロイドの投与　　　　　　　β2作動薬の吸入など	
	・神経原性ショック 　　低血圧と同時に徐拍が認められることが多い 　　血管収縮薬を使用	
c) 心原性ショック	・心筋炎・心筋症など 　　等張電解質輸液 5〜10 mL/kg を 10〜20 分以上かけて投与し再評価 　　循環作動薬の投与	
	・不整脈 　　PALS の 不整脈のアルゴリズムに準拠	
d) 閉塞性ショック	・心タンポナーデ　　心嚢穿刺や心嚢開窓術	
	・緊張性気胸　　　　胸腔穿刺や胸腔ドレーン挿入による脱気	
	・肺塞栓症　　　　　血栓溶解薬・抗凝固薬の投与，血管内治療の検討	

[投与量と速度]

　投与ルートが確保されたら，等張性電解質輸液製剤 20 mL/kg を 5〜20 分で急速投与する．例外的に，心原性ショックでは 5〜10 mL/kg を 10〜20 分以上かけて投与，糖尿病性ケトアシドーシスでは 10〜20 mL/kg を 1 時間以上かけて投与し再評価する．

　輸血製剤に関しては製剤間に相違もあるが，おおむね濃厚赤血球製剤 10 mL/kg 投与に対して血中ヘモグロビン値 3 g/dL 上昇，を目安に投与して再評価する．

4 重症疾患を見逃さないコツとトラブルシューティング

A) 再評価

　Fluid resuscitation の後には，さらに治療が必要な状態にあるか，新たな問題を生じているかを再評価する．循環だけでなく，一次評価の要領で全身状態の評価を行う．全血算，交差試験，血液ガス，血清電解質，血糖，乳酸値，胸部単純X線などの検査なども検討すべきである．

　外傷などによる出血性ショックでは，20 mL/kg 投与毎に再評価するが，3 回投与（60 mL/kg）で安定しない場合：non-responder または transient responder では，輸血と緊急止血術を開始する．

B) 病態に基づく治療

　Fluid resuscitation や輸血のみで治療が完結するものは，循環血液量減少性ショックの一部などに限られる．輸液・輸血を含む一般的管理に加え，病態に基づいた治療戦略（表2）が必要であり，二次評価によるショックの病態別分類を意識して診療を進めなければならない．

表3　輸液・輸血のリスクについて説明すべき事項

1）輸液路確保に関連するもの	・骨髄路 　　骨折　　　　　　感染 　　周辺組織の壊死 　　成長障害
	・中心静脈路 　　出血・血腫　　　気胸 　　動脈穿刺　　　　不整脈 　　神経損傷 　　血栓症　　　　　感染
2）輸血製剤に関連するもの	・感染症
	・免疫反応 　　蕁麻疹 　　GVHD (graft versus host disease) 　　輸血関連急性肺傷害（transfusion-related acute lung injury：TRALI） 　　同種感作など
	・電解質異常 　　高カリウム血症 　　低カルシウム血症 　　代謝性アシドーシスなど

❗アート面の知識や考え方

● ショック症例では，概して時間的余裕もなく，迅速な処置が優先される．
しかしながら，猶予がある場合に限っては，下記のような配慮ができると望ましい．

①疼痛への対処
輸液路確保には少なからず疼痛を伴う．処置の安全性のためにも，鎮痛・鎮静のうえで確保を行うことが望ましい．

②患者・家族への説明
意識清明な年長児であれば，輸液路確保につき事前に説明することが，処置を安全に進めるうえでも有用である．
保護者に対しては，ショックの病態，治療開始後も病態が増悪する可能性，fluid resuscitationや輸血の合併症（表3）につき，説明する必要がある．

● ショックは特に過小評価されやすい病態でもあり，厳重な注意を必要とする．通常の場合，これらの患者・保護者への説明は，初期診療により全身状態の安定化が得られてから事後説明として行うことが適切である．

さらに学びたいときに役立つ文献

1）ショックの管理．PALSプロバイダーマニュアル 日本語版（American Heart Association），81-113，シナジー，2008
2）第12章 小児外傷．外傷初期診療ガイドライン JATEC 改訂第3版（日本外傷学会外傷初期診療ガイドライン改訂第3版編集委員会／編），193-211，へるす出版，2008
3）Nicol, D., Watt, A., Wood, G., Wall, D., Miller, B.：Corpus cavernosum as an alternative means of intravenous access in the emergency setting. Aust N Z J Surg, 70：511-514, 2000
4）Todd, S. R., Malinoski, D., Muller, P. J., et al.：Lactated Ringer's is superior to normal saline in the resuscitation of uncontrolled hemorrhagic shock. J Trauma, 62：636-639, 2007

第2章 救命に必須の手技・技術

緊急度 ★★★　　頻度 ★★★

3 鎮静，鎮痛の方法

篠原真史，六車　崇

> **重症疾患を見逃さないためのポイント**
>
> ❶ 鎮静と鎮痛は別であることを認識する．必要なのは鎮静か？　鎮痛か？　それとも両方か？　またどの程度の鎮静，鎮痛が必要なのか？
>
> ❷ 鎮静，鎮痛に伴う副作用を理解し，安全に〔気道（A），呼吸（B），循環（C）を保ちながら〕行う

1 目的

　　鎮静は意図的に患者の意識レベルを低下させることにより，また鎮痛は痛みを軽減させることによって，疾患や治療に伴う恐怖や苦痛を軽減し患者の安楽を図り，体動を抑制して安全を確保することを目的とする．また苦痛や痛みに伴う有害反射やバイタルサインの変動を抑えて全身状態の安定化を得ることも重要な目的である．

　　疾患によってはそのものが苦痛や痛みを伴い，また医療行為そのものも患者の苦痛の原因となることがある．特に小児では患者とのコミュニケーションが取れないことも多く，苦痛や痛みを伴う状況下で患者の協力を得ることが困難である．患者の安楽を得ると同時に安全な医療を行うためには鎮静，鎮痛が必要不可欠である．

2 適応

①安静が必要な検査（例：CT, MRI, エコー，脳波など）
　…**鎮静が必要**．通常短時間の検査であれば軽い鎮静，長時間であれば深い鎮静が必要．
②痛みを伴う疾患や処置（例：骨折の整復，縫合処置など）
　…**鎮痛（＋鎮静）が必要**．必要な鎮痛の程度が痛みの強さによって異なる．また不穏がみられる場合には鎮静も考慮する．
③重症疾患における全身管理中（例：人工呼吸管理中）
　…**鎮静＋鎮痛が必要**．

3 実際の準備と手順

A）準備

　　鎮静，鎮痛を行う際は必ず，気道（A），呼吸（B），循環（C）を保つための準備をすること

1）患者診察

重要なポイントは以下の3つ．

表1　予定鎮静の際の標準空腹時間

摂取物	最終摂取からの時間
クリアウォーター（水，お茶，透明なジュースなど）	2時間
母乳	4時間
人工乳，ミルク	6時間
軽食	6時間

①**気道確保困難の有無**
　上気道の所見：開口制限，扁桃肥大，口腔内異物，動揺歯，小顎症，鼻腔狭窄，気道分泌
　　　　　　　　物増加（鼻汁，鼻閉）
　頸部所見：項部後屈が可能か，頸部腫瘤など
②**呼吸状態**：呼吸数，呼吸パターン，聴診所見，SpO_2
③**循環状態**：ショックが無いことを確認する
　　　　　　　脈拍数，脈のふれの程度，皮膚色，冷感湿潤の有無，血圧

2）SAMPLE聴取

SAMPLEに沿って簡潔な病歴聴取を行う．

S：Symptom：主要症状
A：Allergy：アレルギー
M：Medication：使用薬剤
P：Past history：既往歴　　特に過去の鎮静時の状況
L：Last meal：最後に摂取した食事[※1]
E：Event：今回受診の理由

> ※MEMO　鎮静時の経口摂取制限
>
> 鎮静に伴い意識レベルの低下や反射の低下をきたすため，予定された鎮静ではあらかじめ経口摂取を制限する必要がある．標準的な制限の時間を表1に示す．緊急で鎮静を行わなければいけない場合には胃内容物が充満しており，嘔吐とそれに伴う誤嚥のリスクがあることを十分認識する必要がある．

　以上の身体診察と病歴聴取から鎮静，鎮痛に伴うリスクを判定し，鎮静，鎮痛の必要性と緊急性を考慮して，鎮静，鎮痛を行うかどうかの決定を行う．
　重要：鎮静，鎮痛の必要性とリスクを鑑みてリスクのほうが高いと判断した場合には鎮静，鎮痛を行わない，または延期するという決定を行う．

3）必要物品

　行おうとしている鎮静，鎮痛の程度によって物品を準備するが，抜けのない覚え方として**SOAP-ME**がある．

　　S　：Suction：吸引
　　O　：Oxygen：酸素

3）鎮静，鎮痛の方法　　119

表2　緊急薬剤・気管挿管薬剤

緊急薬剤	使用目的	用量
硫酸アトロピン	徐脈	0.01 mg/kg/回　静注/骨髄注 （最低量0.1 mg，最大量0.5 mg）
アドレナリン	心停止時蘇生	0.01 mg/kg/回　静注/骨髄注
炭酸水素ナトリウム	代謝性アシドーシスに伴う循環障害の改善	8.4％溶液　0.5〜1 mL/kg/回　静注/骨髄注
グルコン酸カルシウム	低カルシウム血症	8.5％溶液　0.5〜1 mL/kg/回　静注/骨髄注
リドカイン	心室性不整脈 気道れん縮予防	1〜2 mg/kg/回　静注/骨髄注
気管挿管薬剤	**使用目的**	**用量**
硫酸アトロピン	気道分泌物抑制	上記と同様
ロクロニウム	気管挿管時の筋弛緩	0.6〜1 mg/kg/回　静注/骨髄注

A　：Air way：気道確保物品（マスクバッグ，エアウェイ，挿管チューブなど）
P　：Pharmacy：薬剤および投与経路の確認[※2]
ME：Monitoring Equipment：
　　　モニタ（ECGモニタ，SpO$_2$モニタ，呼気炭酸ガス検知器，血圧計）
　　　人員（処置や検査の施行者以外に，患者の観察をする人員がいることを確認する）

> **※MEMO　緊急時に必要な薬剤**
> 鎮静薬，鎮痛薬の準備と同時に緊急時に対応するための薬剤を覚えておく必要がある．特に全身状態が不安定な場合や深い鎮静が必要な場合には必ず緊急蘇生薬，気管挿管のための薬剤を準備しておく（表2）．

B）手順

①準備を確認する．
②モニタリングを開始する．
③必要薬剤を投与し，必要な鎮静，鎮痛レベルが得られているか，A,B,Cが保たれているかを繰り返し評価する．
④鎮静，鎮痛終了後，再度状態を評価する．

　鎮静，鎮痛終了後，患者の観察を終了してよいかどうかの評価を必ず行う．主な観察項目を表3に示す．これらの項目が十分満たされていない場合には，患者の継続観察のために入院させるなどの決定を行う必要がある．
　一般的によく使用される**鎮静薬**と**鎮痛薬**を表4，5に示す．

1）鎮静，鎮痛薬の使い分け

　鎮静薬と鎮痛薬は別々に考えるべきである．鎮痛薬のなかで特に麻薬系の鎮痛薬は多少の鎮静効果を有するが，通常鎮静薬は鎮痛効果を有さない．

2）鎮静，鎮痛度の評価

　適正な鎮静，鎮痛を行うためには現在の鎮静や鎮痛の程度を評価するための共通の指標が

表3 鎮静，鎮痛終了後の観察項目

項目	観察内容
呼吸状態	十分な咳嗽ができるかどうか 胸上がりと吸気の入りが十分かどうか 呼吸数が異常に速い・遅いことがないか 酸素投与なしで$SpO_2>90\%$が保てるか（平常時のSpO_2が保てるか）
循環	鎮静前の血圧から10％以内の血圧が保てるか 新たな循環不全の兆候が出現していないか
意識レベル	覚醒，発声可能かどうか
痛み	強い痛みが残存していないか
活動性	意図的な運動がみられるかどうか

表4 鎮静薬

一般名	商品名	用量	注意・特徴
ジアゼパム	セルシン®，ホリゾン®	0.1〜0.2 mg/kg 静注	離脱症候群
ミダゾラム	ドルミカム®	0.1〜0.2 mg/kg 静注	離脱症候群
フェノバルビタール（内服）	フェノバール®	5〜10 mg/kg/日	半減期が長い
抱水クロラール	エスクレ®坐剤	30〜50 mg/kg/回	
リン酸トリクロホスNa	トリクロリール®シロップ	10％液 0.5〜0.8 mL/kg/回	
プロポフォール	ディプリバン®	1〜3 mg/kg/時で軽度鎮静 3〜6 mg/kg/時で中等度鎮静	小児での長期持続投与は禁忌
デクスメデトミジン	プレセデックス®	0.2〜0.7 μg/kg/時	徐脈

必要である．鎮静や鎮痛の程度を判断するために，いくつかのスケールが提唱されている．

鎮静スケールとしてRichmond Agitation‐Sedation Scale (RASS)，Ramsay Sedation Scale (RSS)，鎮痛スケールとしてNumeric Rating Scale (NRS)，Visual analogue scale (VAS) などが知られている．

> ※MEMO **NRSとVASの判定方法**
> NRSは，0（痛みなし）〜10（今までに経験したなかで最も強い痛み）の数字のうち，患者に今の痛みがどの数に値するか指し示してもらって判定する．VASは，10 cmの線の両端に「痛みなし」と「今までに経験したなかで最も強い痛み」と書き，患者に今の痛みがどこに位置するか指し示してもらうことで判定する疼痛スケールである．

4 重症疾患を見逃さないコツとトラブルシューティング

鎮静，鎮痛を行っている途中のトラブルとして最も多いのは**A，B，Cのトラブル**である．
○ 鎮静，鎮痛に伴う意識レベルの低下に伴う舌根沈下や分泌物の増加から，**気道が保てなくなる（Aの障害）**．すぐに酸素投与できる準備，用手的気道確保の手技やエアウェイ，バッグマスクなどの気道確保の手段を確認し，必要時には気道保持を開始する．
○ また鎮静，鎮痛に用いる薬剤により，呼吸回数の減少，一回換気量の減少から分時換気量が低下し，**酸素化や換気の障害をきたすことがある（Bの障害）**．呼吸補助の手段と方法

表5 鎮痛薬

一般名	商品名	用量	特徴，注意
フェンタニル	フェンタニル®	1〜2 μg/kg/回	鉛管症状
モルヒネ	モルヒネ®	0.05〜0.2 mg/kg/回 静注 10 μg/kg/時持続静注	ヒスタミン遊離作用
レミフェンタニル	アルチバ®	0.1〜2 μg/kg/分 持続静注	手術中の鎮痛目的に持続投与で使用 ICU長期鎮静管理目的の使用は不可
アセトアミノフェン	アンヒバ® カロナール®	10 mg/kg/回 内服 or 座薬	肝障害
（局麻）リドカイン	キシロカイン®	最大投与量　アドレナリン添加なし　5 mg/kg 　　　　　　アドレナリン添加あり　10 mg/kg	

- （酸素投与，非侵襲的陽圧換気，気管挿管人工呼吸など）の確認と準備が必要である．
- 多くの鎮静，鎮痛薬剤は心血管系に作用し**循環（C）の障害をもたらす**．心拍数，血圧に十分注意しながら行う必要がある．
- 適正な鎮静，鎮痛を行うことが重要である．必要とする鎮静，鎮痛に比べ浅すぎると患者へ苦痛や痛みを与え不穏を惹起し，目的とする検査や処置が遂行できなくなり，全身管理中であれば呼吸循環へ悪影響を与える．反対に深すぎる場合も気道閉塞，呼吸状態の悪化や循環の悪化が起こるなどABCに悪影響を与える．
- またICU内で全身管理に伴って持続的な鎮静，鎮痛を行う場合には特に過鎮静に注意する．2008年のGirardらの報告によると，ICUで人工呼吸中の患者について，毎日覚醒させて自発呼吸を行うことにより，人工呼吸期間の短縮，ICU在室日数の短縮，死亡率の減少が認められた．

！アート面の知識や考え方

- 鎮静，鎮痛のどちらが必要か？ どの程度の鎮静，鎮痛が必要か？ その鎮静，鎮痛は本当に必要か？ を常に考えながら行う．また鎮静，鎮痛は軽いものであっても必ずABCの障害をきたす可能性があることを認識し十分な準備を行う必要がある．
- 患者が不穏を呈する場合には，不安，疼痛，せん妄，呼吸苦，ショックや疾患による中枢神経障害などいくつかの原因が考えられる．不安に対して鎮痛を図っても無効であり，呼吸苦に対して鎮静薬を増量しても根本的な解決にはならない．

文献

1) Jacobi, J. et al.：Clinical practice guidelines for the sustained use of sedatives and analgesics in the critically ill adult. Critical care medicine, 30：120-141, 2002
2) Girard, T. D. et al.：Efficacy and safety of a paired sedation and ventilator weaning protocol mechanically ventilated patients in intensive care（Awakening and Breathing Controlled trial）：a randomised controlled trial. Lancet, 371：126-134, 2008
3) Sessler, C. N., et al.：The Richmond Agitation-Sedation Scale: validity and reliability in adult intensive care patients. Am J Respir Crit Care Med, 166：1338-1344, 2002

4 誤飲と中毒

緊急度 ★★★　頻度 ★★☆

小川理郎

重症疾患を見逃さないためのポイント

❶ 誤飲と急性中毒診療のポイントは，事故発生時刻（いつ），中毒起因物質（なに）とその摂取量（どれくらい）を明らかにする

❷ 家族に注意深く繰り返し尋ねると，症状出現時の状況など不明なことがわかる場合が少なくない．問診を丁寧に行うことが大切である．初診時の医師の対応如何で診断が遅延することがある

❸ 特に小児の食道異物はその合併症がしばしば重篤になるため，早期の診断と治療が必要とされる緊急疾患である．症状は非特異的で疑わなければ，診断が困難であることがしばしばである

❹ 複数のマグネットを誤飲した症例で腸管穿孔や腸捻転の報告がみられる

❺ 家庭用の用品のなかには意外に危険なものが存在し，服用直後から強い症状が現れるものより，むしろ遅発性に致命的な合併症を起こす可能性があるものがあるため，それらの遅発性の合併症を念頭に置いて対処する（表1，2）

臨床の場では乳幼児の誤飲の症例に必ず遭遇する．誤飲はコインなど吸収されずにそのまま排泄される**異物**と化学物質や薬品を誤飲してきたす**急性中毒症**の2種類の病態に分類される．まず異物誤飲について説明し，次に急性中毒について概説しその代表例について解説を加える．

1 誤飲（消化管異物）

消化管異物は3つの生理的狭窄部位と胃内（幽門部），回盲弁の5つの部位に停滞することが考えられる（図）．**食道の第1狭窄部では硬貨，もちなど，第2狭窄部位ではピン類，第3狭窄部位では歯，胃内では玩具，水銀電池，釘などが多い．**

A）臨床症状と検査所見

1）臨床症状

気道異物と異なり，直ちに窒息や呼吸困難に陥ることはないが，異物によっては，腸閉塞や消化管穿孔の危険を考慮する．疼痛，嘔吐反射，ときに出血など異物が引っかかったと同時に出現する．その後嚥下困難，皮下気腫，発熱など，繰り返す嘔吐，腹部痛の程度移動の変化などに留意する．異物の種類に応じてさまざまな症状が出現する．

胃内に異物がみられるとき，生理的狭窄部位は，幽門と回盲弁で止まる可能性がある．

表1　家庭内中毒の原因物質と危険度

1）毒性が強く治療の必要なもの
①除草剤，②漂白剤，③トイレの洗剤，④防虫剤（樟脳，ナフタレン），⑤殺虫剤（園芸用）

2）少量の服用なら心配いらないもの
①防虫剤（パラクロルベンゼン），②中性洗剤，③乾燥剤（塩化カルシウム，生石灰），④インク

3）毒性が低く服用しても処置を必要としないもの
①クレヨン，②絵の具，③口紅，④クリーム，⑤石鹸，⑥シャンプー，⑦乾燥剤（シリカゲル），⑧蚊取り線香（マット），⑨体温計の水銀，⑩マッチ（塩素酸カリ）

表2　代表的な家庭用品と主な合併症

1）塩素系漂白剤：食道・胃穿孔，腎不全
2）白髪染め液：声門浮腫による窒息，腎不全
3）パラジクロルベンゼン：肝・腎障害，中枢神経抑制
4）ナフタレン：溶血性貧血
5）ホウ酸：腎不全
6）フェノール・クレゾール：心筋障害，メトヘモグロビン血症，肺水腫
7）塩酸系洗浄剤：食道狭窄

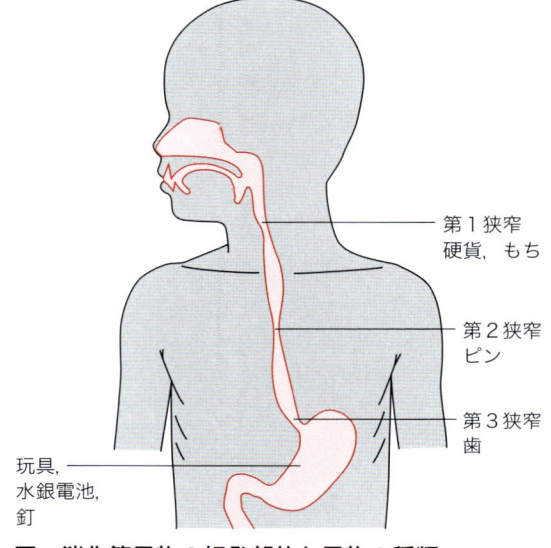

第1狭窄　硬貨，もち
第2狭窄　ピン
第3狭窄　歯
玩具，水銀電池，釘

図　消化管異物の好発部位と異物の種類

また腸管内で移動中に炎症を起こして停滞する場合も存在する．

2）検査所見

X線写真は胸部X線，腹部X線だけでなく，咽頭も含めて咽頭は必ず側面像も撮影して停滞場所と周囲の炎症の評価を行う．**特にイレウス所見とfree airの有無をよく確認して消化管穿孔には留意する**．繰り返し撮影を行うか，診断が困難であれば腹部と骨盤腔CTも実施する．

CTは腸管にはまり込んで，全周性の炎症を起こしそうな形かどうかイレウスを起こしうる異物かどうかを推察するうえで重要である．

血液検査では白血球とCRPの上昇など炎症所見に注目する．

3）治療

◦ 誤嚥性肺炎を招く危険があるときは安易な催吐は避けたほうがよい．
◦ 異物誤飲の基本的な考え方は"苦痛無く飲み込んだ物は，苦痛無く排泄される"である．
◦ **食道異物**では，縦隔炎や気管狭窄をきたすため，**原則として麻酔下に直ちに直達鏡下に摘出するか胃内に落とすことを考慮する**．胃内異物は無処置で経過を観察する．
◦ スポンジや風船など消化管内で水分などを吸収して膨張するものは摘出する．

- 異物が**幽門を越えて十二指腸，小腸に至った場合**は，**注意深く保存的に経過観察するのが基本**である．長時間停滞したり，イレウス症状が生じたりしなければ排泄されるものとして，胃内に入った異物の80〜90％が自然に排泄され，手術を要するのは1％程度とされている．異物の大きさと自然排泄の関係については径が2cmを越える場合と長さが5cmを越える異物は幽門を越えないとする報告や直径26mmの500円硬貨より大きいと自然排泄が困難であるとする報告がある．一方で38mmのおはじきが自然に排泄された報告もあり，患児の体格の大きさ差が影響しているのではないかと思われ大きさでは一概には言えない．
- 下剤などを用いて積極的に排泄を試みることが肝要である．
- 本邦では，誤飲異物でイレウスをきたして手術をした小児は消化管穿孔を起こして手術をした症例を除くと5例しかみられず年齢では8歳以下の報告はなされていない（2011年現在）．

B）《応用編》ボタン型電池の誤飲の対応について

- 乳幼児の誤飲事故が多く自然排泄が多い．
  小型電池はアルカリマンガン電池，水銀電池，酸化銀電池，リチウム電池，空気亜鉛電池などに分類される．
- **電池が消化管内で停滞した場合は，組織の障害が起こる．特に食道内は危険である．**
  ボタン電池の病態は，
  ①1カ所に長時間停滞した場合は，放電により組織が腐食をする．
  ②電池が消化管内で崩壊した場合，内部の強アルカリ，重金属が流出する．
  ③カプセルの鉄による黒色便，発疹がみられる．

初期対応のポイント

- 電池の種類を確認する．
  電気分解により内容が漏れ出すまでの時間は，水銀電池で4時間，アルカリマンガン電池，酸化銀電池で8時間である．漏れ出した場合には，電解液として使用されている強アルカリにより，びらんと潰瘍形成，穿孔を起こす可能性がある．電極として使用されている重金属は量も少なく，中毒症状を起こす可能性は少ない．消耗した電池ではこの時間は延長する．
- 電池の位置はX線撮影を経時的に繰り返して確認すると同時にfree airの有無も確認する．

2 急性中毒

子供の急性薬物中毒の原因は，**家庭用品が全体の約65％を占める**．
頻度でみると圧倒的に多いのは**タバコ**の誤飲事故で次に多いのは**医薬品や化粧品**の誤飲である．

A）タバコ誤飲

生後5〜6カ月よりみられ8カ月児が最も多い．

臨床症状：症状の出現は約15％で嘔気，嘔吐，流涎，顔面蒼白などが2〜3時間後までに認められる．乳幼児がタバコを口に入れても実際の嚥下量は少ない．また，タバコは苦くて催吐作用のために初期に嘔吐される．

治療：3cm以下のたばこの誤飲は特に処置を必要としない．胃洗浄も不要である．4〜5時間経て特に症状の発現がなければそれ以後はまず心配なし．本邦ではタバコ誤飲による死亡例は文献上見当たらない．

B）医薬品誤飲

剤形と小児の発達段階に相関がみられる．

乳児期には軟膏や外用液剤が，1〜2歳児では錠剤やカプセル剤，2〜3歳児になるとシロップ剤が多くなる．瓶入りの薬は乳児でも1/3は手で開けることが可能で，1歳児の半数はPTP包装の錠剤を取り出せるとされている．

臨床症状：症状の出現は薬18％とされて，向精神薬，抗てんかん薬，下剤が多い．

C）急性中毒の治療

急性中毒の治療の原則は，**速やかな毒物の体外への排泄と体内吸収の減少**である．

救命救急処置，催吐と胃洗浄，吸着剤，解毒剤を投与して活性炭と下剤投与，血液浄化法による毒物の排除，利尿，メンタルケアを実践する．

1）救命救急処置

- 緊急評価のPediatric Assessment Triangle（PAT）からバイタルサインに異常がみられる最重症例では，原因物質の如何を問わずに気道確保と静脈路確保，けいれんなどに対する処置が最優先である．

2）催吐

- **気づいた時点ですぐに吐かせること**が大原則である．まず患児をうつ伏せにする．大人は立て膝をして大腿の上に子どものおなかを乗せて頭を低くする．子どもの口角から歯肉の外側にそって指を入れて，臼歯が出るあたりからのどの奥を押し下げて強く刺激する．
- **施行時の合併症を恐れないこと**も大切である．また全くの空腹状態では催吐させにくいので，そのときには，10〜100mL程度の水を飲ませてから行う．**催吐禁忌**を表3に示す．

3）付着物の洗浄

- 農薬のなかには皮膚や粘膜から吸収されるものがあるため，石鹸で洗浄する．
- 皮膚が水で濡れていると通過しやすい．口，鼻腔粘膜は大量の水で洗浄する．眼は生理食塩液で洗浄する．

4）胃洗浄

- 服用後およそ1時間以内で，誤飲したものが不明あるいは大量の場合に行う．患児は気道への誤嚥の回避と，幽門口を噴門口より高くすることにより，腸管への流入を低減させる目的で左側臥位とする．頭部を15〜20°ほど下げて，乳幼児では16〜28Fの胃管を使用して，低体温回避のために暖めた微温湯か生理食塩液を1回あたり15mL/kg流し込む．
- 胃洗浄の禁忌を表3に示す．特に強酸や強アルカリを服用した場合は，牛乳で胃洗浄をす

表3 催吐と胃洗浄の禁忌

1）① 強酸，アルカリ性剤（酸性，アルカリ洗剤） ② 強い腐食剤（塩素系漂白剤） ③ 揮発性の高いもの 　　1．灯油，ガソリンなど（石油類） 　　2．有機溶剤（シンナー，マニキュア除光液，液状殺虫剤）
2）意識障害や咳嗽反射の低下，けいれんなどがみられる場合
3）ショック状態
4）6カ月未満の乳児

ることは有用であるが，石油製品や脂溶性の薬剤の場合には薬剤が牛乳に溶けて吸収されるために行ってはならない．

5）吸着剤，解毒剤の投与

- 一般に水，牛乳，お茶，あるいは生卵を飲ませ希釈する．酸の嚥下時には，重炭酸ナトリウムなどのアルカリで，アルカリの嚥下時には酢などの酸を投与して中和させるようにすべきだと考えがちであるが，反応熱の発生による損傷の拡大と大量のガスが発生して消化管穿孔をきたす危険があるために禁忌とされている．また中和には多量の液体が必要で，嘔吐を併発する．中毒物質の吸着には，通常は活性炭 1 g/kg を水に懸濁して投与する．活性炭は反復して投与できる．活性炭が無ければ，アドソルビン®でもよい．

6）下剤の投与

- 毒物の腸管通過時間を早めるために，20〜35％ソルビトール液，10％クエン酸マグネシウム液，3〜5％硫酸マグネシウム液なども用いる．

7）血液浄化法

- 有機リン中毒やアセトアミノフェン中毒など生命に危険がある化学製品の誤飲や多臓器障害がみられる例では，第三次救急医療の専門施設に搬送して，血液透析，血液吸着，交換輸血などの血液浄化法を施行する．

8）メンタルケア

- 学童や思春期の小児では家庭環境や社会的背景などから薬物を服用する場合が増加しているため神経精神科医とともに連携して対応する．

！アート面の知識や考え方

- 患者の中には症状の有無にかかわらず○○を口にした．××を飲んだかもしれないという主訴だけで病院を訪れる場合も多い．そのようなときは発症時刻や訴えが不明なことが多い．家族から診療上必要な情報が得られなくても，決して家族に対して感情的にならずに基本的な診察を欠かすことなく実施する．
- 心配であれば無症状でたとえ軽症であっても1日経過観察入院させる．入院を拒否する患者では，新たな症状が出現する可能性の有無も説明して，急変時には必ず受診するように説明することを忘れない．

文献

1) 遠藤容子，他：ボタン型電池の誤飲について．中毒研究，8：99-103，1995
2) 小川理郎，他：救命救急での輸液と注意．臨床看護，28-6：867-869，2002
3) 古田靖彦，他：胃消化管異物の診断と治療　当科における小児消化管固形異物271例の検討．小児外科，37：885-888，2005
4) Koch H：operative endosurgery. Gastrointest Emdsc, 24：65-68, 1997
5) 韮沢融司，他：消化管異物．小児外科，27：826-830，1995
6) 村田祐二：誤嚥と誤飲．救急医学，29-12：1170-1172，2003
7) 森地振一郎：若年者における意図的大量服薬による急性薬物中毒の検討．日本小児救急医学会雑誌，9-1：16-20，2001

第2章 救命に必須の手技・技術

緊急度 ★★☆　　頻度 ★☆☆

5 誤　嚥
（窒息〜気道異物）

市川光太郎

重症疾患を見逃さないためのポイント

❶ 喉頭異物による窒息時には突然の発語不能で世界共通サイン（図1）を呈するので，この仕草をみたら，喉頭異物〜窒息と判断する

❷ 突然の咳込み発作で発症したか否か，さらには咳込み時の仕草（食事中など）を正確に病歴聴取する

❸ 誤嚥事故は1歳前から3〜4歳頃までに多いが，特に1歳台に多く，誤嚥事故に周囲の大人が気付いていないことが多いので，発作時の病歴聴取が最も誤嚥事故を疑う根拠となる

1 重症疾患を見逃さないための考え方・根拠

急な咳込みを呈する疾患は少なくないため，事故による咳込みよりも内因性疾患による咳込みを，つい念頭に置いてしまいやすい．**幼児以下では誤嚥事故による咳込み発作があることを常に鑑別疾患として考慮すること**が誤嚥による気道異物を見逃さない第一歩である．

2 疾患概念

誤嚥事故の好発年齢は誤飲事故も多くみられる**1歳前後から3〜4歳までに多く，特に1歳台が多い．直径3.9 cm以内の物体はすべて口に入れる可能性がある**ため，喉頭異物から気管・気管支異物まで，誤嚥部位の違いをみることが多い．誤嚥事故の症状は突然の咳嗽発

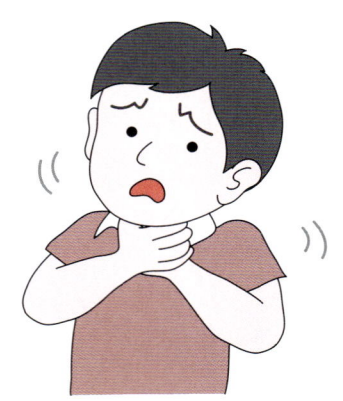

図1　喉頭異物による窒息の世界共通サイン

作であるが，誤嚥物のサイズによりその症状が異なり，大きいほど呼吸困難を伴い，事故直後より咳嗽もしくは呼吸障害が出現し，その診断は容易な場合もある．誤嚥物が小さいほど，咳嗽の出現が突発的でなかったり，臨床症状が軽く慢性に経過したりとその診断は困難になりやすい．元来，誤嚥事故自体に家族が気付いていないことも少なくないが，特に小さな誤嚥物の場合には，区域制の反復性肺炎として数カ月以上も気道異物が見すごされることもある．

3 症状，所見からの診断基準・手順

誤嚥時の身体所見は**異物（サイズの違いによる）の気道での存在部位**で異なってくる．すなわち，**喉頭異物**では発声困難をはじめ，呼吸障害が強く，瞬く間に呼吸停止に陥るため早急な対応を必要とする場合が多い．

喉頭～声門より，気管内に異物が落ち込んだ際には，吸気性呼吸困難は和らぐが，気管粘膜の刺激による激しい咳込みが生じる．この際に，もしも異物が声門下に嵌頓すると同じく，吸気性呼吸困難～呼吸停止も起こりうるし，喉頭異物と同じ状態となる．

また，**気管**から**気管支**へ異物が落ち込むと咳嗽は減るが，胸郭の動きに左右差（McCrae症候）が生じ，奇異性胸郭運動を認め，聴診上，患側肺野の呼吸音の減弱がみられる．さらに末梢の細い気管支に異物が到達すると周囲へ炎症が波及して湿性ラッセル音が聴取されることもある．

細い気管支に嵌入すると身体所見や単純X線検査などでの特徴的所見も乏しくなり，診断が困難になりやすいことを念頭において，反復性同一区域肺炎や無気肺の場合には異物誤嚥を疑うことが最も早期診断には必要となる（図2）．

いずれにせよ，3～4歳以下の乳幼児における突発的な咳込みや反復性の咳嗽発作を認める場合には，異物誤嚥を念頭に診断治療を行うことが大前提となる．重要なことは目撃者がいない症例が多いため，**咳嗽発作が生じた際の状況を詳細に尋ねること**である．

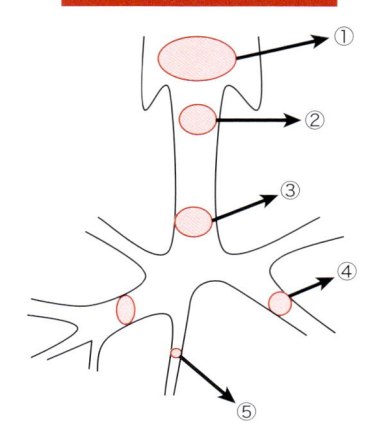

喉頭・声門下・気管・気管支		
①喉頭異物	発語不能となり，窒息状態でチアノーゼ出現，呼吸停止に陥る．膜様物でも同様な症状を呈する
②声門下異物	気管内に落ち込んだ異物が激しい咳込みで声門下に逆嵌屯すると①と同様に呼吸停止に陥る
③気管異物	激しい咳込みが生じて，②の状態になるか，あるいは④，⑤の部位へ移動して，咳込み自体は減少していく
④気管支異物	咳込みが減少し，無機物の異物では診断が困難となりやすい．チェックバルブメカニズムが生じると胸部X線写真における吸気と呼気において，Holtzknecht現象*が認められ，診断に有用
⑤分枝気管支異物	区域性肺炎や無気肺を生じてくるが，きわめて診断が困難となり，同一部位の反復性肺炎や無気肺の既往で気道異物を疑う必要がある．数カ月以上経て診断されることもある

図2 誤嚥による異物嵌屯部位での特徴

＊Holtzknecht現象：異物で閉塞された気管支で異物によるチェックバルブ状態が形成されると，深呼気時は患側肺は脱気されず，健側肺が脱気され，縦隔が健側に移動する．逆に深吸気時には健側肺が膨らんで，患側に縦隔を移動させる，この縦隔の移動現象を指す

①突然の咳込み発作の出現が主訴の場合，**年齢**が誤嚥事故の推察に重要である．
　ただし，精神発達遅滞児の場合は5〜6歳以降でも異物誤嚥を疑う必要がある．
②突然の咳込み発作出現時の**状況把握**
　食事中（食材や動作なども尋ねる），玩具（種類や素材も尋ねる）での遊び中などを含めて，初回咳込み時の状況を詳細に尋ねる．
③咳込み発作時の**症候の把握**
　レプリーゼや喘鳴などが聴取されないことを確認する．
④**発熱のない咳込み発作は異物誤嚥の急性期を疑う**
　気管支異物などで肺炎を起こす慢性期には発熱が認められる．
⑤**喉頭異物は発声不能でただちに無呼吸〜呼吸停止に陥る**
　固形物のみに限らず，セロファンなどの膜様異物でも起こりうる．また，膜様異物は気管異物においても吸気性呼吸困難が強く，深吸気で咳嗽が誘発される．

以上，慎重な病歴の聴取を行いながら，発作的な咳込みを引き起こしてくるような疾患を鑑別して誤嚥の診断を行うが，そのアルゴリズムは，**年齢，レプリーゼの有無，吸気性喘鳴や発熱の有無，呼吸困難の程度**で見ていくことが多い（図3）．

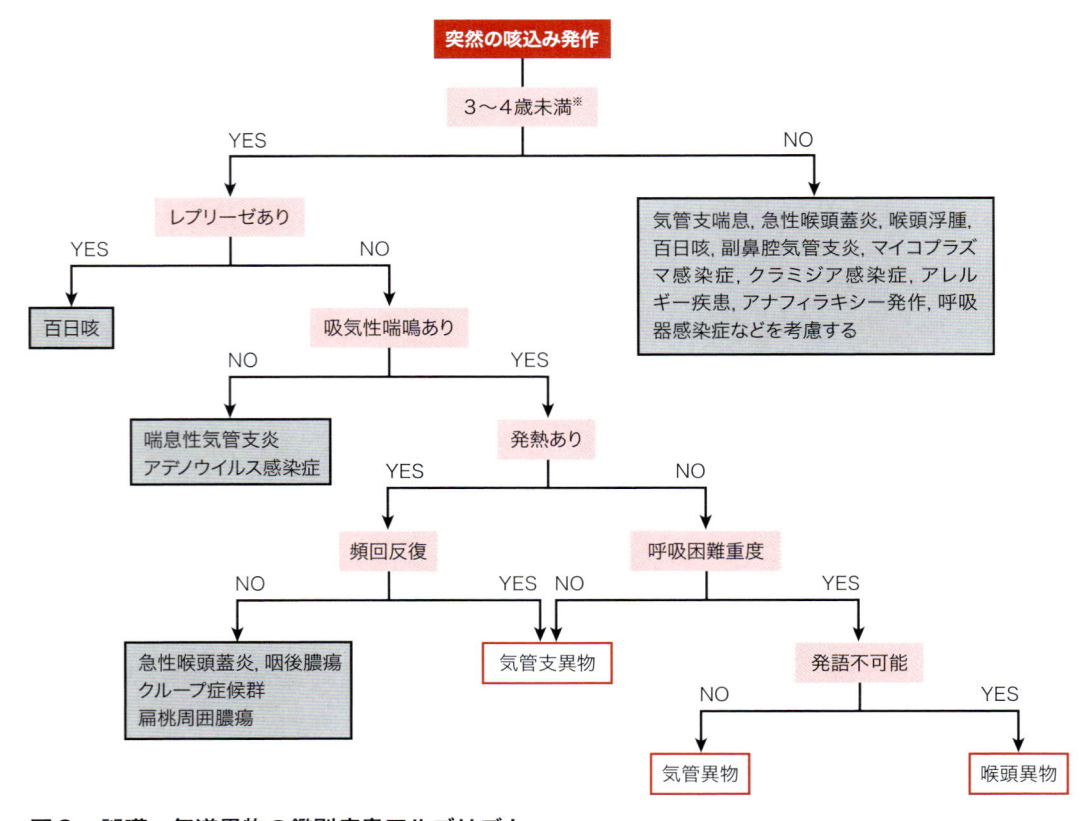

図3　誤嚥〜気道異物の鑑別疾患アルゴリズム
※5〜6歳以降でも精神発達遅滞児はこのアルゴリズムで誤嚥事故の鑑別が必要である

4 診断に必要な検査

A）胸部単純X線検査（胸写）

胸写の読影においては，異物がX線非透過性物質の場合でも，撮影部位と異物の存在部位が異なる場合，X線撮影条件が悪すぎて映らない場合，誤嚥していない場合などを常に考える．異物がX線透過性物質であっても気管支異物の場合はHoltzknecht現象（図4）が起こるため，必ず，深呼気時と深吸気時の撮影が必要であり，その比較が重要である．また，気道異物が気道内を移動することも念頭に置いて，経時的な胸写の変化が起こることも知っておく．一般的に片側，あるいは一部の気腫状の変化は気道異物を念頭に置く必要がある．

B）胸部CT検査

単純X線検査と異なり，気道異物の描出が可能な場合もあるし，末梢気管支において，異物による肺野の二次的変化の評価に優れている（図5）．さらに，3D-CT（ヘリカルCT）や縦断像での異物の有無の検索も可能であり，診療放射線技師と相談して，最良の撮影方法と条件を常に検討するべきである．

C）胸部MRI検査

胸部CT検査より有用性が高く，特にX線透過性物質であるピーナッツはその脂肪分がMRIのT1強調画像では明瞭な高信号域を呈し，診断が容易となった（図6）．

D）肺シンチグラフィ検査

吸入シンチグラフィと血流シンチグラフィがあるが，異物による閉塞部位の診断には，ときとして有用である．

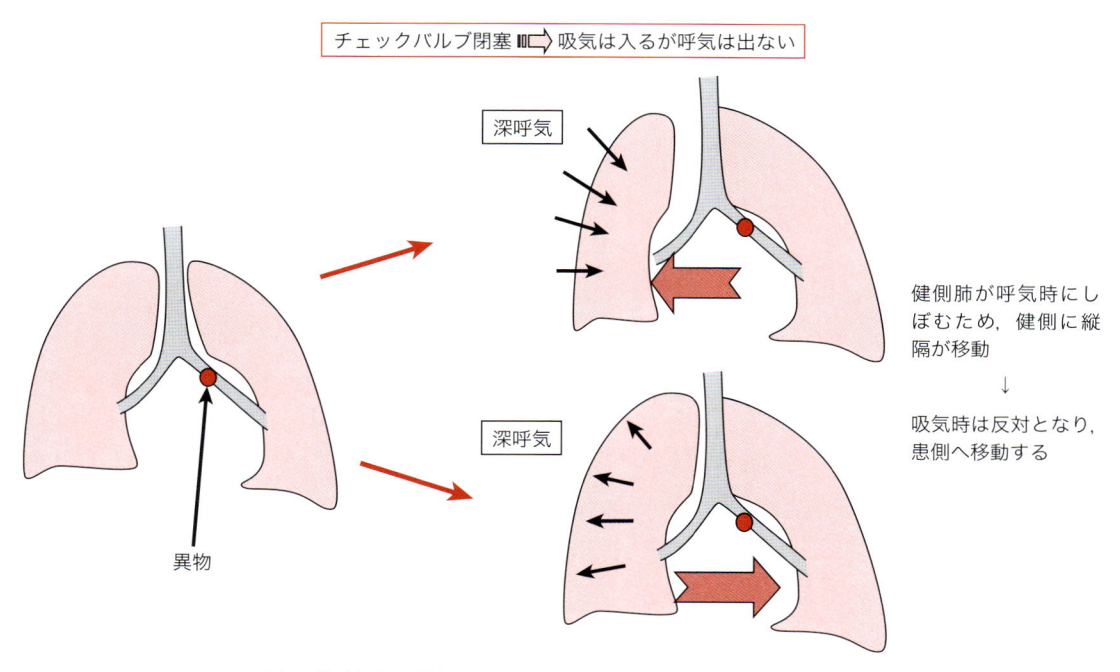

図4　Holtzknecht現象（気管支異物）
深吸気時に患側に縦隔が移動する現象

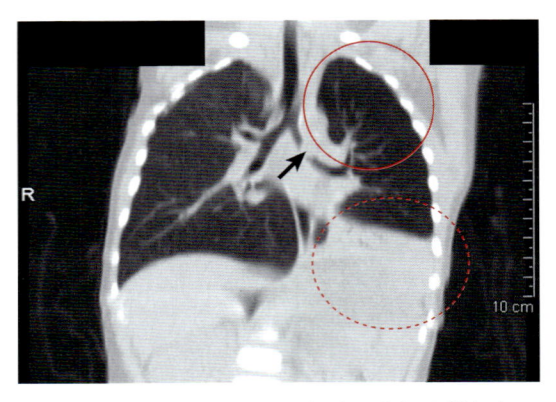

図5　左気管支異物による左肺の含気量増加と下肺野の肺炎
症例：1.9歳，男児
病名：ピーナッツによる気管支異物（CT像での↑）による左上肺野の含気量増加（◯）と下肺野の肺炎像（⬚）

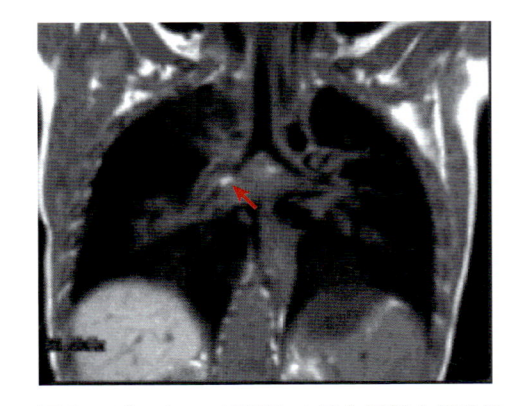

図6　ピーナッツ誤嚥による右気管支異物像
2.6歳，男児．ピーナッツを食べている最中に笑い転げて，その直後から咳込みが認められて，救急受診．気道異物を疑われ，翌日MRI撮影を行い，確定診断となった

E）気管支内視鏡検査

　確定診断が得られる唯一の検査といえるが，全身麻酔下での慎重かつ熟練した技術が必要である．硬性気管支鏡ではベンチレーションブロンコスコープがよく用いられ，気管異物や高位の気管支異物には適する．また，ラリンジアルマスクなどとの併用にて，軟性ファイバースコープも低位気管支異物などでは，きわめて有用となってきている．

　診断して即治療となりうる検査であるため，気道異物における気管支内視鏡検査および治療は不可欠であり，耳鼻咽喉科，呼吸器外科などとの連携が必要である．

5 重症化させないための実際の治療法

　異物の気道における介在部位でその治療のアプローチと対応は異なる．

A）喉頭もしくは下咽頭異物

　急速な呼吸困難〜呼吸停止が起こるため，迅速な対応が必要で，1歳以下では「逆さにして背中を叩く（背部叩打法）」を，1歳以降の幼児では「ハイムリック（Heimlich）法」を行う（図7）．喉頭展開しての器具や手指での異物除去，あるいは吸引なども一方法である．

B）気管異物の声門下嵌頓

　これも強い呼吸障害をきたし，呼吸停止が起こり得るため，迅速かつ正確な方法で気管支内へ落とし込んで呼吸を再開させる必要がある．「座位を取らせて上体を支えて，尻もちを何度もつかせる」方法や口対口呼吸やバッグマスク加圧，気管挿管を行って，早急に一側気管支へ落とし込んで片肺での呼吸再開を図るべきである．

C）気管支異物

　誤嚥からの一定時間後には咳込みが減り，その診断が難しくなるが，異物誤嚥が病歴聴取上も疑われ，気管支異物が確定もしくはかなり疑われる場合，内視鏡による異物摘出を図る．この際には耳鼻咽喉科，胸部外科医，麻酔科医との連携を十分に行い，手術室において対応処置を行うことが必要である．

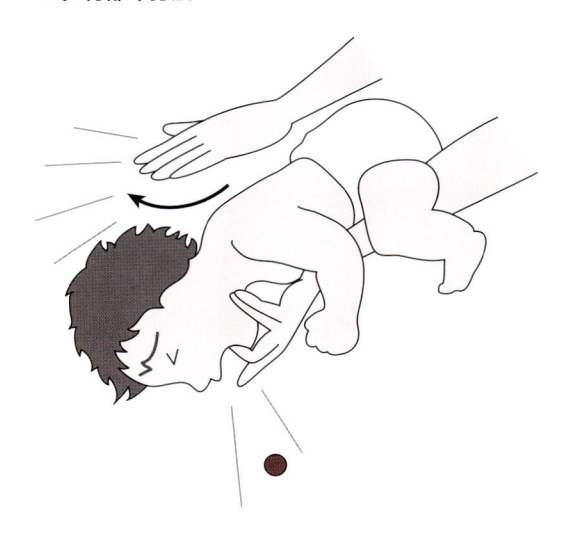

A）背部叩打法　　　　　　　　　B）ハイムリック法

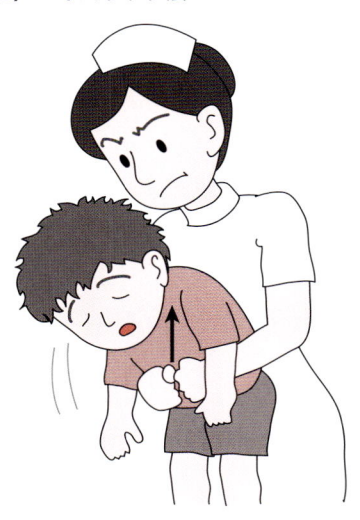

こぶしを胃のあたりにあて，上の方へ素早く数回押し上げる

図7　喉頭窒息時の異物除去法

D）内視鏡で摘出できない場合

外科的に気管支切開摘出術や肺葉切除術が余儀なくされる場合もある．末梢気管支の異物は二次的炎症を起こし，区域性肺炎や無気肺を生じる．このような症例は肺炎として加療され寛解増悪を繰り返し，その診断にきわめて時間を要し，最終的には観血的な外科的処置を必要とすることも少なくない．

6 ピットフォール

A）気管支異物（無機物）がときに声門下嵌屯を起こすことを忘れない

無機物の気道異物で，片側気管支に嵌頓して無気肺を形成していても，激しい啼泣などで，移動して，声門下嵌屯を起こして窒息となることがあるので，常に危機管理の注意が必要である．

B）ベビーパウダーなど吸湿性の高い粉末による気道異物

ファイバースコープによる気管内洗浄などの治療は却って危険な呼吸障害を起こしてしまうため，このような粉末物質の誤吸入による気道異物での気管・気管内洗浄は禁忌である．

C）灯油・マニキュア除光液など揮発性液体の誤飲によるガス吸引

揮発性液体の誤飲や衣類付着では揮発性ガスの吸引で咳込み発作が起こるが，咳が生じたら，一般状態が良くても必ず受診させ，医療的ケアを開始する．誤飲時の催吐・胃洗浄は禁忌であり，咳嗽を認めた症例は化学性肺炎の惹起を予測して，入院加療・経過観察が原則となる．誤飲・誤吸入から最低72時間は観察し胸部X線での経過フォローが必要である．

❗アート面の知識や考え方

- **詳細な病歴聴取と現症の把握**：特に早期幼児～乳児の場合（臼歯が生えていない3歳以下では噛み砕く食材の摂食で容易に誤嚥を起こしてしまう）には，エピソードと身体所見から異物誤嚥を疑うことが早期診断には最も重要である．
- **突然の咳込み症例**では，異物誤嚥を疑って，呼吸状態や一般状態が通常と異なることを大事にした身体所見を丁寧に把握し，特に左右差の有無などを十分に観察する．
- 子どもの異物誤嚥の約80％はピーナッツなどの食物小片であり，**臼歯の生え揃わない3～4歳未満児には噛み砕く必要がある食材は与えない**．また，どうしても与える場合は注意して与えることを説明する．また，口の中に長く残るような食材は与えないようにする．
- 食事の摂り方にも細心の注意を払い，**家庭での誤嚥事故に対する予防教育・啓発**が重要である．すなわち，ゆっくり良く噛んで食べる習慣をつける．テレビを観ながら，遊びながらの食事をさせない．食事の時には寝転んだりせず，きちんと座って食べる習慣をつける．さらに，口の中に物が入っている状態でおしゃべりをさせないなどの注意をしておく．
- 上位気道での異物介在はその緊急性のある徴候で診断予測は容易であるが，緊急処置が不可欠であり，正確な処置が行われないと容易に窒息死を起こしてしまう．下位気道異物になると緊急性が減る分だけ，その診断は容易ではなくなり，病歴聴取を十分に行い，異物誤嚥を疑って順次検査を行い早期診断治療に心がける必要がある．

さらに学びたいときに役立つ文献

1) 上村克徳：呼吸困難（上気道閉塞）．「ケースシナリオに学ぶ小児救急のストラテジー」（日本小児救急医学会・日本小児外科学会／監，日本小児救急医学会教育・研修委員会／編），pp58-61，へるす出版，2009
2) 樋口昌孝：気道異物．「ケースシナリオに学ぶ小児救急のストラテジー」（日本小児救急医学会・日本小児外科学会／監，日本小児救急医学会教育・研修委員会／編），pp284-289，へるす出版，2009
3) 市川光太郎：問診＆鑑別診断「喘鳴の巻」．Emergency Care, 24：252-255, 2011
4) 市川光太郎：乳幼児診療A to Z「気道異物への対応」．小児科, 52：789-794, 2011

第3章
見逃すと危険な疾患・外傷

第3章 見逃すと危険な疾患・外傷

緊急度 ★★★　頻度 ★☆☆

1 脳症，脳炎

佐藤厚夫

重症疾患を見逃さないためのポイント

❶ 発熱，意識障害，けいれんなどを呈する小児においては，脳症・脳炎の可能性を必ず検討する

❷ 初期症状としての異常言動に注意し，安易に「熱せん妄」と診断しない

❸ 血液検査所見の血小板減少，AST/LDH/CK 上昇，高血糖，凝固異常などに注目する

1 疾患概念

- 急性脳症・脳炎は小児に多く，病原微生物（多くはウイルス）の感染を契機として，高熱とともに急速に意識障害やけいれんが進行する．
- 急性脳症・脳炎は，
    ① ウイルスの直接侵襲による**一次性脳炎**（単純ヘルペス脳炎，エンテロウイルス71脳炎，日本脳炎など）
    ② 異常免疫応答を機序とする**二次性脳炎**〔急性散在性脳脊髄炎（acute disseminated encephalomyelitis：ADEM）〕
    ③ 非炎症性脳浮腫による機能障害としての**急性脳症**
  と病態にもとづいて区別される．従来の髄液細胞数増多の有無による区別は便宜的なものであり，必ずしも正確でない．③の急性脳症の分類については後述する．
- 急性脳症の原因微生物としては，インフルエンザウイルスが最も多く（インフルエンザ脳症），ヒトヘルペスウイルス（HHV-）6型／7型，ロタウイルス，ムンプスウイルス，マイコプラズマなどがつづく．最近はRSウイルスによる急性脳症の報告も散見される．

2 症状・所見と検査

A) 症状

高熱・意識障害・けいれんが主要症状である．意識障害の評価には本書別項のJapan Coma Scale（JCS）やGlasgow Coma Scale（GCS）が有用である．けいれんで受診した場合は安易に「熱性けいれん」と診断せず，けいれん頓挫後の意識状態の回復が得られるまで，院内で経過観察する．**けいれん頓挫後も意識障害が遷延する（おおむね1時間以上），けいれんが反復する，けいれん重積で受診した，などいわゆる複雑型けいれんの要素を示す場合には，**

表1　インフルエンザ脳症における異常言動・行動の例

①うわごとや意味不明なことを言う
　例）脈絡のないことを言う，奇声をあげる，大声で歌い出す
②幻視や幻覚，認知の異常
　例）ないものが見える，あるものが見えない，家族がだれかわからない．食べ物でないものを食べようとする
③突発的な危険行動
　例）外に飛び出す，高いところから飛び降りる
④感情表出の異常
　理由もなくおびえる，急に泣く／笑う／怒る，喜怒哀楽がない

表2　インフルエンザ脳症における検査所見

頭部CT検査	・びまん性低吸収域（全脳，大脳皮質全域） ・皮髄境界不鮮明 ・脳表くも膜下腔・脳室の明らかな狭小化 ・局所性低吸収域（両側視床，一側大脳半球など） ・脳幹浮腫（脳幹周囲の脳槽の狭小化）
頭部MRI検査	・T1強調画像で低信号域，T2強調・FLAIR画像で高信号域の病変 ・拡散強調画像で高信号域の病変 ※頭部CT検査にくらべて高感度であり，より早期に病変が描出されることが多い
脳波検査	・びまん性高振幅徐波 ・平坦脳波 ・発作性異常波（多焦点性・びまん性の棘波，棘徐波バースト，周期性一側てんかん型放電など）
血液検査・尿検査	血小板減少，AST・ALT上昇，CK上昇，血糖異常，凝固異常，BUN・クレアチニン上昇，高アンモニア血症，血尿・蛋白尿

（文献1より引用）

脳症・脳炎の鑑別が必要となる．

インフルエンザ脳症の初期には異常言動・行動（表1）がしばしば認められ，**これらを認めた際にはその持続時間や意識障害の進行に十分注意する必要がある**（安易に「熱せん妄」と診断して帰宅させない）．

その他，頭蓋内圧亢進症状（嘔吐，高血圧，徐脈，異常呼吸，瞳孔不同，異常肢位）を認めたり，さまざまな神経学的巣症状を認めたりする．

B）検査（表2，図1, 2）

画像検査としては，脳症・脳炎の発症直後には頭部CT上異常所見が認められないことも多く，CT正常は脳症・脳炎を否定する根拠にはならない．むしろ，**頭部MRI検査と脳波検査が診断に直結するため，可及的早期にこれらの検査を行う**．

血液検査としては，血算，生化学，凝固，血液ガス，アンモニア，乳酸・ピルビン酸を測定する．**急性脳症のうち後述のサイトカインストームを主病態とするものでは，全身の組織障害や血管内皮障害を反映して，血小板減少，AST/LDH/CKといった逸脱酵素の上昇，凝固異常（DIC），腎機能異常などが認められ，診断に有用である**．その他，病原体検索のため各種迅速抗原検査，細菌培養検査を提出する．ウイルス抗体価やサイトカインマーカー，代謝異常症の鑑別などのため，血清および髄液はなるべく多めに採取し，凍結保存しておくとよい．

入院時 チオペンタール静注後

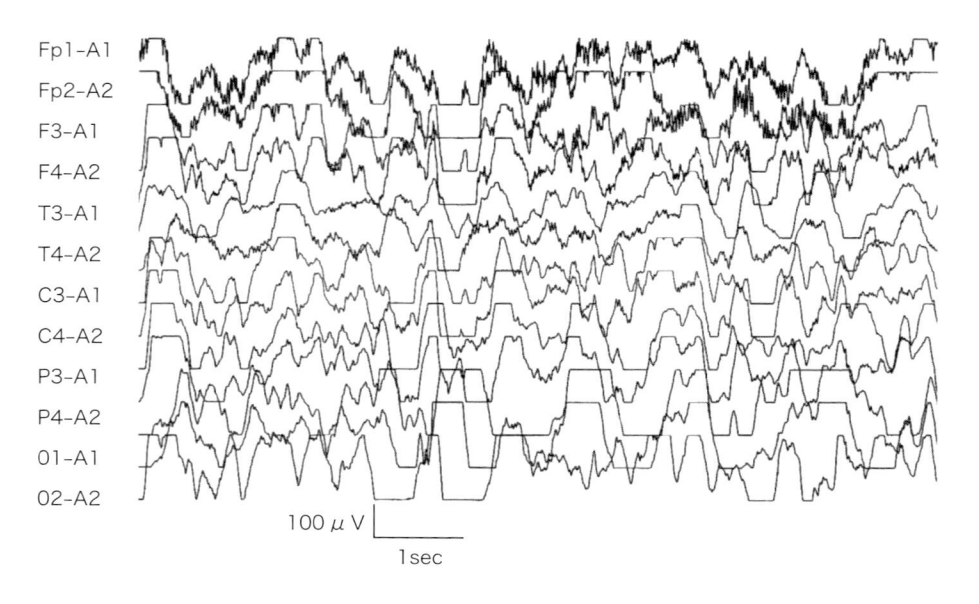

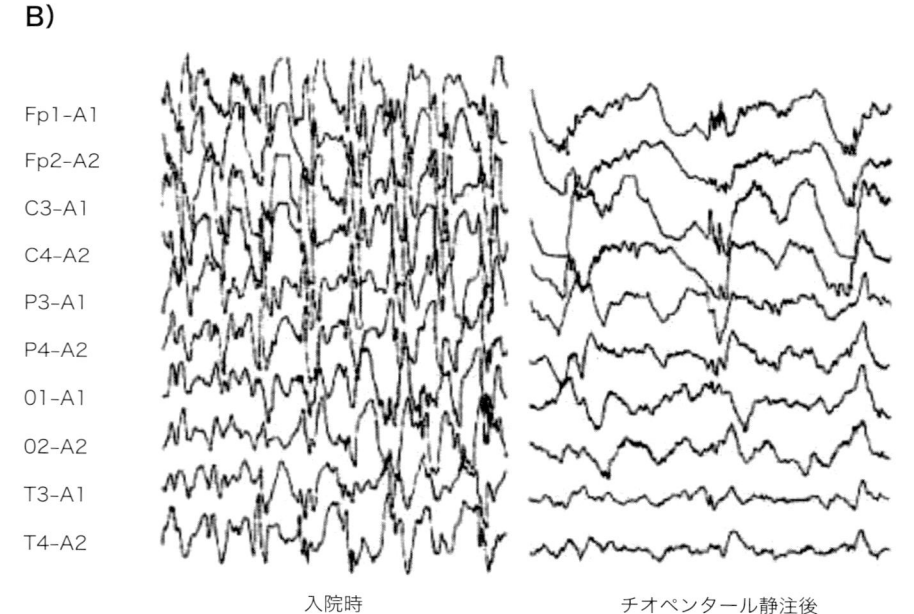

図1 インフルエンザ脳症の脳波所見（文献1より転載）
A）持続性高振幅徐波，B）棘徐波バースト（出血性ショック脳症症候群）

　　急性脳炎では特徴的な血液検査所見はなく，髄液検査は無菌性髄膜炎様の所見（リンパ球優位の細胞数増多，髄液蛋白軽度増加）をとることが多い．PCR法によりウイルスゲノムが検出できることもあり，単純ヘルペスウイルスDNAの提出は必須である．ADEMでは脱髄によりミエリン塩基性蛋白の上昇が証明される．

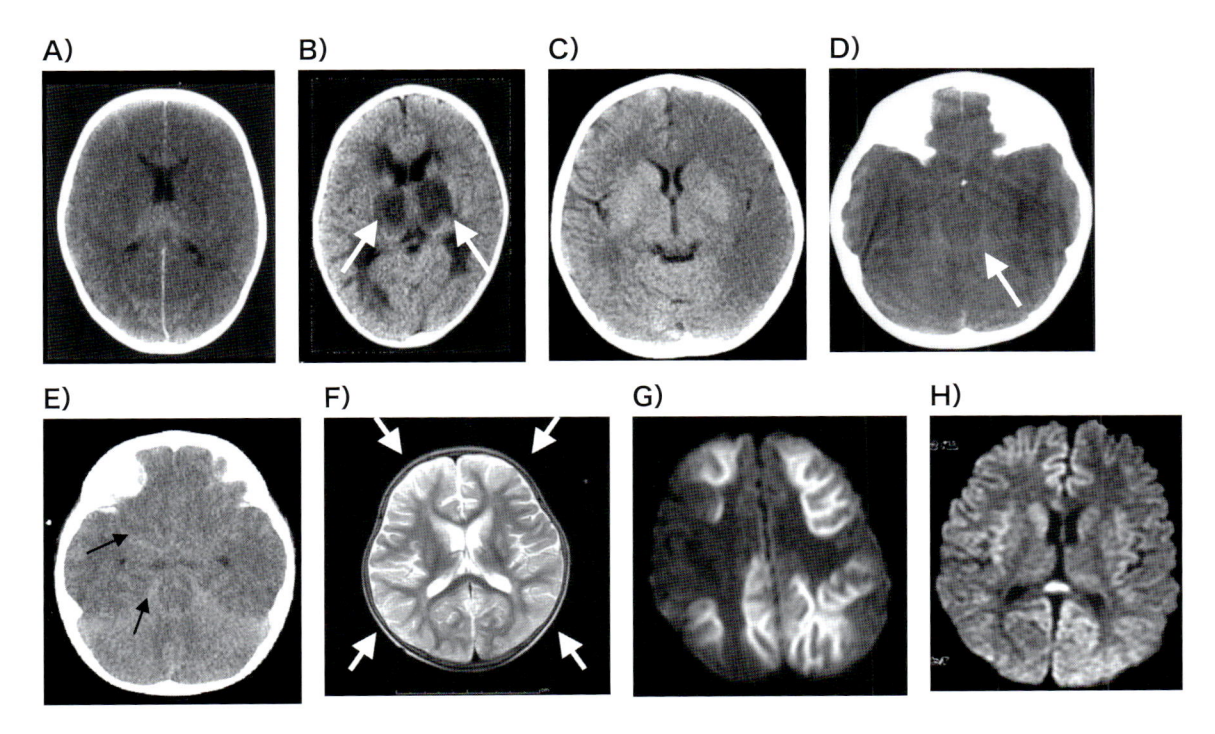

図2 インフルエンザ脳症の画像所見（文献1より転載）

A）びまん性低吸収域（HSES，第2病日，CT），B）局所性低吸収域（両側視床）（ANE，第2病日，CT），C）局所性低吸収域（一側大脳半球）（けいれん重積型，第9病日，CT），D）脳幹周囲の脳槽の狭小化（第1病日，CT），E）大脳優位の低吸収と浮腫，脳幹周囲脳槽の狭小化と高信号（矢印，pseudo-SAH sign）（HSES，第5病日，CT），F）両側前頭葉，頭頂後頭葉，基底核の高信号（HSES，第13病日，MRI-T2強調），G）皮質下白質線状高信号域（けいれん重積型，第5病日，MRI-拡散強調），H）脳梁膨大部病変（第3病日，MRI-拡散強調）

3 診断基準

近年，急性脳症を発症機序によって次の3群に分類することが提唱されている[2]．

①代謝異常を主病態とするもの

古典的Reye症候群，脂質・有機酸・糖代謝異常症，尿素サイクル異常症など

②サイトカインストームを主病態とするもの

Reye様症候群，出血性ショック脳症症候群（hemorrhagic shock and encephalopathy syndrome：HSES），急性壊死性脳症（acute necrotizing encephalopathy：ANE）

③興奮毒性を主病態とするもの

けいれん重積型急性脳症（acute encephalopathy with febrile convulsive status epileptics：AEFCSE），テオフィリン脳症

また，それ以外の特殊な病態としては，次のようなものが挙げられる．

- 可逆性の脳梁膨大部病変を有する脳炎脳症（clinically mild encephalitis/encephalopathy with a reversible splenial lesions：MERS）
- 難治頻回部分発作重積型急性脳炎（acute encephalitis with refractory, repetitive partial seizures：AERRPS）

4 重症化させないための実際の治療法

A) 初療ですべきこと

- 呼吸管理・循環管理・抗けいれんといった支持療法を積極的に行い，相対的酸素不足による二次性脳損傷を防ぐ．
- 基本的には PALS（Pediatric Advanced Life Support）に従って行えばよい．脳症・脳炎を疑った際には特に以下の事項に留意する．
    - ①意識障害にともない舌根が沈下したり，異常呼吸がみられることがあるので，用手的気道確保とバッグ・バルブ・マスクによる補助換気を確実に行う．これらが確実に行えない場合や強い意識障害（GCS 8 点以下）のある場合は，気管挿管を考慮する．
    - ②気管挿管時の喉頭展開は脳圧亢進を惹起する危険性があるので，十分な鎮静下に行うべきである．リドカインの併用は有用である．ケタミン，フェンタニル，サクシニルコリンの使用は避ける．
    - ③Cushing 徴候（血圧上昇・徐脈・異常呼吸）や瞳孔不同，異常肢位などの脳ヘルニア徴候がない限り，ルーチンの過換気は行わない．
    - ④脳浮腫予防と称して，ルーチンの水分制限や利尿薬投与は行わない．大切なのは脳還流圧の維持であり，十分な輸液と必要時にはカテコラミン（ドーパミン 5 μg/kg/分より）を投与し，血圧の維持に努める．
    - ⑤輸液製剤としては，等張電解質輸液から始める（MEMO）．

> ※MEMO 中枢神経疾患における血漿浸透圧管理
> 脳症・脳炎を含む中枢神経疾患の輸液管理においては，脳浮腫の予防のため低浸透圧血症を避けることが重要である．このため，輸液は等張電解質輸液をベースとし，低ナトリウム血症にならないようにする．抗利尿ホルモン不適切分泌症候群（syndrome of inappropriate secretion of antidiuretic hormone：SIADH）や中枢性塩類消失症候群（cerebral salt wasting syndrome：CSWS）の発症にも注意する．

- けいれんは呼吸・循環の確保の障害となり，脳細胞の酸素需要も高めるため，可及的すみやかに頓挫させる必要がある．けいれんの治療については，本書別項を参照のこと．
- 中枢神経疾患でしばしば高血糖をともなうことがある．高血糖は高浸透圧利尿を促進し，神経学的予後を悪化させるので，必要時はインスリンの投与も考慮しつつ，100〜150 mg/dL 程度に保つ．
- 40℃以上の高熱は予後不良因子であり，積極的な解熱を測る（MEMO）．

> ※MEMO 脳症と解熱薬
> 脳症の体温管理において，高熱は神経学的予後を悪化させるため，積極的に解熱を図る必要があるが，この際はアセトアミノフェンを使用する．アスピリンは古典的 Reye 症候群の誘因であり，ジクロフェナクナトリウムとメフェナム酸は予後を悪くする可能性があるため使用してはならない．

表3 急性脳症・脳炎に対する特異的治療

抗ウイルス薬	（抗単純ヘルペス）アシクロビル　30〜45 mg/kg/日　分3　点滴静注 ・他の病因が明らかな場合を除く
	（抗インフルエンザ）オセルタミビル　4 mg/kg/日（最大150 mg）　分2　経口または経鼻胃管より注入 　　　　　　　　　　ペラミビル　10 mg/kg/日（最大600 mg）　分1　点滴静注 ・迅速検査の結果にかかわらず投与を検討（病初期には迅速検査陰性のことも多いため）
ステロイドパルス療法	メチルプレドニゾロン　30/mg/kg/日（最大1 g）点滴静注 ・インフルエンザ脳症に対しては，発症1〜2日目の投与が予後改善に有効との報告あり ・原則3日間行い，抗凝固薬としてヘパリン100〜150 IU/kg/日を併用する
ガンマグロブリン大量療法	ガンマグロブリン1 g/kg/日　点滴静注 ・脳症に対する十分なエビデンスはない

○ 頭蓋内圧亢進に対する浸透圧利尿薬としてはD-マンニトール（0.5〜1 g/kg）を投与する．グリセロールはインフルエンザ脳症の基礎疾患として隠れている可能性のある代謝異常症の一部で重篤な低血糖を惹起するため，脳症を疑う症例では使用を控える．

B）特異的治療

初療の段階で考慮すべき，特異的治療を表3に示す．

5 ピットフォール

○ 急性脳症・脳炎疑い患者の初療では意識レベルの確認が重要である．そのため，けいれんがいったん頓挫している患者に対する抗けいれん薬の投与は，意識が完全に回復するまで控えた方がよい．

○ けいれん重積型急性脳症は別名，二相性脳症（acute encephalopathy with biphasic seizures and late reduced diffusion：AESD）とも呼ばれる．一過性回復期の「何となく元気がない」「視線が合わない」状態を見逃さないことが早期診断の鍵となる．

❗アート面の知識や考え方

- 保護者にとって「脳症・脳炎」という診断はしばしば非常に重い意味をもつことを認識する．
- 脳症・脳炎の確定診断や治療は小児科専門医が行うべきものであり，小児科を専門としない救急医や当直医が保護者に伝えるべきは，①**脳に重大な病気が起きている可能性があること**（必ずしも脳症・脳炎という言葉を使う必要はない），②詳しい診断と専門的な治療には**小児科専門医の診察が必要なこと**，③それまでの間，呼吸・循環・抗けいれんなどの**全身管理に全力をつくすこと**，であろう．医療者の動揺や焦燥は容易に保護者に伝わり，彼らをさらなる不安に陥れることになるので，努めて冷静に説明したい．
- 同様の理由で**予後に関する説明**も慎重に行う必要がある．脳症・脳炎の中には生命的あるいは神経学的予後が不良のものも少なくない（インフルエンザ脳症で死亡率8〜9％，後遺症率約25％）が，小児の脳は可塑性に富んでいることもまた事実である．
- 救急外来における保護者対応に関しては，『インフルエンザ脳症ガイドライン改訂版』[1]の「Ⅴ．インフルエンザ脳症におけるグリーフケア」が参考になる．遺族の方々の貴重な思いを形にしたものであり，是非一読されたい（本書第4章-2も参照のこと）．

1）脳症，脳炎

さらに学びたいときに役立つ文献

1) 厚生労働省インフルエンザ脳症研究班「インフルエンザ脳症の発症因子の解明とそれに基づく発症前診断方法の確立に関する研究」班：インフルエンザ脳症ガイドライン【改訂版】．小児科臨床，62：2483-2528, 2009
   http://www.mhlw.go.jp/kinkyu/kenkou/influenza/hourei/2009/09/dl/info0925-01.pdf
2) Mizuguchi, M., Yamanouchi, H., Ichiyama, T., Shiomi, M.：Acute encephalopathy associated with influenza and other viral infections. Acta Neurol Scand, 186: 45-56, 2007
3) 長村敏生：急性脳症．小児科診療，73：971-979, 2010
4) 塩見正司：急性脳炎・急性脳症．「内科医・小児科研修医のための小児救急治療ガイドライン」（市川光太郎／編），146-155, 診断と治療社，2007

第3章 見逃すと危険な疾患・外傷

緊急度 ★★★　　頻度 ★☆☆

2 化膿性髄膜炎

船曳哲典

重症疾患を見逃さないためのポイント

❶ 化膿性髄膜炎は早期診断，早期治療が鉄則．髄膜炎の疑いがあれば髄液検査を施行し，髄膜炎が否定できなければ抗菌薬投与を開始する．髄液培養が陰性であることを確認してから治療を中止すればよい

❷ 化膿性髄膜炎の診断経路は2つある．重症感染症の病巣検索により診断される場合と，発熱を伴うけいれんの精査により診断される場合である．いずれにおいても見落としがないように診断手順を作成しておくとよい

1 疾患概念

- 小児の化膿性髄膜炎の発症数は年間1,000人程度である．起炎菌の内訳はインフルエンザ菌が60％，肺炎球菌が30％で（図1），死亡率は5％，後遺症例は20％前後と推測されている．後遺症には水頭症，聴力障害，発達遅滞，てんかんなどがある．
- 化膿性髄膜炎の起炎菌には年齢ごとに特徴的パターンがある．生後3カ月未満ではB群連鎖球菌，大腸菌が多くリステリア菌も無視できない．生後3カ月以降はインフルエンザ菌，肺炎球菌が多く，5歳以降では肺炎球菌の比率が増加する．
- 感染経路には血行感染のほかに，頭蓋骨骨折などの外傷に続発する場合や眼窩蜂窩織炎，乳突蜂巣炎など硬膜に接した炎症が髄液腔に波及する場合がある．

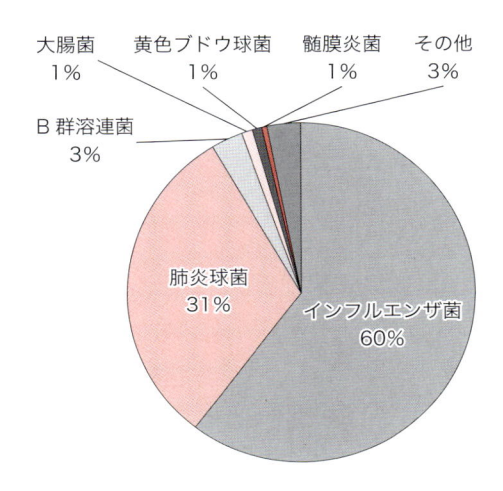

図1　髄膜炎の種類と頻度

表1　化膿性髄膜炎の症状

主要症状	・発熱 ・頭痛	・嘔吐 ・髄膜刺激症状
注意すべき症状	・不機嫌 ・哺乳力低下 ・顔色不良 ・易刺激性 ・甲高い泣き声	・うなり声 ・抱き上げると背中を痛がる ・呼吸障害 ・チアノーゼ ・ショック

表2　発熱を伴うけいれん患者の髄液検査の基準

・生後6カ月未満のけいれん
・発熱24時間以降のけいれん
・けいれん群発（24時間以内に2回以上のけいれん）
・けいれん重積（30分以上持続するけいれん）
・意識障害の先行，遷延
・巣症状を伴うけいれん（片側性けいれん，片麻痺，顔面神経麻痺）

表3　化膿性髄膜炎の検査

髄液検査	細菌培養	必須．最も確実な診断方法
	細胞数	多核球が増加するとは限らない．初期には単核球が増加することが多い
	グラム染色	迅速に起炎菌が推測できる．2回目の髄液検査（セカンドタップ）で治療効果が判定できる
	免疫学的検査	1時間以内に主要菌種が同定できる
血液培養		化膿性髄膜炎では菌血症を伴う場合が多い
尿培養		菌血症を伴う場合が多く，乳幼児では必須
頭部CT		急性期には造影CTで髄膜の造影効果がみられる．十分な治療を行っても脳膿瘍を併発することがある．回復期に水頭症，硬膜下水腫を発症することもある

2 症状・所見と検査

A）臨床症状

○ 発熱，頭痛（不機嫌），嘔吐が主要症状である．乳児では甲高い泣き声，うなり声を伴う例があり，抱き上げると背中を痛がって泣き出すこともある．末梢循環不全，呼吸障害を呈する重症例もあるが，重症感がなく哺乳力が良好な症例もある．**臨床症状のみで髄膜炎を診断ないし除外することは不可能である**（表1）．

○ 乳幼児の頸部硬直はわかりにくく診断の根拠とすべきではない．大泉門膨隆の頻度は20％とされるが，初期には明らかでないことが多い．

○ 化膿性髄膜炎におけるけいれんの頻度は10～30％である．発熱を伴うけいれん患者の大多数は熱性けいれんであるが，頻度は低くても化膿性髄膜炎を見逃してはならない（表2）．

B）検査（表3）

○ 病巣不明の感染症では最後まで髄膜炎を鑑別診断から除外すべきでない．髄膜炎を否定する唯一の方法は**髄液検査を施行し，細胞数の増加がなく，髄液培養が陰性であることを確認すること**である．

表4　起炎菌が判明するまでの抗菌薬の選択[1]

（1）新生児期から生後4カ月未満まで	（2）生後4カ月以降
第三世代セフェム系（①または②）と広域ペニシリン（③）	第三世代セフェム系（①または②）とカルバペネム系（③または④）
第三世代セフェム系 　①セフォタキシム　　200～300 mg/kg/日　分3～4 　②セフトリアキソン　100～120 mg/kg/日　分1～2 広域ペニシリン 　③アンピシリン　　　200～300 mg/kg/日　分3～4	第三世代セフェム系 　①セフォタキシム　　200～300 mg/kg/日　分3～4 　②セフトリアキソン　100～120 mg/kg/日　分2 カルバペネム系 　③パニペネム・ベタミプロン合剤 　　　　　　　　　　100～160 mg/kg/日　分3～4 　④メロペネム　　　　100～140 mg/kg/日　分3～4

- 髄膜炎の大半は菌血症を伴っており，髄液培養と同時に血液培養，尿培養を行う．
- **髄液細胞のグラム染色**は病初期の起炎菌の推定に有用である．治療開始後に再度髄液検査（**セカンドタップ**）を施行し，グラム染色で細菌が消失していれば初期治療の有効性が確認できる．
- 免疫学的抗原検査※，ラテックス凝集反応を用いてインフルエンザ菌，肺炎球菌，B群溶連菌，髄膜炎菌の菌体成分を検出することができる．数十分以内に結果が得られ，抗菌薬投与により細菌が増殖力を失っていても菌体成分の一部が残存していれば細菌感染を証明できる．（※パストレックス，Bio-Rad社）

3 診断基準

- **髄液培養で起炎菌を証明すること**が最も確実な診断方法である．
- 年齢別の髄液細胞数を示す（MEMO）．小児では月齢により髄液細胞数の正常値が異なることに注意する．

> ※**MEMO**　正常髄液細胞数の上限は，満期新生児が22/μL，生後8週未満が30/μL，生後8週以上が5/μLである[1]．

4 重症化させないための実際の治療法

- 日本神経感染症学会ほかの監修による『細菌性髄膜炎の診療ガイドライン』[1]が刊行されている．抗菌薬の選択と投与量はガイドラインに従うことが望ましい．
- 治療開始時には年齢から起炎菌を予測し抗菌薬を選択する（起炎菌が判明するまでは表4のように抗菌薬を選択する）．起炎菌が同定され感受性が判明したのち，個別に最適な治療方法を検討する．
- **聴力障害予防**のために治療前または治療開始と同時にデキサメタゾン0.15 mg/kgを1日4回，2日間投与する．治療開始後のデキサメタゾン投与は効果がない．デキサメタゾンはインフルエンザ菌髄膜炎に有効とされているが，治療開始時に起炎菌が判明していることは少なく，**実際には全例にデキサメタゾンを投与することになる**．
- デキサメタゾン投与患者が再発熱することがある．セカンドタップにより，治療が無効な

のかステロイド中止によるリバウンド現象なのかを鑑別することができる．

5 ピットフォール

- 発症初期には髄液細胞数の増加がみられないことがある．抗菌薬投与にもかかわらず感染症が悪化するときには髄液検査を再度施行する．
- 少量の髄液しか採取できなかった場合は**細胞数カウントよりも培養検査を優先**し，培養が陰性であることが確認できるまで，髄膜炎として治療する．
- 穿刺時に血液が混入し血性髄液になった場合には，髄液中の赤血球数と白血球数の比率から髄液細胞数を推測する場合もあるが，誤差を生じやすいため髄液培養が陰性であることが確認されるまで髄膜炎として治療する．
- 既に抗菌薬が投与され，グラム染色が陰性で，髄液培養が陰性となることが予想される場合でも，免疫学的抗原検査で起炎菌が明らかになることがある．
- 髄液細胞数の増加にもかかわらず，髄液培養が陰性のことがある．血液培養が陽性なら，血液培養で検出された細菌を起炎菌と考える．血液培養も陰性の時は個別に判断する．
- 意識障害が先行ないし遷延する場合，片側けいれん，片麻痺，顔面神経麻痺などの中枢神経巣症状を呈する場合は髄液検査施行前に頭部CT検査を行う．
- 眼窩蜂窩織炎，乳突蜂巣炎の治療時には，化膿性髄膜炎を併発している可能性があるため髄液検査を行う．

❗アート面の知識や考え方

- **化膿性髄膜炎は小児の最重症感染症であり，髄液検査をためらうべきではない**．ご家族にもその旨を十分に説明し了解を得る必要がある．
- 髄膜炎の予防のために，インフルエンザ菌ワクチン（アクトヒブ®），肺炎球菌ワクチン（プレベナー®）が導入された．将来は髄膜炎発症者が激減することが期待されるが，ワクチン接種歴があっても髄膜炎発症を完全に否定することはできない．髄膜炎診断の考え方や治療手順はワクチン接種者においても変わらない．
- インフルエンザ菌髄膜炎の場合，**患者家族にワクチン未接種の4歳未満の幼児がいれば，家族全員に対してリファンピシンの予防投与**を行う[2]．

さらに学びたいときに役立つ文献

1) 『細菌性髄膜炎の診療ガイドライン』（日本神経感染症学会・日本神経治療学会・日本神経学会／監，細菌性髄膜炎の診療ガイドライン作成委員会／編），医学書院，2007
2) 『最新感染症ガイド R-Book 2006』（岡部信彦／監．米国小児科学会／編），日本小児医事出版社，2007

3 敗血症・重症敗血症・敗血症性ショック

緊急度 ★★★　頻度 ★★☆

志馬伸朗

重症疾患を見逃さないためのポイント

❶ 明確な原因や誘因のない急性の全身状態悪化の原因として敗血症の存在を忘れない

❷ 意識状態の変化（視線が定まらない，興奮，あるいは傾眠），および組織循環不全〔弱い脈拍，冷たく湿った白い皮膚，capillary refilling time（末梢血管再充満速度）の延長，無尿・乏尿〕，あるいは紫斑や出血斑の存在などは重症感染症の存在を疑わせる危険なサイン（toxic appearance）である

❸ 呼吸数，心拍数，体温の評価により全身性炎症反応症候群を評価する

❹ 局所臓器所見・画像検査・微生物検査の陽性所見を元に，感染フォーカスを同定・推定する

1 疾患概念と診断基準

- **全身性炎症反応症候群（systemic inflammatory response syndrome：SIRS）** は，侵襲に対する生体反応であり，これに引き続くショックや多臓器不全症の発症は，患者の重症化や生命予後に関連する重要な病態である．SIRSは表1に示した基準で簡便に診断できる．
- **感染症**：臨床所見・画像検査・微生物検査により何らかの病原体により惹起されたことが疑われた，あるいは証明された場合を感染症として扱う．培養検査での陽性結果がなくとも，高い感染可能性を示す臨床的症候群をもって「感染症」として対処する．例えばほかに原因が無く循環動態不安定で出血斑・紫斑を認める場合，腹部膨満に発熱と白血球増加を伴い消化管穿孔が示唆される場合などは，感染症として対処する．
- **敗血症（sepsis）**：感染症に伴うSIRSのこと．
- **重症敗血症（severe sepsis）**：sepsisのうちで，**十分な輸液負荷（概ね40 mL/kg）に反応しない循環不全**，急性呼吸窮迫症候群，あるいはこれ以外の複数臓器において急性臓器不全を呈する場合．
- **敗血症性ショック（septic shock）**：severe sepsisのうち，循環不全を合併したもの．なお，**低血圧はショック診断に必須の所見ではない**．低血圧を伴わないものを代償性ショック（初期段階），伴うものを低血圧性ショック（末期段階）として区別する．

表1　小児のSIRS診断基準

以下の4項目のうち，少なくとも体温異常か白血球値異常のいずれかを含む2項目が陽性の時SIRSと診断する

1. 中枢温：＞38.5℃または＜36℃
2. 徐脈または頻脈：30分以上の持続，基準値は下記参照
3. 多呼吸（基準値は下記参照），または急性変化に対する人工呼吸適用
4. 白血球値異常（基準値は下記参照），または幼弱白血球＞10％

＊年齢別基準値＊

年齢	頻脈 (bpm)	徐脈 (bpm)	多呼吸 (rpm)	白血球数 (×10³/mL)
0日〜1週	＞180	＜100	＞50	＞34
1週〜1カ月	＞180	＜100	＞40	＞19.5 or ＜5
1カ月〜1歳	＞180	＜90	＞34	＞17.5 or ＜5
2〜5歳	＞140	NA	＞22	＞15.5 or ＜6
6〜12歳	＞130	NA	＞18	＞13.5 or ＜4.5
13〜18歳	＞110	NA	＞14	＞11 or ＜4.5

NA：適用無し

2 症状・所見と検査

A) 臨床症状

1) 敗血症の所見

表2に敗血症を疑う場合に参考となる臨床所見と検査値異常を示す．特に**意識障害と組織循環不全兆候**に注意する．

2) 臓器症状

原因となる感染フォーカスの症状を把握する．重要なものには髄膜炎（意識状態，脳圧亢進症状，巣症状），肺炎（呼吸器症状），腹膜炎（腹部症状）などがあるが，明確な局所所見にて発症しない場合もあるため注意が必要である．

B) 検査

敗血症の診断として確立された単一の指標はない．炎症反応マーカーであるC-反応性蛋白や，プロカルシトニンは，あくまで1つの参考値としてそれぞれの限界や特性を勘案しながら評価する．初期に行う検査としては血算（白血球数，血小板数），プロトロンビン時間，活性化部分トロンボプラスチン時間，Dダイマー，Na，K，Cl，Ca，クレアチニン，血糖値，乳酸値，動脈血および混合静脈血（上大静脈血）ガス分析などがある．

感染症の診断としては，**感染臓器と起炎微生物の同定**が重要である．丁寧な病歴聴取と身体診察を参考に，画像診断を積極的に活用する．推定フォーカスからは無菌的に検体を採取しグラム染色と培養検査に提出する．髄膜炎を疑う場合，全身状態が許せば積極的に髄液検査を施行する．**血液培養は複数セット採取する**．採取方法の目安を表3に示した（私見）．なお，微生物検査は原則として抗菌治療の開始前に行う．

起炎微生物としてウイルス疾患を疑う場合，迅速検査，抗体価測定，およびPCR法を用いた同定検査を考慮する．敗血症の原因となりうる主要なウイルスとして，ヘルペスウイルス（単純ヘルペスウイルス，Epstein-Barrウイルスなど），エンテロウイルス，インフルエンザウイルス，アデノウイルスなどがある．

表2　敗血症を疑わせる所見

全身状態	・発熱 ・低体温 ・頻拍 ・多呼吸 ・意識障害 ・浮腫または水分過剰 ・高血糖	＞38.5℃ ＜35℃ GCS≦11 あるいは急激な悪化 水分バランス＞20 mL/kg/日 ＞120 mg/dL
炎症反応	・白血球増多 ・白血球減少 ・桿状核球増加 ・C反応性蛋白 ・プロカルシトニン	＞12,000/μL ＜4,000/μL ＞10％ ＞正常値の2SD ＞正常値の2SD
循環	・低血圧 ・SvO_2（$ScvO_2$） ・心係数	 ＜70％ ＞3.5 L/分
臓器不全兆候	・低酸素血症 ・高炭酸ガス血症 ・乏尿 ・クレアチニン上昇 ・凝固異常 ・イレウス ・血小板減少 ・高ビリルビン血症	P/F比＜300 $PaCO_2$＞65 torr ＜1.0 mL/kg/時（2時間以上） 年齢相応値あるいは普段の値の2倍以上 PTINR＞2 ＜8万/μL あるいは3日間で50％以上の低下 ＞4 mg/dL
組織灌流異常	・代謝性アシドーシス ・高乳酸血症 ・capillary refilling time 延長 ・中枢-末梢温度格差	BE＜－5.0 mEq/L ＞4 mmol/L ＞5秒 ＞3℃

表3　小児での血液培養採取量の目安

患者体重（kg）	推奨血液培養量 （1セット分）（mL）	推奨使用ボトル	セット数
＜1	1	小児用[※2]	1
1～3	2	小児用[※2]	1
3～5	3	小児用[※2]	2
5～10	3＋3	小児用＋成人用（嫌気）	2[※3]
10～20	5＋5	成人用（好気＋嫌気）[※1]	2[※3]
20～30	10＋10	成人用（好気＋嫌気）	2
30以上	15＋15	成人用（好気＋嫌気）	2

※1：検体量が不足する場合，小児用ボトルに接種することを考慮
※2：嫌気性菌の関与を強く疑う場合，成人用（嫌気）ボトルへの追加接種を考慮
※3：嫌気性菌の関与を疑わない場合，2セット目は小児用好気1ボトルのみでもよい

3 重症化させないための実際の治療法

- まずは，toxic appearance の有無に関して迅速に評価し，重症化危険群を抽出する．この場合，入院とし，適切な気道・呼吸・循環の監視・サポートを行うと共に，抗菌薬の投与を考慮する．
- 抗菌薬は推定フォーカスと微生物を考慮したうえでこれを十分カバーするものを経験的に開始する．表4にあげた因子を考慮して起炎微生物の推定を行う．また，迅速な微生物検査法であるグラム染色を積極的に活用する．市中感染では肺炎球菌，インフルエンザ桿菌，

表4　感染臓器と起因菌推定のために参考となる情報

発症の場	市中か，院内か，医療施設関連か
免疫不全はあるか	好中球減少症，免疫不全，免疫抑制薬投与，糖尿病，ステロイド，脾摘，肝硬変など
抗菌薬治療歴と状況	
保菌・定着の状況	
手術歴	
渡航歴	
体内異物の有無	人工弁，インプラントなど
デバイスの有無	気管チューブ，中心静脈カテーテル，尿道カテーテル，脳室ドレーンなど

メチシリン感受性黄色ブドウ球菌などを想定し，第3世代セファロスポリン系薬剤の投与が基本となるが，重症度やフォーカスに応じてグリコペプチド系薬剤の追加やカルバペネム系薬剤も考慮される．院内感染では，緑膿菌あるいはメチシリン耐性黄色ブドウ球菌へのカバーも考慮する．投与量は最大量を基本とする．なお，経験的治療は，**微生物検査の結果を参考に可及的に狭域化（de-escalation）した標的治療へ移行**する．

- ショックに陥った患者に対しては小児の敗血症性ショックに対する診断治療のアルゴリズムにより対処する（図1）．
  ① **診断初期数時間以内に，等張性輸液（生理食塩液，あるいはリンゲル液）を用いた大量補液を行い，循環不全からの回復を目指す**．初期輸液量として20 mL/kgを急速ボーラス投与し，必要であれば60 mL/kg程度まで初期1時間以内に繰り返し投与する．早期に臓器灌流と酸素需給バランスを改善することが多臓器不全への進展を防止し，患者予後を改善しうる．
  ② 十分な輸液負荷を行っているにもかかわらずショックが持続する場合には，陽性変力薬の投与を早急に考慮する．この場合，動脈ライン，中心静脈ラインを迅速に確保し，ドパミン・アドレナリンなどを使用する．
  ③ 輸液負荷と陽性変力薬の使用にもかかわらずショックが持続する場合，ヒドロコルチゾンの補充療法を検討する．

4 ピットフォール

- **toxic appearance，ショック，臓器不全を早期認識し重症群を抽出する**ことが何よりも重要である．
- 意識状態の変容や，消化器症状（哺乳不良や嘔吐）が初発症状としてあらわれてくることもあるが，個々の臓器のみにフォーカスしすぎない．
- **気道・呼吸・循環機能の観察と維持を中心とした基本的な全身管理をおろそかにしない**．
- **輸液療法は，等張液を，ボーラスで，行うべきである**．初期治療として一日あたり輸液設定量の変更による輸液調節は望ましくない．
- 大量輸液後の適切な除水にも配慮する．循環動態安定後には適切に負荷を中止し，あるいは溢水の所見（気道分泌物増加や肝腫大など）を早期に把握し適切な利尿や人工呼吸管理を行う．輸液負荷に反応しない場合，感染症そのものに対する介入が不十分なことが多い．抗菌薬の適切性の再評価，**ドレナージ・デブリドマン・デバイス除去の可能性**を考慮する．

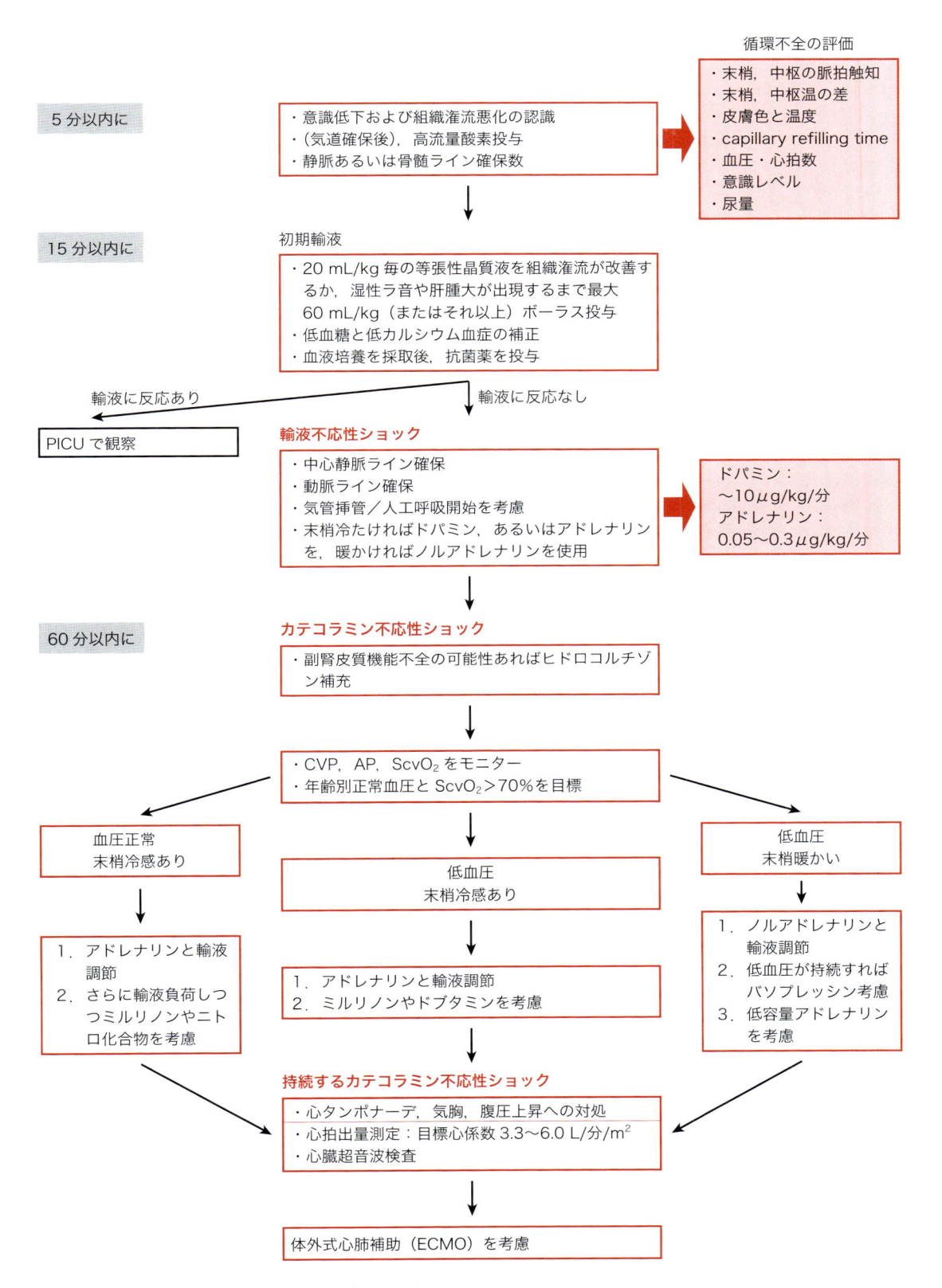

図1 小児敗血症性ショック初期治療アルゴリズム

5分以内に
- 意識低下および組織灌流悪化の認識
- （気道確保後），高流量酸素投与
- 静脈あるいは骨髄ライン確保

循環不全の評価
- 末梢，中枢の脈拍触知
- 末梢，中枢温の差
- 皮膚色と温度
- capillary refilling time
- 血圧・心拍数
- 意識レベル
- 尿量

15分以内に

初期輸液
- 20 mL/kg 毎の等張性晶質液を組織灌流が改善するか，湿性ラ音や肝腫大が出現するまで最大 60 mL/kg（またはそれ以上）ボーラス投与
- 低血糖と低カルシウム血症の補正
- 血液培養を採取後，抗菌薬を投与

輸液に反応あり → PICU で観察

輸液に反応なし →

輸液不応性ショック
- 中心静脈ライン確保
- 動脈ライン確保
- 気管挿管／人工呼吸開始を考慮
- 末梢冷たければドパミン，あるいはアドレナリンを，暖かければノルアドレナリンを使用

ドパミン：～10 μg/kg/分
アドレナリン：0.05～0.3 μg/kg/分

60分以内に

カテコラミン不応性ショック
- 副腎皮質機能不全の可能性あればヒドロコルチゾン補充

- CVP，AP，$ScvO_2$ をモニター
- 年齢別正常血圧と $ScvO_2 > 70\%$ を目標

血圧正常 末梢冷感あり
1. アドレナリンと輸液調節
2. さらに輸液負荷しつつミルリノンやニトロ化合物を考慮

低血圧 末梢冷感あり
1. アドレナリンと輸液調節
2. ミルリノンやドブタミンを考慮

低血圧 末梢暖かい
1. ノルアドレナリンと輸液調節
2. 低血圧が持続すればバソプレッシン考慮
3. 低容量アドレナリンを考慮

持続するカテコラミン不応性ショック
- 心タンポナーデ，気胸，腹圧上昇への対処
- 心拍出量測定：目標心係数 3.3～6.0 L/分/m^2
- 心臓超音波検査

体外式心肺補助（ECMO）を考慮

文献2を参考に和訳し一部改変して作成

- 炎症反応制御を目的とした大量グルココルチコイド療法（ストレスドーズの25倍量程度を用いたいわゆるパルス療法）の使用には強い根拠がない．グルココルチコイド補充療法は副腎皮質機能不全の示唆あるいは確定診断されるカテコラミン不応性ショック症例について循環安定の目的で限定的に適用される場合がある．
- 適切な微生物サンプルの採取を行ったのちに抗菌療法を開始すべきであるが，このために抗菌薬投与が遅れないことにも注意する．

！アート面の知識や考え方

- **普段と違うことは何か？を聞き出す**：小児，特に乳幼児では，自覚症状を採ることは難しい．些細な変化を親権者に対する病歴聴取から探り出すことが重要である．特に，哺乳状況や，活動性など，普段と違う変化が生じているかどうかは，親権者が気づいていながら情報提供し切れていない可能性もある．漠然とした問いかけのみならず，システマティックな病歴聴取，が有効な場合もある．
- **感染症の同定を積極的に！**：フォーカスと起炎菌の推定は適切な抗菌療法に結びつくためきわめて重要である．初期の抗菌療法の有効性（のみ）が，患者の生命予後に影響する重要な因子であることを忘れない．
- **検査値のみに頼らない！**：toxic appearance，およびショック，呼吸不全，その他の臓器不全兆候を丁寧な患者診察と基本的なバイタルサインの把握により評価する．小児診療の随所で強調されていることであるが，「not doing well」を拾い上げる研ぎ澄まされた五感は重要である．
- **五感のみにも頼らない！**：五感には定量性がないことや，主観や経験に左右されるという欠点がある．これを補うための重症度評価，あるいは治療指標として，一般的なバイタルサインの測定に加えて乳酸値や上大静脈血（混合静脈血）の酸素飽和度などの組織酸素代謝指標を積極的に活用する．
- **敗血症≠菌血症**：血中に菌が存在することが血液培養検査において証明された場合，菌血症と呼ぶ．それぞれの用語を混同しないよう適切に使用したい．

さらに学びたいときに役立つ文献

1) Goldstein, B., Giroir, B., Randolph, A., and the Members of the International Consensus Conference on Pediatric Sepsis：International pediatric sepsis consensus conference: Definitions for sepsis and organ dysfunction in pediatrics. Pediatr Crit Care Med, 6：2-8, 2005
2) Brierley, J., Choong, K., Cornell, T., et al.：2007 American College of Critical Care Medicine clinical practice parameters for hemodynamic support of pediatric and neonatal septic shock. Crit Care Med, 37：2009
3) Dellinger, R. P., Levy, M. M., Carlet, J. M., et al.：Sepsis Campaign: international guidelines for management of severe sepsis and septic shock：2008. Crit Care Med, 36：296-327, 2008

第3章 見逃すと危険な疾患・外傷

緊急度 ★★★　頻度 ★★★

4 インフルエンザ
（新型を含む）

山本しほ，浜田洋通

重症疾患を見逃さないためのポイント

❶ 意識障害，けいれん重積，異常行動で来院した場合にはインフルエンザ脳症の可能性に注意する

❷ 聴診上呼吸音の左右差や減弱があった場合，新型インフルエンザ肺炎に注意する

❸ 慢性肺疾患（喘息含む），心疾患，腎疾患，肝疾患，血液疾患，神経疾患，神経筋疾患または代謝異常（糖尿病含む），免疫抑制剤内服中の児の場合には重症化に注意する

1 疾患概念

　インフルエンザウイルスは飛抹感染が感染経路と考えられ，潜伏期間は1～7日である．特に接近した場所で一定時間接触する場合に伝播することが多く，家庭内や学校などで伝播することが知られている．

　診断は臨床症状および地域の流行状況を参考に，接触歴を考慮し疑い，迅速抗原検査を行う．季節性インフルエンザでは感度80～90％であるが，新型インフルエンザ（2009H1N1）では感度が低い可能性があると言われている．発熱6時間以内に採取しても偽陰性が多いという報告があるので，採取時間のタイミングによって，結果を解釈する必要がある．

　季節性インフルエンザの入院は4歳未満が多く，ほとんどがけいれん重積，異常行動，脳炎，脳症である．日本ではインフルエンザ脳症が数多く報告されている．**意識障害，けいれん重積での来院時に脳症を念頭に診療を行う**．一方，新型インフルエンザでは幼児，学童の入院が多く，大多数は肺炎である．

　下気道への新型インフルエンザウイルスの親和性はマウスへの感染実験でも確認されている．呼吸状態が悪化する症例の多くは発熱24時間以内に呼吸窮迫症状をきたし，入院となる．鋳型肺炎を起こすことも多い．初発症状として自覚的な症状としては呼吸困難，胸痛であり，他覚的な症状としては酸素飽和度低下と呼吸音の左右差である．まれではあるが，心筋炎が報告されており，循環の評価と心音の評価を必ず行っておく．

2 症状／所見と検査

A）臨床症状

- 急激な高熱，咽頭痛，関節痛，全身倦怠感，下痢，腹痛，嘔吐も認めることがある．

- 多呼吸，呼吸困難，意識障害，けいれん重積がある場合は重症と考える．

B）検査

- インフルエンザ迅速抗原検査
- 脳症を疑う場合には血液ガス，血算，凝固系検査，血清BUN，Cre，電解質，アンモニア，血糖，乳酸，ピルビン酸，CK，血清浸透圧，尿検査，頭部CT，脳波，頭部MRI（呼吸循環状態が安定してから）．
- 肺炎の場合には血液ガス，血算，血清BUN，Cre，電解質，血糖，CRP，喀痰培養，胸部X線写真（可能であれば2方向）．
- 新型インフルエンザ感染症では好中球優位の白血球上昇と，中等度のCRP上昇を認めることが多い．

3 診断基準

- インフルエンザ迅速抗原検査で陽性．亜型診断はPCR法で確定診断を行う

  急性脳症：定義『インフルエンザに伴う急性の意識障害』
  来院時JCS20以上の意識障害が持続していた場合には確定診断する．血液検査，脳波，頭部CT，MRIにより診断を補足する．
  急性呼吸不全：定義『酸素投与下でも酸素化が改善されない場合』

A）重症化させないための実際の治療法

- 初期治療で何よりも重要なことは**ABCDEが安定しているかどうか**である．ABCDEのなかで不安定なものがあった場合には介入をし，正常化するように心がけ，その次の評価・治療を行う．
- 抗インフルエンザ薬：新型インフルエンザに対して，オセルタミビルとザナミビルは有効であるが，アマンタジンには耐性を認めている．WHOのガイドラインではオセルタミビルの投与により肺炎のリスクが減少し，入院の必要性が減ると述べられている．呼吸困難を訴える患者，肺炎患者，脳症患者を重症として，重症患者全例に対しオセルタミビルが第一選択となっている．2010年10月から小児にも承認された静注剤であるペラミビル（ラピアクタ®）は，内服困難なけいれん重積症例や呼吸不全の症例には良い適応である．
- 小児ではライ症候群のリスクを考慮し，アセチルサリチル酸，ジクロフェナク（ボルタレン®など），メフェナム酸（ポンタール®など）は避ける．

  ノイラミニダーゼ阻害薬の役割は季節性インフルエンザで周知されている有熱期間の短縮ではなく，重症化や死亡を防止することにある．従来ノイラミニダーゼ阻害薬の投与が避けられてきた妊婦，1歳未満の乳児の治療もWHOのガイドラインでは推奨している．

B）肺炎の治療

酸素投与を行っても酸素需要，呼吸苦が持続している場合，意識障害があった場合には挿管人工呼吸管理へと移行する（図1）．呼吸管理が自施設でできない場合には他施設へ搬送を考慮する．喘息発作を合併している場合にはステロイドの投与を行う．また二次性の細菌性感染を考慮する場合は，肺炎球菌，黄色ブドウ球菌，インフルエンザ菌をターゲットに治療を行う．

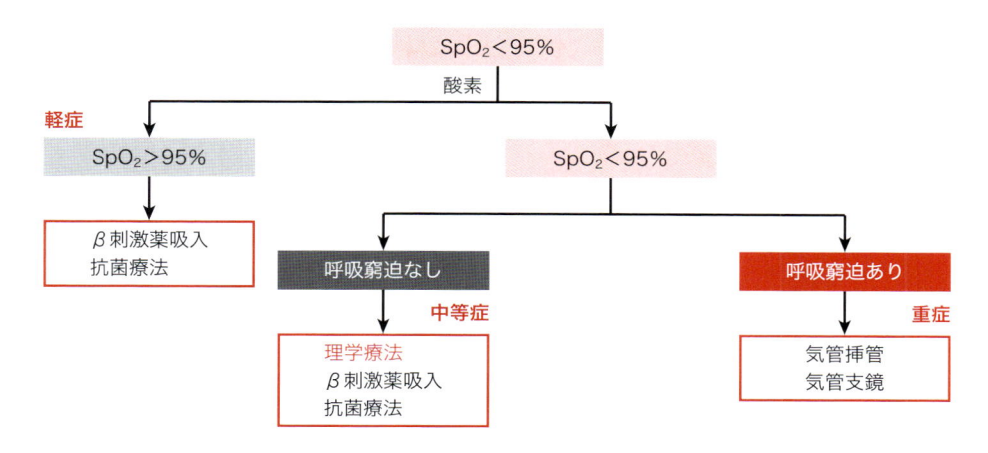

図1 インフルエンザ肺炎への対応

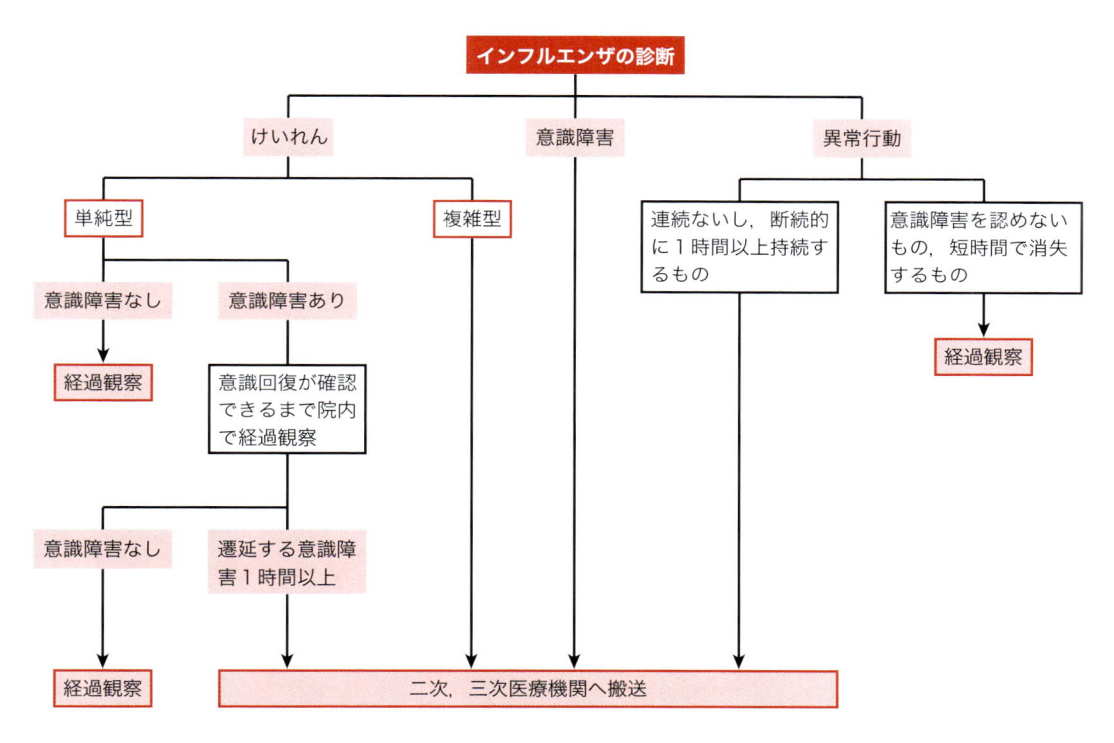

図2 インフルエンザ脳症の初期対応
文献1より引用

C）脳症の治療

　　インフルエンザ脳症は5歳以下の乳幼児に多く発症し，意識障害が急速に進行する．**無治療であった場合，予後は著しく不良で死亡率は30％である**．二次三次医療機関への搬送を適切に行う（図2）．当院におけるけいれん重積の初期対応を図3に示す．経過観察中の支持療法として，①呼吸循環の安定化，②脳圧亢進症状の把握，③厳密な体温管理が重要である．

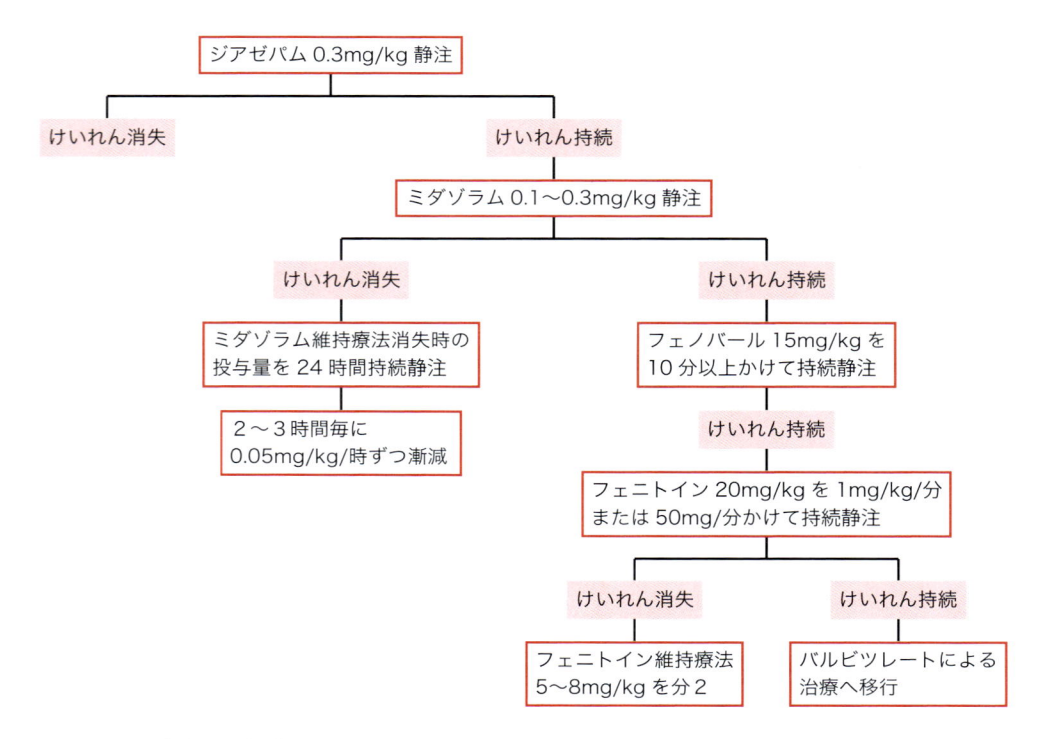

```
                    ジアゼパム 0.3mg/kg 静注
                           │
         ┌─────────────────┴─────────────────┐
      けいれん消失                         けいれん持続
                                              │
                                  ミダゾラム 0.1〜0.3mg/kg 静注
                                              │
                         ┌────────────────────┴────────────────────┐
                      けいれん消失                               けいれん持続
                            │                                       │
                 ミダゾラム維持療法消失時の                フェノバール 15mg/kg を
                 投与量を 24 時間持続静注                  10 分以上かけて持続静注
                            │                                       │
                    2〜3 時間毎に                              けいれん持続
                    0.05mg/kg/時ずつ漸減                           │
                                                   フェニトイン 20mg/kg を 1mg/kg/分
                                                   または 50mg/分かけて持続静注
                                                              │
                                              ┌───────────────┴───────────────┐
                                          けいれん消失                    けいれん持続
                                               │                              │
                                       フェニトイン維持療法           バルビツレートによる
                                       5〜8mg/kg を分 2                治療へ移行
```

図3　けいれん重積への対応
ミダゾラムはけいれんに対して保険適用外であり，保護者に説明を行ったうえで投薬を行う

> ⚠ **アート面の知識や考え方**
> - 一側性の無気肺や肺炎を診た際，新型インフルエンザ感染を疑うことが重要である．
> - 心音・呼吸音の聴診が重要である．左右差がある場合には重症化する可能性があることを視野に呼吸器管理がすぐにできる環境下に搬送をする．
> - 脳症は多くが24時間以内に発症する．肺炎による呼吸不全も24時間以内が多い．発症からの経過時間も重症化予測に役立つ．
> - 発症早期で迅速検査が陰性の場合も，上記の可能性を保護者によく理解していただき，タイミングを逃すことなく再診させるようにする．

さらに学びたいときに役立つ文献

1) 「インフルエンザ脳症のガイドライン」（厚生労働省　インフルエンザ脳症研究班）
   http://idsc.nih.go.jp/disease/influenza/051121Guide.pdf
2) 「新型インフルエンザ　診療ガイドライン（第1版）」（日本感染症学会　新型インフルエンザ対策委員会・診療ガイドラインワーキンググループ）
   http://www.kansensho.or.jp/
3) 植田育也：小児インフルエンザ重症肺炎・ARDSの診療戦略　2009年9月30日版．日本小児科学会雑誌，113：1501-1508，2009

第3章 見逃すと危険な疾患・外傷

緊急度 ★★★　頻度 ★☆☆

5 急性心筋炎

岩佐充二

重症疾患を見逃さないためのポイント

❶ 気道症状，消化器症状が混在する循環器不全症状を見逃さないために，常に心筋炎に留意すること

❷ 急性心筋炎を疑った場合は胸部X線検査で心拡大の有無，心エコー検査で心収縮低下の有無，心電図で不整脈，虚血の有無を確認し，判断に迷いがある場合は小児循環器専門医にコンサルトすること

❸ 心電図，心筋トロポニンT，CKは病初期に正常範囲内であることがある

1 疾患概念

　小児の致死性心筋炎の頻度は10万人中0.46人との報告があり，頻度は少ないが突然状態が悪くなってから，診断されることも多い．

　急性心筋炎の病態は心収縮力の低下と不整脈である．**救急では脱水との鑑別に苦慮し，心筋炎の診断が遅れることがあり注意が必要である．**

　原因は**ウイルス感染**が多く，日常臨床上遭遇するあらゆる種類のウイルスが小児期心筋炎を起こす．便，尿，血液，気道分泌物のウイルス分離を行う．

A）原因ウイルス

- エンテロウイルス感染症の頻度が高い．
- アデノウイルスによる心筋炎は2型，5型が多い．
- コクサッキーウイルスによる心筋炎は重症になりやすい．
- その他サイトメガロウイルス，マイコプラズマ，クラミジア，インフルエンザウイルス，単純ヘルペスウイルス，EBウイルス，RSウイルス，パルボウイルスB19，肺炎球菌，髄膜炎菌などによっても心筋炎が発症する．

B）小児期急性心筋炎の病型分類

　発症状況，心筋障害の部位，程度により3つに分類される．

1）アダムス・ストーク型

　この型は心停止ないしは心室細動による心原性の循環停止が脳虚血の原因となり意識障害，けいれんで発症し，通常前駆症状より発症までの期間は半日から3日と短く急激な経過をとる．しかし心拍出量の変化は軽度であり，駆出率の低下は非発作時にはみられずほぼ正常の70％程度である．発作時の心電図の調律の変化は著明である．発作時以外は変化が少ないこともある．また無症状で，いきなり徐脈，心停止で発症する場合がある．これは心筋炎で心

筋障害よりも先に刺激伝導系が障害をうけ発症するタイプである．この型は少ない．

2）発作性頻拍型

動悸を主訴とし脈拍数200回／分を越えるような頻脈，胸痛，蒼白などにて発症する特徴がある．前駆症状より発症まで7〜14日と期間が長い傾向にある．心電図変化では上室性頻脈が特徴的である．駆出率の低下は少なく報告でも60％程度の低下にとどまる．この型はまれである．

3）ポンプ失調型

心拍出量の低下による心不全症状にて発症し，病初期より駆出率の低下が特徴であり50％以下となる．進行した場合30％以下になる．心電図ではT波，ST波の変化をきたす．前駆症状から発症までの期間は3〜5日間である．この型が多い．

2 症状・所見と検査

A）臨床症状

急性心筋炎の特徴的な症状はない．72％が先行感染の症状で発症する．発熱，頭痛，咽頭痛，咳，筋肉痛などの上気道炎症状（50％）や，嘔吐，下痢，腹痛などの消化器症状（33％）が混在し発症する．そのため病初期に，先行感染だけの症状の場合心筋炎の診断は困難である．経過を見ているうちに，数日以内に心症状が出現する．**いつもと違う急性上気道炎，腸炎の場合，常に心筋炎を疑い，早く心筋炎を発見する必要がある．**

心症状は動悸，頻脈，呼吸困難（多呼吸，チアノーゼ，陥没呼吸），乏尿，胸痛，失神，けいれん，ショック，浮腫，脈の不整などが多い．そして**筋肉痛，体が痛い，末梢冷感，立てなくなった，トイレで倒れた場合など**は**重症心不全**の症状で，超緊急に対応が必要で，見逃してはいけない症状である．**乳幼児の場合，顔色不良，嘔吐，体が痛いなどの症状は特に要注意である．**

急性心筋炎の特徴的な症状は無いが，嘔吐が乳幼児の心不全であることが多い．

B）臨床所見

心不全の症状：**毛細血管再充満時間（CRT）の2秒以上の延長**は重要な所見である．末梢冷感，末梢の脈が触れにくい，尿量減少，低血圧，チアノーゼ，陥没呼吸，浮腫，肝腫大，多汗などがある．

聴診所見としては微弱心音，ギャロップリズム，洞性頻脈，洞性徐脈，不整脈，僧房弁逆流による収縮期雑音，心膜摩擦音などがある．

C）検査所見

上記の症状，所見から心筋炎を少しでも疑う場合には以下の検査を行う（表）．

3 診断

循環不全があり，心拡大があり，心収縮低下があれば急性心筋炎と診断する．判断に迷いがある場合はすぐに小児循環器専門医にコンサルトすること．急性期早期には心筋シンチグラフィ，心筋生検は必ずしも行わなくてもよい．特殊な病態の場合は必要となる．

4 重症化させないための実際の治療法（図）

心筋炎が疑われたら，**まず小児救命救急管理が可能な施設に速やかに搬送する**．治療の基

表　急性心筋炎の検査

	注意すべき所見	頻度
血液	心筋トロポニンT，CK，CK-MB 病初期には正常	
胸部X線	心拡大，CTR 0.55以上 劇症型心筋炎の発症直後は心拡大がまだない	72%
心電図	ST-T変化　V5,V6のT/R比が0.3以下の場合T波の平低化	95%
	低電位	39%
	心室性期外収縮	22%
	心室内伝導障害	12%
	異常Q波	46%
	完全房室ブロック	25%
	発作性上室頻拍，心室頻拍，心室細動	12%
心エコー	左室収縮率低下，LVEF 0.6以下 左室心筋壁の肥厚 房室弁逆流，心外膜貯留	

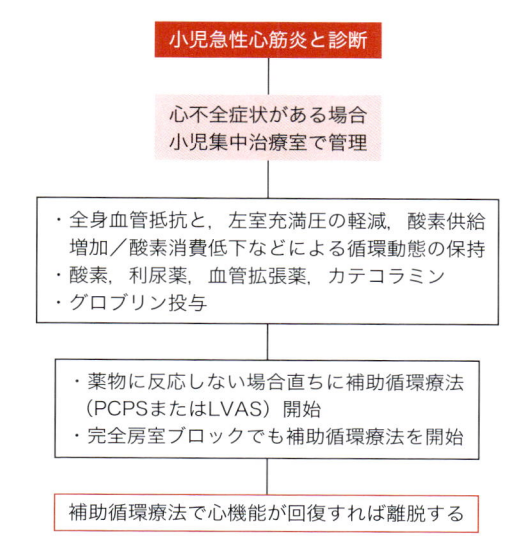

図　急性心筋炎と診断してから治療するまでの流れ

小児急性心筋炎と診断

↓

心不全症状がある場合 小児集中治療室で管理

↓

- 全身血管抵抗と，左室充満圧の軽減，酸素供給増加／酸素消費低下などによる循環動態の保持
- 酸素，利尿薬，血管拡張薬，カテコラミン
- グロブリン投与

↓

- 薬物に反応しない場合直ちに補助循環療法（PCPSまたはLVAS）開始
- 完全房室ブロックでも補助循環療法を開始

↓

補助循環療法で心機能が回復すれば離脱する

本は，全身血管抵抗と，左室充満圧の軽減，酸素供給増加／酸素消費低下などによる循環動態の保持である．利尿薬，血管拡張薬，カテコラミンを使用する．劇症型や重症例に対しては呼吸管理と心肺補助循環を併用する．急性心筋炎には発症から急激な経過をたどり，不幸な結果になってしまう劇症例がある．劇症型の心筋炎はきわめて致命率が高いが，補助循環装置を使い，数日間心機能の回復を待つことにより救命できる．中枢神経合併症もなく急性心不全を乗り切ると予後は良好である．

A）大量免疫グロブリン療法

免疫グロブリンによる治療は1年後の左心機能と生存率を有意に改善するとの報告がある．しかし，大規模臨床試験による有効性は実証されていない．ただし，成人に比し，この療法による有効性は小児例ほど大きい感触があり，多くの患者で試みられる傾向にある．

B）免疫抑制薬

成人と同様，免疫抑制療法の明らかな治療効果は実証されていない．

C）抗ウイルス療法

プレコナリル，リバビリンの有効性の報告はあるが日本では一般的には使用されていない．

D）補助循環

劇症型心筋炎での心原性ショックや重症不整脈に対して，早期の心肺補助循環（percutaneous cardiopulmonary support：PCPS）が有用と考えられ，小児期でも積極的な使用が勧められる．

急性心不全支持療法：利尿薬，血管拡張薬，カテコラミンを使用開始時にはPCPSの準備を行い，目覚ましい改善が得られない場合は，躊躇しないでPCPSを開始する．心肺停止の状態になり，胸骨圧迫で脳循環が保たれている場合もPCPSを直ちに実施する．症例によって，extracorporeal membrane oxygenation（ECMO），左心補助装置（LVAS）を併用する場合もある．左心室の完全な安静を保つためLVASを行う場合もある．IABPはバルーンサイズや拡大のタイミングなどの問題があるため，乳幼児での効果は成人ほど得られない．大腿動静脈の血管径が細く下肢阻血が懸念される症例では，バイパスを設置するか，胸骨正中切

開で，送血管・脱血管を上行大動脈・右房に直接挿入して実施する．PCPS導入は成熟新生児以上で，小児心臓外科医が行う．管理にあたっては，慎重な集中管理が基本である．補助循環療法を行っても改善しない場合何日間補助循環療法を行えるかであるが，PCPSは長くても10～14日程度である．LVASは体重20kg以下にできる植え込み型のデバイスはない．あれば心移植が必要になるが，現状ではなかなか困難である．

5 ピットフォール

血液検査：白血球数増加，CRP軽度上昇を認める場合があるが先行感染の所見によるものか区別できない．CKの上昇は30％程度に認められ，CKの上昇が無いからといって，心筋炎を否定できない．CK-MB，トロポニン，ミオグロビンが上昇する場合もある．心筋炎の場合心筋梗塞と比べこれらの上昇の程度，頻度は少ない．

急性心筋炎と脱水との鑑別に注意しなければいけない．CRTが延長して末梢循環不全があり，点滴をしても改善しない場合は心収縮の低下を疑い，直ちにX線検査，心エコー検査を施行する．

! アート面の知識や考え方

- **小児期心筋炎における診断法と有用性評価において**
  手技が有効，有用であるというエビデンスがあるか，あるいは見解が広く一致している：クラスⅠは該当なし．
  エビデンス，見解から有用，有効である可能性が高い：クラスⅡaは心筋生検，心エコー図，心電図，心筋トロポニン，シネMRがある．シネMRは施行できる施設であれば状態が許せば診断が可能である．
  見解から有用性，有効性がそれほど確立されていない：クラスⅡbは99mTc，ピロリン酸シンチグラフィ，67Gaシンチグラフィである．
- **小児期心筋炎の治療と有効性評価において**
  クラスⅠは補助循環療法である．
  クラスⅡa急性心不全支持療法：利尿薬，血管拡張薬，カテコラミンであった．
  クラスⅡb：ステロイド，大量免疫グロブリン，リバビリン，抗不整脈薬である．
- 急激に症状が進行し，さらに特別な検査法がない．診断されたときには重篤な状態であることも多い．このようなときには保護者は常に冷静ではない．急性心筋炎を疑うこと，診断することは一般小児科医にも要求される．PALS講習を経験し，プロバイダーになるとより系統的に診断ができる．治療に関しては補助循環療法が可能な施設に小児循環器専門医に任せるべきである．

さらに学びたいときに役立つ文献
1）『循環器病の診断と治療に関するガイドライン（2008年度合同研究班報告）』急性および慢性心筋炎の診断・治療に関するガイドライン（2009年改訂版）
http://www.j-circ.or.jp/guideline

第3章 見逃すと危険な疾患・外傷

緊急度 ★★★　頻度 ★☆☆

6 致死的不整脈

岩佐充二

重症疾患を見逃さないためのポイント

❶ 意識消失発作，けいれんのあった児の不整脈を見逃さない

❷ 家族歴に突然死，不整脈，難聴の有無に注意する

❸ 不整脈の診療においては，血行動態が保たれているかが大事で，頻脈性不整脈でショック状態や意識レベルの低下を認めるようなら積極的に直流通電による治療を行う

1 疾患概念

- 心臓以外の疾患が原因で全身状態が重篤になったときに致死的不整脈が生じる場合がある．これは救急の現場でしばしば経験される．救急を担当する医師はPALSの概念で緊急に対応することが必要である（第2章-1参照）．
- 心臓以外に疾患はなく，先天性心疾患もなく，いきなり不整脈，意識消失発作，けいれんで来院する致死性不整脈がある．てんかんのとき不整脈を鑑別すること．
- 先天性心疾患があって，致死性不整脈がある場合はフォローしている小児循環器医のコンサルトが必要である．
- 学校検診心電図で発見され，無症状であるが，致死的な不整脈が予知される場合がある．

2 症状・所見と検査

A）臨床症状

　　不整脈の症状は年長児以上でないと，的確な自覚症状の表現は難しいが，一般的には**動悸**（ドキドキする，脈が飛ぶ，ドクンと感じるなど），**胸痛，めまい，失神**などである．胸痛ではなく，**腹痛**として訴える場合もある．低年齢の場合は，発見は他覚的な所見によることが多い．一番重篤なのは，**心停止，チアノーゼ，失神，意識消失**である．特に運動時の意識消失は危険を伴うことがあるので，不整脈，特に**QT延長症候群**を念頭に置いた精査が必要である．乳児の頻脈では**ミルク飲みの低下，活気の低下，ぐったりする**といった形で見つかることも多い．期外収縮では，脈の不整を検診や風邪の診療などでたまたま指摘されることが多い．

B）検査

　　自覚症状の有無や失神の有無の確認や，突然死の家族歴の聴取を行う．心エコー検査にて器質的要因の有無を一度は見ておくべきである．学童期以上では，運動負荷を行うとよい．また，連発の有無や好発時間帯の評価にはホルター心電図検査も症例に応じて行う．

3 診断

診断には**心電図**が必須である．

4 各不整脈の特徴

A）上室期外収縮

基礎心疾患のない場合は概ね予後は良好であり，臨床的意義に乏しい．特殊な状況の場合を除き，治療・精査の必要はない．

B）心房細動

心房細動は心房が高頻度（250回/分以上）に統率なく不規則・多源性に興奮する状態である．心疾患のない孤立性心房細動はきわめてまれで，通常は基礎心疾患があって心房負荷や心房拡大・線維化などを伴っているなど病的な心房においてみられる．したがって病歴や検査を通して背景にある基礎疾患を明らかにすることが重要であり，小児循環器専門医にコンサルトする．

C）心房粗動

心房粗動は心房レートの高い（＞240回/分）きわめて規則的な上室頻拍と定義される．最も多くみられる通常型では粗動時の心房は約300回/分，房室伝導は2：1で心室の心拍数は150回/分程度の心電図が典型的であるが粗動波（F波）がQRSに重なるために診断がつかず，心拍数150回/分の上室頻拍と誤って診断される場合がある．若年者では運動時など房室伝導が良好になると1：1伝導となって心拍数は300回/分にもなり血圧低下・失神などの重篤な症状を呈する場合がある．血行動態が不安定な場合はDCが必要であり，安定している場合も心室のレートコントロールが必要である．

D）上室頻拍

心拍数の程度は160〜220回/分のものが多く，新生児・乳幼児では，250回/分を超える頻拍もある．

1) リエントリーを機序とする頻拍

①房室回帰性頻拍（AVRT）：WPW症候群で代表され，小児上室頻拍の大半を占める．頻度は，1歳以下で90％，2〜10歳で60〜65％，10歳以上で70％を占める．QRS波の後に明瞭な逆伝導によるP波を確認できる．ATPによりAVブロックで停止する．

②房室結節回帰性頻拍（AVNRT）：AVRTについで多い．頻度は，1歳以下で10％以下，2〜10歳で20〜30％，10歳以上で20％程度である．通常型の場合，QRS波とP波は重なり確認しづらい．ATPによりAVまたはVAブロックで停止する．頻拍中房室ブロックが出現しても頻拍が持続することがある．

2) 自動能亢進を機序とする頻拍

①異所性心房頻拍（AT）：比較的多く小児の上室頻拍の15％を占めるといわれる．P波形が正常洞調律時と異なる．ATPで停止させることはまれである．

治療は頻拍のタイプにより異なるが，血行動態が不安定な場合はDCを行い，安定している場合はATP，ベラパミルがよく使用される．

E）心室期外収縮，特発性非持続性心室頻拍

非持続性心室頻拍の定義は心室拍数100〜120回/分以上の心室期外収縮の3連発以上ま

たは30秒以上連続しない心室期外収縮の連発をいう．比較的予後良好な症例も多い．動悸，失神などの症状を訴える例や，長期間心室頻拍が持続すると心不全になる例は厳重な管理，治療が必要である．治療法は心電図波形などのタイプと発作を停止させるのかと予防するのかにより異なる．

F）特発性持続性心室頻拍

持続性心室頻拍は心室拍数が100〜120回/分以上の心室頻拍が30秒以上持続するものをいい，若年者ではQRS波形が右脚ブロック・左軸偏位（RBBB＋LAD）型のものが比較的多い．

血行動態が不安定な場合には緊急にDCショックを行う．血行動態が不安定でなければ解離速度の速いNaチャネル遮断薬（リドカインやメキシレチンなど）を静注する．

G）多形性心室頻拍，無脈性心室頻拍，心室細動

心室細動は，致死的不整脈で，放置すれば死亡する．先天性心疾患術後，心筋炎，心筋症などに伴って発症することが多いが，明らかな心疾患を伴わないで起こる場合（特発性）がある．無脈性心室頻拍（pulseless VT）は脈拍を触知しない心室頻拍であり有効な循環を維持し得ない不整脈であり，心室細動と同様に扱う．多形性心室頻拍は頻拍中のQRS波形に多形性を認める頻拍で，多くは非持続性で自然停止するが，時に心室細動に移行する．

QT延長を伴わない多形性心室頻拍は，心筋炎，心不全，ショックなどの心機能低下に伴って起こる場合が多いが，この場合は心室細動への前駆的不整脈といえる．明らかな心疾患を伴わず起こる多形性心室頻拍（特発性）の代表的なものに，Brugada症候群（後述），カテコラミン誘発多形性心室頻拍（catecholaminergic polymorphicventricular tachycardia：CPVT）がある．急性期治療は図を参照．

H）QT延長症候群

QT延長症候群は，QT時間の延長によりtorsades de pointesが誘発され，失神や突然死を起こす可能性のある疾患である．学校検診ではBazettの式（QT時間／√先行RR時間）でQTcを計算し，QTcが0.45以上の場合，心拍数が75以上のときは0.5以上をQT延長と判断している．そしてSchwartsの診断基準にて判定する（表）．

一見QTがやや長め程度でも，運動時やホルター検査にて明らかとなる例もある．失神の有無や家族歴の突然死の有無が非常に大事であり，疑わしいものは専門施設に紹介すべきである．

I）Brugada症候群

Brugada症候群とは，心電図で右側胸部誘導のV1，V2，V3を中心に，特異なST上昇所見と不完全右脚ブロックパターンの所見を示し，心室細動を主とした心室性不整脈により失神や突然死するという症候群である．有意な心内構造異常は認められず，主に40歳代の男性に多く，心室性の不整脈発作は安静時にみられることが多い．まだ小児の症例数が少ないことから経過観察が必要である．

J）徐脈

原因として，洞徐脈，洞機能不全，房室ブロックなどがある．徐脈により循環動態が破綻する場合は，硫酸アトロピンの静注やイソプロテレノールの持続静注，または一時的ペーシングを行う．

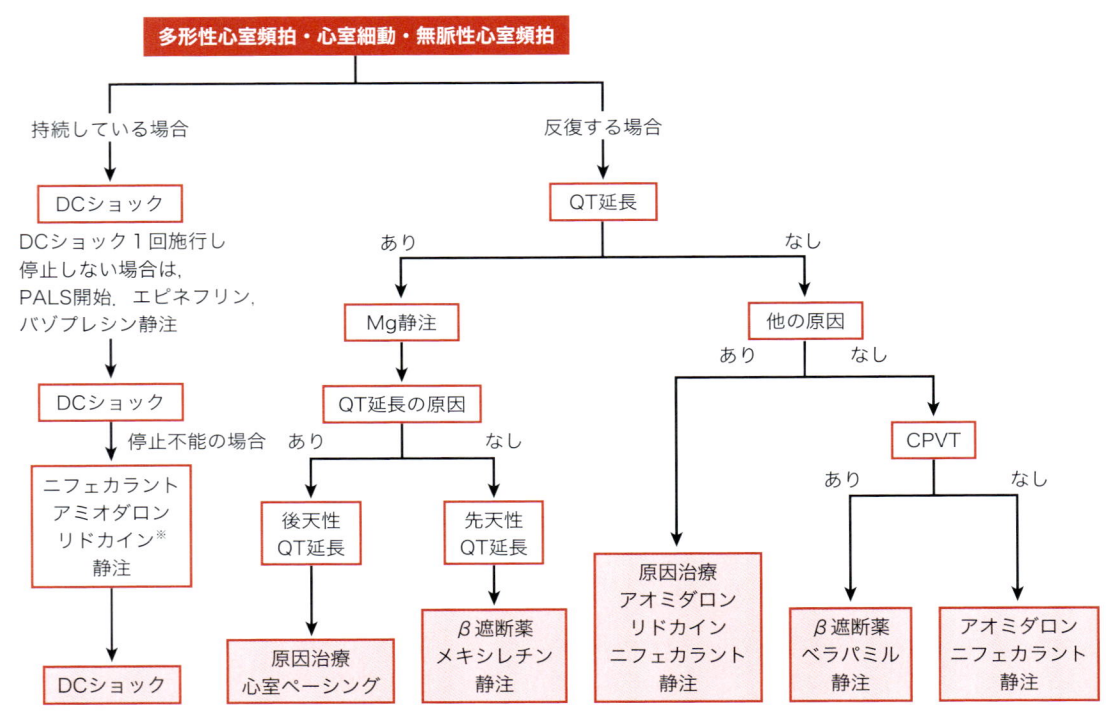

図　多形性心室頻拍・心室細動・無脈性心室頻拍：発作時の治療

```
多形性心室頻拍・心室細動・無脈性心室頻拍
├─ 持続している場合
│   └─ DCショック
│       DCショック1回施行し
│       停止しない場合は，
│       PALS開始，エピネフリン，
│       バゾプレシン静注
│       └─ DCショック
│           └─ 停止不能の場合
│               └─ ニフェカラント
│                   アミオダロン
│                   リドカイン※
│                   静注
│                   └─ DCショック
└─ 反復する場合
    └─ QT延長
        ├─ あり
        │   └─ Mg静注
        │       └─ QT延長の原因
        │           ├─ あり：後天性QT延長 → 原因治療　心室ペーシング
        │           └─ なし：先天性QT延長 → β遮断薬　メキシレチン静注
        └─ なし
            └─ 他の原因
                ├─ あり → 原因治療　アミオダロン　リドカイン　ニフェカラント静注
                └─ なし
                    └─ CPVT
                        ├─ あり → β遮断薬　ベラパミル静注
                        └─ なし → アミオダロン　ニフェカラント静注
```

※第2選択として

表　QT延長症候群の診断基準（文献2より改変）

	ポイント
1．心電図所見	
A. Bazett法補正によるQT間隔	
≧0.48	3
0.46〜0.47	2
0.45（男子）	1
B. torsades de pointes*	2
C. T波交互脈	1
D. 3誘導以上でのnotched T波	1
E. 年齢不相応の徐脈	0.5
2．臨床症状	
A. 失神*	
ストレス時	2
非ストレス時	1
B. 先天性聾	0.5
3．家族歴	
A. definite LQTSの家族歴	1
B. 30歳未満の突然死	0.5

算定法（診断法）：≧4ポイント；high probability（or definite），2〜3ポイント；intermediate probability，≦1ポイント；low probability
*；torsades de pointesと失神は同時に算定してはいけない

5 よく使用される薬物

- **ATP（アデホス®）** 0.1〜0.3mg/kg/dose max 20mg 一気に静注．遅いとだめ．繰り返し使える．一時的に徐脈になり気持ち悪くなることに注意．気管支喘息，虚血性心疾患には禁忌．
- **ペパラミル（ワソラン®）** 0.1mg/kg 5分以上で静注，内服3〜6 mg/kg 分2
- **ジゴキシン** 0.005〜0.01mg/kg／日 分2 静注は内服の2／3くらいがいい．＊急速飽和例 0.01mg/kg内服，8〜12時間ごとに0.01mg/kgの追加を2回．これでtotal 0.03mg/kgの飽和になる．以後12時間後より0.005mg/kg
- **徐脈治療薬：硫酸アトロピン** 0.01〜0.02mg/kgの静注　**イソプロテレノール**持続静注 0.005〜0.1μg/kg／分．少量より漸増．

6 ピットフォール

意識障害，てんかんと診断されていた児で不整脈だったということがある．
プールで溺れて，蘇生されて搬送された場合はQT延長症候群のことがある．

！ アート面の知識や考え方

- 患児や保護者は不整脈があると言われるとひどく心配される．不整脈には全く心配のいらないものから治療が必要なものまであることを説明し，適切に指導する．
- 期外収縮は，基礎疾患を伴わないものは問題のないものが多い．
- 逆に心筋症，心筋炎に伴う不整脈，特に，心室頻拍は致命的になる可能性がある．発作性上室性頻拍は，通常問題ないことが多い．
- WPW症候群では，小児ではまれではあるが突然死の可能性がある．
- QT延長症候群は，致死的な不整脈となりうるため，厳格な治療，運動管理が必要となる．
- 徐脈性不整脈では，Adams-Stokesを起こすものかどうかによるが，ペースメーカー治療を行ったものは決して予後は悪くはない．
- 乳幼児突然死症候群で死亡した児の10％ほどがQT延長症候群の遺伝子があると診断されている．

さらに学びたいときに役立つ文献
1) 小児不整脈の診断・治療に関する検討委員会：小児不整脈の診断・治療ガイドライン．日本小児循環器学会雑誌，2000
2) Schwartz, P. J., Moss, A. J., Vincent, G. M., et al. : Diagnostic criteria for the long QT syndrome. An update. Circulation, 88 : 782-784, 1993

第3章 見逃すと危険な疾患・外傷

緊急度 ★★★　頻度 ★☆☆

7 喉頭蓋炎

小松充孝

重症疾患を見逃さないためのポイント

❶ 好発年齢は2〜8歳であり，クループ症候群の好発年齢より高い

❷ 上気道閉塞が進行すると，気道を確保するため座位を好み，下顎を突出させ頸部を伸展させる特徴的な体位（sniffing position）をとる

❸ 検査は喉頭蓋炎の診断のために必須のものではなく，呼吸窮迫症状が明らかであれば気道の確保を最優先とする

❹ 興奮，啼泣などにより気道が完全閉塞する可能性があるため，不用意な刺激を与えない

1 重症疾患を見逃さないための考え方・根拠

　救急外来において小児の喉頭蓋炎は遭遇する頻度が少なく，小児で上気道閉塞症状をみた場合の診断として疾患頻度からウイルス性クループを頭に浮かべやすい．**ウイルス性クループの多くは予後良好であるが，喉頭蓋炎は気道確保が必要となることが多いため両者を鑑別することは重要である**．両者の鑑別には症状や経過，患児が重症感を呈しているかどうかなどが参考になるが，両者を鑑別する前に最も大切なことは，**気道の開通が維持できているかどうか**を判断することである．喉頭蓋炎でもウイルス性クループでも気道の開通が困難であれば気道の確保が最優先とされるからである．

2 疾患概念

- 主に細菌感染によって喉頭蓋および周辺組織（被裂軟骨，被裂喉頭蓋襞）が腫脹し，急速進行性の上気道閉塞症状が出現する．
- 好発年齢は2〜8歳であり，Hibワクチン導入前の米国では3歳に発症のピークが認められていた．
- 感染経路として摂食などによって傷ついた喉頭蓋への細菌の直接浸潤と喉頭蓋への血流感染が考えられている．
- さまざまな病原微生物が報告されている（表1）が，本邦では*Haemophilus influenzae* **type b (Hib)** によるものが最多であり，Hibワクチン※MEMO によって予防できる疾患である．

表1　小児喉頭蓋炎の病原微生物

細　菌	***Haemophilus influenzae* type b（最多）** *Haemophilus influenzae* type A, typeF, nontypeable strains *Haemophilus parainfluenzae* *Streptococcus pneumoniae* *Staphylococcus aureus* *Moraxella catarrhalis* *Klebsiella pneumoniae* *Escherichia coli* *Pseudomonas aeruginosa*
ウイルス	Herpes simplex virus type 1 Varicella zoster virus Parainfluenza virus type 3 Influenzae B virus
真　菌	Candida

※MEMO　Hibワクチン

欧米では1980年代から臨床応用されるようになり喉頭蓋炎を含む侵襲性Hib感染症は激減した．1997年にはWHOがHibワクチンの定期接種を勧告するに至った．長年本邦への導入が待ち望まれてきたが2008年12月から任意接種として導入された．近年，本邦では侵襲性Hib感染症は増加傾向を示しており，今後は早期の定期予防接種化が望まれる．

3 症状・所見と検査

A）臨床症状

- 突然の発熱，強い嚥下痛が出現し24時間以内に3つのDと呼ばれる**嚥下困難（dysphagia），流涎（drooling），呼吸困難（distress）**が出現する．
- 気道閉塞が進行すると患児は狭窄した上気道を少しでも拡げようと座位を好むようになり，下顎を突き出し，頸部を伸展させるような**特徴的な体位（sniffing position）**をとる．
- 患児は呼吸を維持するのに必死の様子であり，不安げな表情をみせ，発声はふくみ声（muffled voice）となり，toxicな印象を示すようになる．
- 啼泣や興奮によって腫大した喉頭蓋が声門にはまり込み，気道が完全閉塞する．
- ウイルス性クループにみられる犬吠様咳嗽，嗄声を認めることは少ない．

B）検査

- **検査はあくまで補助的**なものであり，呼吸窮迫が明らかであれば気道の確保が優先される．
- 表2，図1に参考となる検査を示す．

4 診断基準

- 確定診断は発赤・腫脹した喉頭蓋を直視下に，または間接喉頭鏡や内視鏡を用いて確認することによる．

表2 喉頭蓋炎の検査

項目		所見
血液検査	血算（分画含む） 生化学的検査	核の左方移動を伴う白血球増多 CRP上昇
培養検査	血液培養 喉頭表面の擦過培養（気道確保後のみ）	約70％で起因菌の検出あり 半数程度で起因菌の検出あり
画像検査	単純X線喉頭側面像（図1） 内視鏡検査	喉頭蓋の親指状腫大（thumb sign） 下咽頭腔の拡大 喉頭蓋のサクランボ状の発赤・腫大

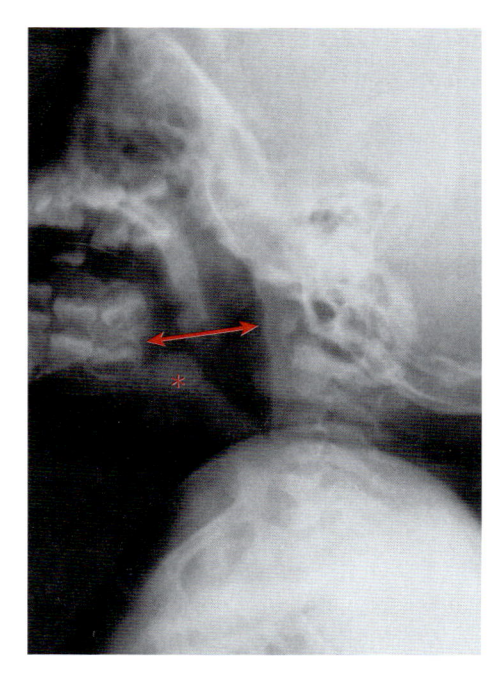

図1 単純X線喉頭側面像
下顎を突出させており，腫大した喉頭蓋陰影（＊），下咽頭腔の拡大（→）を認める

5 重症化させないための実際の治療法

- 図2に喉頭蓋炎を疑った場合の初期対応をフローチャートで示す．
- 治療の中心は適切な気道確保と原因微生物に対する抗菌薬療法であり，**気道の確保を第一に考える．**
- 患児を啼泣，興奮させることによって腫脹した喉頭蓋，被裂喉頭蓋襞周囲の組織が声門にはまり込み，または喉頭攣縮，分泌物によって気道が完全に閉塞し，致死的経過をたどる可能性がある．そのため親から引き離す，仰臥位にさせる，舌圧子を用いての口腔内診察や気道確保前の静脈路確保など，**患児を刺激する行動は厳に慎まなければならない．**

A）気道確保

- 使用する挿管チューブは年齢から予想されるサイズ（年齢/4＋4 mm）より0.5〜1.0 mm

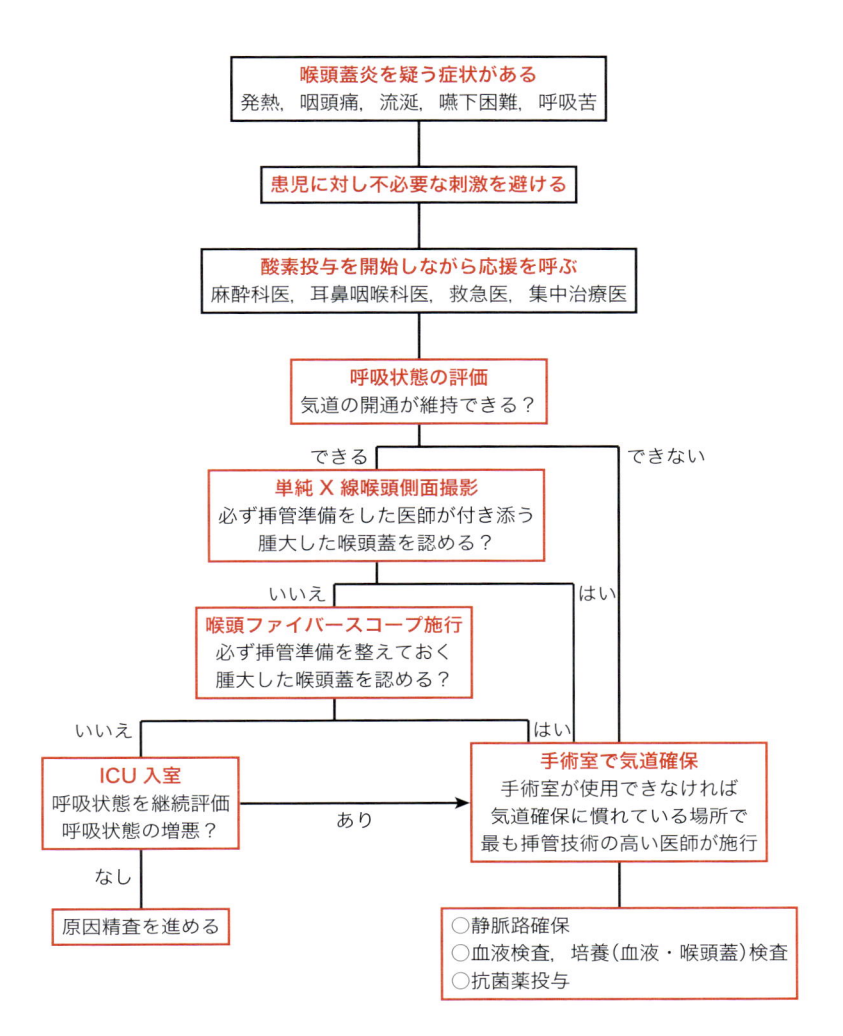

```
喉頭蓋炎を疑う症状がある
発熱，咽頭痛，流涎，嚥下困難，呼吸苦
              ↓
患児に対し不必要な刺激を避ける
              ↓
酸素投与を開始しながら応援を呼ぶ
麻酔科医，耳鼻咽喉科医，救急医，集中治療医
              ↓
呼吸状態の評価
気道の開通が維持できる？
    できる ↙         ↘ できない
単純X線喉頭側面撮影
必ず挿管準備をした医師が付き添う
腫大した喉頭蓋を認める？
    いいえ ↙         ↘ はい
喉頭ファイバースコープ施行
必ず挿管準備を整えておく
腫大した喉頭蓋を認める？
    いいえ ↙         ↘ はい
ICU入室                手術室で気道確保
呼吸状態を継続評価      手術室が使用できなければ
呼吸状態の増悪？ ─あり→ 気道確保に慣れている場所で
    なし ↓              最も挿管技術の高い医師が施行
原因精査を進める
                        ○静脈路確保
                        ○血液検査，培養（血液・喉頭蓋）検査
                        ○抗菌薬投与
```

図2　喉頭蓋炎疑い症例に対する初期対応フローチャート

表3　挿管チューブサイズの目安

年齢	挿管チューブサイズ（mm）	
	喉頭蓋炎	標準
〜6カ月	3.0	3.5〜4.0
6カ月〜3歳	3.5	4.0〜4.5
3〜5歳	4.0	5.0
5歳以上	4.5	5.5

細いチューブを使用する（表3）．
◦ 挿管不能時は**12歳以下の小児では輪状甲状間膜穿刺**を施行し，**12歳以上では輪状甲状間膜切開**を施行する．
◦ 輪状甲状間膜穿刺を施行する場合，14Gや16Gの静脈留置針を使用する．静脈留置針の外筒を留置後，内径3.0 mmの挿管チューブのスリップジョイントを外筒に接続し，ジャクソンリース回路を用いて100％酸素の投与を行う．

表4　小児喉頭蓋炎に対する抗菌薬投与量

抗菌薬名	製品名	投与量（mg/kg/回）	投与方法（回/日）
セフトリアキソン	ロセフィン®	50	1～2
セフォタキシム	セフォタックス® クラフォラン®	50	3～4
メロペネム	メロペン®	20～40	3

- 事故抜管は致死的となりうるため，気道確保後は集中治療室など厳重な監視ができる病室で十分量の鎮静薬を使用し，必要なら筋弛緩薬も用いて不動化に努める．
- 抜管時期は治療開始2～3日後に喉頭蓋の腫脹が改善していること，および挿管チューブ脇からのリークが十分にあることを確認して決定する．

B）薬物療法
- 本邦での起因菌の大多数がHibであり，βラクタマーゼ陰性アンピシリン耐性菌（BLNAR）が増加していることを考慮して抗菌薬を選択する（表4）．
- 抗菌薬は臨床症状をみながら計7～10日間の投与を行う．
- ステロイドの有効性は証明されていない．

6 ピットフォール

- 喉頭蓋炎の重症度はさまざまであり，小児でも気管挿管を回避できる症例は存在する．しかし気道確保の有無によって死亡率に明らかな差があるため**気管挿管による気道確保を積極的に考えるべき**である．
- 確実な気道確保ができれば，予後は良好である．

⚠ アート面の知識や考え方

- 喉頭蓋炎は気道確保に高度な技術を要し，また呼吸窮迫は進行性に悪化するため，初療医師に過度な緊張を与える．**緊張感は患児や保護者を刺激することにつながるため，落ち着きをもって振る舞うように努める**．また普段から喉頭蓋炎を疑った場合の対応を関係各科（麻酔科医，耳鼻咽喉科医，救急集中治療医）と協議しておき，初療医師一人で対応することなくチームとして対応することが重要である．
- 酸素マスクを口元に当てるなどといった非侵襲的な処置でも，突然マスクを当てるなど説明なく行えば患児を刺激することにつながる．また年齢が高い児童は自分の置かれた状況に対して強い不安を感じているため，医療者は**今後行う処置などを患児に対して不安を煽らないようにやさしく説明する必要がある**．また付き添いの保護者は突然の出来事に困惑している場合が多い．保護者の不安が患児に伝わると，患児の緊張が高まるため，**穏やかに患児に声をかけてもらうなど患児を緊張させないようにしてもらう**．
- 発症初期の発熱と強い咽頭痛だけで救急外来を受診し，流涎や嚥下困難などを認めない患児もいると思われる．診察した患児が安定していても，保護者に対して単に大丈夫とだけ伝えるのでは不十分であり，流涎の出現や呼吸苦の出現など，**初診時に認められなかった**

症状の出現や状態の変化を認めた場合，必ず連絡するか，再診するように伝えなければならない．保護者はいつもと違う何らかの変化を感じ取って救急外来を受診していることが多く，ここでのコミュニケーション不足は後に重大な問題を引き起こすことがあるからである．

さらに学びたいときに役立つ文献

1) Fleisher, G. R.：Infectious Disease Emergencies. Textbook of Pediatric Emergency Medicine. 5th eds, p783, Lippincott Williams & wilkins, Philadelphia, 2006
2) Cherry, J. D.：Epiglottitis（Supraglottitis）. Textbook of Pediatric Infectious Disease. 6th eds, P244, W B Saunders, Philadelphia, 2009

第3章 見逃すと危険な疾患・外傷

緊急度 ★☆☆
（急性喉頭蓋炎，細菌性気管炎は★★★）

頻度 ★★★

8 クループ症候群

黒木春郎

重症疾患を見逃さないためのポイント

❶ 呼気性喘鳴を呈する児をみた場合，常に急性喉頭蓋炎を考慮する

❷ 急性喉頭蓋炎は初診時には「重症のクループ」という印象である．呼吸困難と全身状態の不良が著明である

❸ 重症疾患は当初多くは軽微な症状であり，急激に進行しうる

1 重症疾患を見逃さないための考え方・根拠

- **クループ症候群**とは，**急性喉頭気管気管支炎**，**急性喉頭炎**，**痙性クループ**の総称である．初期に鑑別を要する重症疾患は主に**急性喉頭蓋炎**である．他に重症疾患として，**細菌性気管炎**，咽後膿瘍，喉頭浮腫などがあげられる．いずれも頻度は少ない疾患であり，症例の経験を重ねて習熟することはできない．臨床現場で常に念頭に置いておく必要がある（表）．
- 重症であるかの要諦は，**上気道閉塞の度合い**である．すなわち，吸気性（時に呼気にも聴取される）喘鳴，チアノーゼなど呼吸困難症状の見極めである．
- 上記の重症疾患は当初は軽微な症状であり，以降急速に進行することが多い．呼吸障害の出現に関して保護者へ注意を喚起しておく．

※MEMO ①重症の目安は，上気道閉塞の程度，すなわち喘鳴の強度である．外来で強い喘鳴を認めたときには，すぐに重症上気道閉塞を考える．そのなかでも急性喉頭蓋炎を念頭に置く．
②呼気性喘鳴を認めたとき，常に急性喉頭蓋炎を念頭に置く．それ以外のクループ症候群はおおむね予後良好である．呼吸障害の強い例では急性喉頭蓋炎を考えた初期治療を要する．咽頭鏡での診察は行わず，患児を刺激せず，まず麻酔科医，耳鼻科医の手配を行う．そのうえで気管挿管を施行する．

2 疾患概念

- 「クループ」の語源は"to cry aloud"とされる．クループの定義は喉頭部の炎症に伴う気道閉塞症状とされ，吸気性喘鳴，咳嗽，嗄声を主症状とする．クループ症候群の概念は，若干の異同はあるが本稿では参考文献1に従い，急性喉頭気管気管支炎，急性喉頭炎，痙性

表　クループ症候群・上気道閉塞疾患の分類

		起因微生物	原因	緊急性	頻度	治療
クループ症候群	・急性喉頭気管気管支炎	パラインフルエンザウイルス	アレルギー素因	低	高	dexamethasone 内服，対症療法
	・急性喉頭炎			低	高	
	・痙性クループ			低	高	
重症上気道閉塞疾患	・急性喉頭蓋炎	Hib		きわめて高い	まれ	気管挿管，抗菌薬投与
	・細菌性気管炎	S. aureus	急性喉頭気管気管支炎の重症例と考えられる	きわめて高い	まれ	気管挿管ないし気管切開，抗菌薬投与

クループの総称とする．臨床的には，以下に述べるように重症疾患の鑑別が肝要であり，この三者の厳密な鑑別の優先順位は高くはない．急性喉頭気管気管支炎，急性喉頭炎はウイルス感染により，多くはパラインフルエンザウイルスが病原である．RSウイルス，インフルエンザウイルスも原因となるが，この2つはほとんど予後良好である．痙性クループはアレルギー素因のある児にみられる．症状は前二者と同様である．反復することが特徴である．重症化はまれである．

- 急性喉頭蓋炎は喉頭蓋の著明な腫脹をきたす，主に *Haemophilus influenzae* type b（Hib）による感染症である．Hib は喉頭蓋局所と血液から分離される．すなわち Hib による全身感染症と考える．初診時に急性喉頭気管気管支炎の重症例（細菌性気管炎）との鑑別は困難である．

- クループ症候群での重症例には，細菌性気管炎があげられる．主に *Syaphylococcus aureus* による，他 non-typable *H. influenzae*, *S. pneuoniae*, *S. pyogenes* による気管壁全般の炎症である．気管の狭窄が広範囲に及び，著明な呼吸困難をきたす．気管挿管では対処不能の場合もあり，その際は気管切開を要する．急性喉頭気管気管支炎の細菌感染合併による重症化と考えられる．

- 他に，初診時に同様の症状をきたす疾患として，咽後膿瘍，喉頭浮腫，異物などがあげられる．いずれも鑑別疾患として念頭に置いておく．

3 症状・所見と検査

- 急性喉頭気管気管支炎，急性喉頭炎，痙性クループでは吸気性喘鳴，犬吠様咳嗽がみられる．X 線写真上正面像での pencil sign，喉頭の腫脹を認めるが，その診断的意義は低い．X 線写真撮影は重症例での急性喉頭蓋炎との鑑別に必要な場合もあるが，撮影時には確実な気道確保の準備が必要である．X 線写真撮影の救急現場での優先順位は低いと考える．重症例での診断には，気管挿管時，喉頭蓋を直視下に確認することが確実である．参考文献 3 には重症例の剖検例の写真が掲載されている．

- 急性喉頭蓋炎は主に *Haemophilus influenzae* type b（Hib）による全身感染症である．喉頭蓋の著明な腫脹がみられ，上気道閉塞による呼吸障害をきたす．菌血症を伴い，全身状態も不良となる．発症は急激で当初は典型的な症状がみられないこともある．吸気性喘鳴，流涎，頸部過伸展をきたし，犬吠様咳嗽はまれである．できるだけ患児を刺激しない姿勢

```
              ┌─────────────────┐
              │  吸気性喘鳴      │
              │  犬吠様咳嗽      │
              └────────┬────────┘
           ┌───────────┴───────────┐
    呼吸障害強い                 呼吸障害弱い
           │                       │
   ┌───────▼────────┐       ┌──────▼──────┐
   │ 緊急性は高い．入院 │       │  外来診療    │
   └───────┬────────┘       └──────┬──────┘
           │                       │
   ┌───────▼──────────┐     ┌──────▼──────┐
   │ 急性喉頭蓋炎をまず考える │     │ クループ症候群 │
   │ （細菌性気管炎も鑑別）   │     └──────┬──────┘
   └───────┬──────────┘            │
           │                  ┌──────▼──────────┐
   ┌───────▼──────────┐       │ ○dexamethasone 内服 │
   │ ○麻酔科医・耳鼻科医を招集 │       │ ○急変時の指示        │
   │ ○気管挿管の準備          │       └─────────────────┘
   └──────────────────┘
```

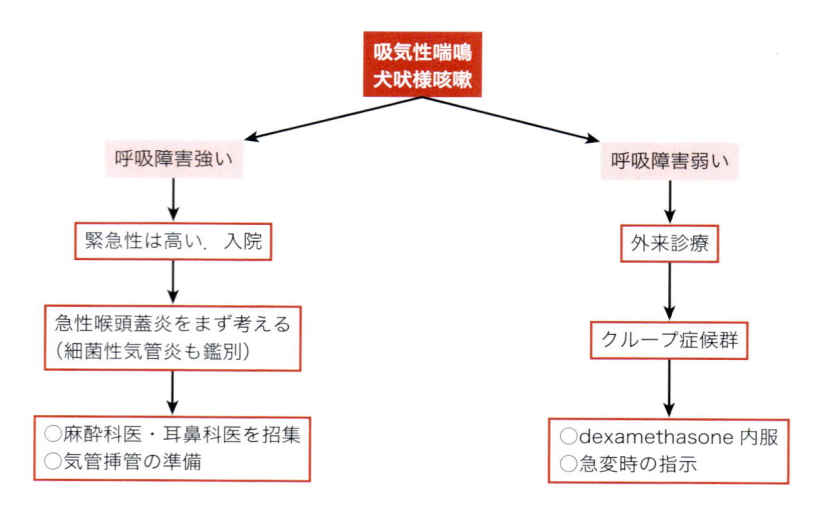

図1　呼吸障害時の治療アルゴリズム

をとらせ，処置前に前述の体制を敷くことが必須である．呼吸困難の強い例に咽頭鏡での舌根沈下を伴う診察は禁忌である．また，仰臥位での診察も避ける．急性喉頭蓋炎では仰臥位での死亡が多いと報告されている．X線写真上喉頭蓋の腫脹thumb signを認めるが，X線写真撮影の適応は限られたものである．すなわち，喉頭蓋炎であってもthumb signを認めない場合もある．X線写真撮影は救急現場では通常は必要ではない．

○ 細菌性気管炎は気管壁全般に剥脱した上皮がみられ，広範囲に及ぶ狭窄をきたす．喉頭レントゲンでは気管内に剥脱した上皮（気管壁からはがれるようにみられる）を認める．喉頭展開時に気管内に上皮の剥脱，肥厚，分泌物を確認できる．喉頭蓋は腫脹していない．X線写真は確定診断上必須ではない．

4 診断基準

○ 急性喉頭気管気管支炎，急性喉頭炎，痙性クループは臨床症状から明らか．急性喉頭蓋炎は臨床症状に加えて，喉頭鏡直視下での腫脹した喉頭蓋の確認と血液培養が必要である．細菌性気管炎の診断も喉頭鏡直視下での所見が優先される．

5 重症化させないための実際の治療法（図1）

○ 急性気管喉頭気管支炎，急性喉頭炎，痙性クループであれば，すなわち明らかに呼吸障害は軽微であれば，dexamethasone 0.15 mg/kgを1回投与とされる．参考文献3ではdexamethasone 0.6 mg/kgの1回投与を推奨している．いずれもデカドロン®エレキシル0.01％で1.5～6 mL/kgとかなりの量である．経験的には本邦ではdexamethasone 0.15 mg/kgで十分と考える．デカドロン®エレキシルは内服困難な場合もあり，比較的大量の1回投与では嘔吐してしまう場合もある．上記量を1日量として分2～3として処方し，そのうち2～3回分をまず飲んでもらうのが実際的かと思う．dexamethasone早期より投与するべきとされる．早期ステロイド投与は重症化を防ぐとされる．外来治療可能な例で

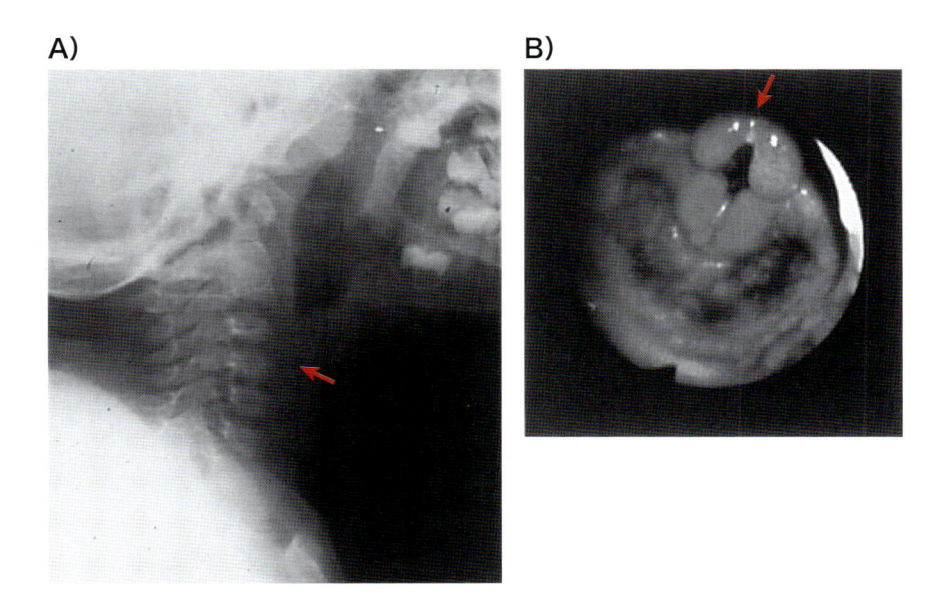

図2　喉頭蓋炎　腫大した喉頭蓋
腫大した喉頭蓋を矢印で示す

あれば通常抗菌薬は不要である．

> ※MEMO ③呼吸困難が軽微である通常のクループ症候群では，早期の経口 dexmethasone 投与が望ましい．

- 呼吸障害の強い例，進行例，チアノーゼ，不穏の例は，急性喉頭蓋炎の鑑別を考慮に入れ入院加療とする．救急外来では，まず不要な処置を避け，麻酔科医，耳鼻科医を呼び出し気管挿管の準備をする．その後点滴確保などの処置を行う．呼吸困難の鑑別は，上記の体制を敷いた後に考察する．すなわち，急性喉頭蓋炎，細菌性気管炎，咽後膿瘍，ほか上気道閉塞の機序などを考える．
- 急性喉頭蓋炎では気管挿管が必須，そのうえで抗菌薬投与を行う．日本におけるHibの抗菌薬感受性の現状は，欧米に比してBLNARの多いこと，セフォタキシム（CTX）の感受性はやや低下の傾向がみられることが特徴である．したがって初期治療ではセフトリアキソン（CTRX）ないしメロペネム（MEPM）が選択薬剤であろう．

6 ピットフォール

①急速な上気道閉塞の進行：重症例も当初は軽微な症状のことがある．
②急性喉頭蓋炎：喉頭X線写真では必ずしも否定できない．
③細菌性気管炎：気管挿管では対応不能の場合がある．

!アート面の知識や考え方

- 医師として初めて遭遇する疾患の診断は，誰でも戸惑う．そのときにその疾患の存在に思い至ることが診断の端緒となる．
- 自験例を紹介する．あるとき，救急外来に呼ばれると著明な吸気性喘鳴の児が座っていた．すでに喉頭側面のX線写真が撮影されていて（本来緊急の適応ではないが），喉頭部のorientationがよくわからない写真である．この写真から急性喉頭蓋炎とは診断できなかった．「重症のクループ」というのが第一印象である．しかし，これはもしかしたら「急性喉頭蓋炎」ではないかと考え，耳鼻科医と麻酔科医に来てもらった．麻酔科医が気管挿管を行い腫脹した喉頭蓋を見せてくれた．このときが筆者の経験した初めての症例であった．その症例の喉頭部所見を図2に示す．筆者は当時卒後5年目であった．その後何例か症例を経験する機会はあったが，二度目以降は診断に躊躇することはなくなった．まれな疾患では，まず疑うことが必要であると思い至った次第である．
- 保護者へは，急性喉頭蓋炎などが疑われる呼吸障害の強い例では，**とにかく緊急である旨を話す．上気道閉塞の急激な経過を話し，迅速な対応が必要であることを伝える**．処置のため救急室へ患児を入れる場合，処置の経過を適宜保護者へ伝えることが望ましい．現場で看護師ないし医師の誰かがその役割を担当する．保護者にとって，救急外来で突然子どもが処置に入ることは，急に子どもを奪われたような感覚をきたす．医療側では保護者との連絡役を決め，経過を適宜示し，処置が落ち着いた後に患児と面会してもらう．処置中に保護者を立ち会ってもらうことに関して議論はあるだろうが，筆者はあえて立ち会わせることなく，適宜経過を説明することで意思疎通は図れると考える．
- 通常のクループ症候群の場合もまれではあるが急激に増悪することもあり得る．外来では**急激な増悪の場合の対処，その地域での救急受診の方法などを話しておく**．

さらに学びたいときに役立つ文献

1) Cherry, J. D.：Croup in Feigin and Cherry's Textbook of Pediatric Infectious Diseases 6th ed. (edited by RD Feigin et al.), p.254, Saunders Elsevier, Philadelphia, 2009
2) Roosevelt, G. E.：Acute Inflammatory Upper Airway Diseases. In Nelson Textbook of Pediatrics 18th ed. (Edited by RM Kliegmean, et al), p.1762, Saunders Elsevier, Philadelphia, 2007
3) パラインフルエンザウイルス感染症．「最新感染症ガイド・アトラス　日本版Red Book ATLAS」（米国小児科学会／編，岡部信彦／監），p.176, 日本小児医事出版社，2010

第3章 見逃すと危険な疾患・外傷

緊急度 ★★☆　頻度 ★★★

9 細気管支炎

浜田洋通

重症疾患を見逃さないためのポイント

❶ 診断されていない心疾患の心不全による喘鳴ではないか

❷ 生後3カ月未満は要注意：無呼吸はないか

❸ 低出生体重児および慢性肺疾患・先天性心疾患・神経疾患を有する児は年長児でも要注意

1 重症疾患を見逃さないための考え方・根拠

細気管支炎は乳児や若年幼児に好発する下気道感染症であるが，呼吸障害が重度の場合，期を逸せず適切な呼吸管理を行う必要がある．**人工呼吸管理**となる児のほとんどは**生後3カ月未満**あるいは，**先天性心疾患・神経疾患を有する児・低出生体重児，特に慢性肺疾患**を有する児であり，これらが重症化するリスクファクターといえる（表1）．

また喘鳴を呈する疾患の鑑別（表2）のなかで，**左右シャントの先天性心疾患による心不全**がある．このタイプの先天性心疾患は**酸素投与で心不全が悪化する**ので，特に注意が必要である．この場合，胸部X線検査がカギとなる．

2 疾患概念

定義は細気管支の炎症を主とする下気道感染症である．臨床現場で細気管支の炎症を証明することは難しい．明確な診断基準はなく，主として2歳未満で，鼻汁・咳に引き続いて**喘鳴・呼吸困難**を呈する下気道感染症として臨床診断する．原因病原体はウイルスであり，RSウイルス，メタニューモウイルス，ボカウイルス，インフルエンザウイルス，パラインフルエンザウイルス，アデノウイルスなどが報告されている．実際に最も頻度が多く，重症化の危惧があるのが**RSウイルス**である．メタニューモウイルスは臨床症状がRSウイルスと類似しているため，臨床症状だけで鑑別はむずかしい．春先から夏に流行するので，この時期の細気管支炎でRS迅速検査が陰性なら可能性が高くなる．同時期に流行する感染症にボカウイルスがある．2009H1N1インフルエンザウイルスの乳児での臨床症状はまだ十分わかっていない．年長児では急激に進行する呼吸困難，片側性の無気肺，呼吸音減弱が特徴である．

3 症状，所見と検査

発症時は鼻水と咳，発熱の上気道炎の症状であるが2～3日後に，呼気性の喘鳴・咳，種々

表1　細気管支炎のリスクファクター

1. 早産児（37週未満），低出生体重児
2. 生後3カ月未満
3. 慢性肺疾患を有する児
4. 21トリソミーの児
5. 左右シャントの先天性心疾患を有する児
6. 低緊張や嚥下に問題を持つ神経疾患の児
7. 免疫不全状態にある児
8. 先天性に気道の構造的問題を有する児

表2　乳児の喘鳴の鑑別疾患

1. ウイルス細気管支炎
2. 他の病原体（細菌・マイコプラズマ・クラミジアなど）の下気道感染
3. 喉頭気管軟化症
4. 異物
5. 胃食道逆流
6. 心不全
7. 血管奇形（血管輪, pulmonary sling）
8. アレルギー反応
9. 腫瘍（縦隔や気管原発の囊胞）
10. 食道気管瘻
11. 囊胞性線維症（cystic fibrosis）

表3　細気管支炎の重症化の指標

1. 哺乳量が通常の半分以下，咳き込み嘔吐増加
2. 酸素飽和度＜95％
3. 呼吸数＞70回/分
4. 心拍数＞180回/分
5. 呼吸困難が強い：尾翼呼吸，陥没呼吸，呻吟
6. 表1のリスクファクターを有する

の程度の呼吸困難を呈する．聴診するとcracklesと呼気時のwheezesを認める．病日5〜6を境に軽快してくることが多いので，診察時の病日も重要である．横になってもすぐ起きる，咳き込んで嘔吐する，哺乳がいつもの半分以下といった病歴，乳児で呼吸数70回/分以上，心拍数180回/分以上といったバイタルは呼吸苦が強いことを示唆し，呼吸状態の評価・聴診を慎重に行う．酸素飽和度（SpO_2）95％未満も要注意の指標である（表3）．白血球数は軽度上昇の症例が多く，白血球分画では好中球が40〜50％，CRPは軽度陽性例が多いが重症度とは相関しない．RSウイルス迅速検査が普及しており，この感度・特異度は約90％である（入院者のみ保険適応）．他のウイルス（インフルエンザウイルス以外）は現在，迅速検査の手段はない．一部に細菌感染症を合併する場合もあるので入院を要する重症者では喀痰培養をとっておく．胸部X線では肺の過膨張，線状・斑状の陰影，種々の大きさの無気肺を見ることもあるが所見は一定しない．心拡大がないか確認し，心疾患の鑑別に留意すべきである．

4 診断基準

表2に鑑別疾患をあげる．前述したが，左右シャントの先天性心疾患は酸素投与で心不全が悪化するので，この鑑別はしっかり行う．

5 重症化させないための実際の治療法

基本的には支持療法である．外来では，鼻汁吸引を行う．**自宅でも鼻吸い器や保護者の口で，鼻水をまめに吸引してあげるよう指導する．起坐位や抱っこで，呼吸が楽な姿勢をとるよう指導する**．去痰薬を処方する．初期治療で抗菌薬は基本的には無効である．喀痰の塗抹

あるいは培養の結果，細菌感染の合併が推測される際に投与する．気管支拡張を目的とした β刺激薬は，気管支平滑筋が未熟な低年齢児の場合，その効果は実証されていない．

　低年齢であればあるほど早めに入院加療とする．呼吸数，呼吸状態，酸素飽和度が入院の指標となる（表3）．よく観察できるベッドに入院させ，呼吸心拍モニターを装着する．原則的にはSpO$_2$ 95％未満で酸素投与を行う．RSウイルス感染症では肺間質に水分の漏出があるので輸液を含めた水分摂取量を維持量より控えめとする．加湿したうえで鼻汁吸引を行う．β刺激薬吸入，エピネフリン・ステロイド・抗アレルギー薬，いずれもその効果について評価は一定していない．

6 ピットフォール

　酸素投与と適切な吸引を行っても酸素飽和度が95％以上を保てず，呼吸努力が強い場合，陽圧換気を考慮する．この時点で人工呼吸管理の可能な施設に紹介する．マスクによる非侵襲的陽圧換気，新生児や早期乳児では経鼻の持続陽圧呼吸（nasal CPAP）が用いられることもある．非侵襲的陽圧換気でも低酸素血症が改善しないなら気管挿管して管理する．

　もうひとつの人工呼吸の適応は無呼吸がある場合である．無呼吸にともない，SpO$_2$の低下が頻回にみられるなら人工呼吸の適応である．

! アート面の知識や考え方

- 有効な薬剤はなく支持療法が主体となる．その点を保護者によく説明する．外来通院や入院で付き添いの場合は水分・ミルクを少しずつ飲ませること，体位，吸引が大切であることをよく理解していただく．吸引処置の際，保護者に吸引の方法を指導すると実際的である．
- 呼吸困難があり，水分・ミルク摂取が不十分で，発熱があると，ある程度の脱水があることが多い．脱水の評価を適切に行い，輸液計画をたてる．受診時体重が前回測定値と比してどうか，母子手帳で確認するとよい．
- 低出生体重児の場合，慢性肺疾患の評価はされているか，喉頭気管軟化症はなかったか，動脈管開存を含めて心疾患はないか，新生児科入院時の情報が大切である．前医に連絡を取って情報収集する手間をいとわない．

さらに学びたいときに役立つ文献

1) Zorc, J. J., Hall, C. B.：Bronchiolitis: Recent evidence on diagnosis and management. Pediatrics, 125：342-349, 2010
2) Yanney, M., Vyas, H.：The treatment of bronchiolitis. Arch Dis Child, 93：793-798, 2008
3) Bush, A., Thomson, A. H.：Acute bronchiolitis. BMJ, 335：1037-1041, 2007
4) Smyth, R. L., Openshaw, P. J. M.：Bronchiolitis. Lancet, 368：312-322, 2006

第3章 見逃すと危険な疾患・外傷

緊急度 ★★☆　頻度 ★★★

10 気管支喘息

松原知代

重症疾患を見逃さないためのポイント

❶ 発作程度の判定はSpO₂など1項目だけでなく，症状と診察所見，総合的に判断して治療を開始し，治療の反応性を常に判定して反応不十分な場合は追加治療し，改善しても十分に経過観察を行う

❷ 合併症と鑑別診断の見落としに注意する

1 疾患概念

　気管支喘息は，発作性に笛性喘鳴を伴う呼吸困難を繰り返す疾患であり，発生した呼吸困難は自然ないし治療により軽快・治癒するが，ごくまれに致死的である．発作時の臨床症状は，気管支平滑筋収縮，粘液貯留および気道粘膜浮腫による末梢気道閉塞によって出現する．本態は慢性の気道炎症であり，好酸球，リンパ球および肥満細胞などが浸潤して炎症を惹起している気道炎症と，平滑筋過形成や基底膜の肥厚などによる**気道のリモデリング**（組織再構築）を主体とする．持続する気道炎症によって気道過敏性が亢進する．これらの組織学的変化は乳幼児期から始まっている．喘息発症・増悪には，個体因子（アトピー素因，遺伝子多型など）と環境因子（ダニなどのアレルゲン，受動喫煙，感染など）が関与する．

2 症状・所見と検査

A）臨床症状

　発作性に反復する**呼気性喘鳴**と**呼吸困難**が典型である．**乳幼児は呼吸困難を訴えられないので，不快感や苦痛を伴った努力呼吸を呈するものを含める**．「ゼイゼイする」，「咳がひどくて苦しい」，「明け方に咳がでて起きる」，「寝かすと苦しがる」，「横に寝られない」，「運動すると咳がでる」，「騒ぐと咳がでる」，「冷たい空気を吸うと咳がでる」などに注意する．発作がひどくなると興奮状態となり意識消失することもある（表1）．

B）検査

1）病歴聴取

現病歴：現在の治療状況，症状出現の時期，契機（発熱などの感染症，食物などのアレルゲン，運動など），夜間の睡眠状況，運動や騒いだり大笑いしたときの咳の悪化，周囲の感染症（RSウイルス，インフルエンザウイルス，マイコプラズマなど）

既往歴：同様のエピソードの既往，喘鳴，下気道感染症（喘息性気管支炎や肺炎など）の罹患，アトピー性皮膚炎やアレルギー性鼻炎などのアレルギー歴

表1　発作強度の判定基準

		小発作	中発作	大発作	呼吸不全
呼吸の状態	喘鳴	軽度	明らか	著明	減少または消失
	陥没呼吸	なし～軽度	明らか	著明	著明
	呼気延長	なし	あり	明らか※	著明
	起坐呼吸	横になれる	座位を好む	前かがみになる	
	チアノーゼ	なし	なし	可能性あり	あり
	呼吸数	軽度増加	増加	増加	不定
覚醒時における小児の正常呼吸数の目安		＜2カ月＜60/分　2～12カ月＜50/分　1～5歳＜40/分　6～8歳＜30/分			
呼吸困難感	安静時	なし	あり	著明	著明
	歩行時	急ぐと苦しい	歩行時著明	歩行困難	歩行不能
生活の状態	話し方	一文区切り	句で区切る	一語区切り	不能
	食事の仕方	ほぼ普通	やや困難	困難	不能
	睡眠	眠れる	時々目を覚ます	障害される	
意識障害	興奮状況	正	やや興奮	興奮	錯乱
	意識低下	なし	なし	ややあり	あり
PEF	（吸入前）	＞60%	30～60%	＜30%	測定不能
	（吸入後）	＞80%	50～80%	＜50%	測定不能
SpO₂（大気中）		≧96%	92～95%	≦91%	＜91%
PaCO₂		＜41 mmHg	＜41 mmHg	41～60 mmHg	＞60 mmHg

判定のためにいくつかのパラメーターがあるが，全部を満足する必要はない．
※多呼吸のときには判定しにくいが，大発作時には呼吸相は吸気相の2倍以上延長している．
注）発作強度が強くなると乳児では肩呼吸ではなくシーソー呼吸を呈するようになる．呼気，吸気時に胸部と腹部の膨らみと陥没がシーソーのように逆の動きになるが，意識的に腹式呼吸を行っている場合はこれに該当しない．
（文献1より）

家族歴：両親や兄弟のアレルギー歴

2）診察

意識レベル，顔色，陥没呼吸，鼻翼呼吸および起坐呼吸などの呼吸困難を示す他覚所見が重要で，バイタル（体温，呼吸数，脈拍数，SpO₂，血圧）測定し，多呼吸や頻脈に注意する．胸部聴診上，肺野全体に呼気時の乾性ラ音と呼気延長が典型であり，他に呼吸音減弱，湿性ラ音がないかを注意する．感染症を契機にした喘息発作時には，湿性ラ音も聴取される．苦しくてair entryが低下すると喘鳴が聴取できないことがあるので，必ず深呼吸させて聴診する．正常では吸気時に正常肺胞音が聴取されるはずである．深呼吸のできない幼児ではメモ用紙などを吹かせる．

3）胸部X線検査

肺過膨張所見（肺透過性亢進，横隔膜低位・平坦化，肋間開大など）が特徴である．肺炎，無気肺，air leak syndrome（気胸，縦隔気腫，皮下気腫など）の併発に注意する．

4）血液検査など

一般血液検査（白血球数と分画，CRPや電解質など）とIgE，大発作や呼吸不全の場合は動脈血血液ガス，併発感染症の有無（RSウイルスやインフルエンザウイルス迅速テスト，マイコプラズマや肺炎クラミジア抗体など）を検査する．
SpO₂は簡便で有用だが，末梢循環不全時には信頼できず，また大発作や呼吸不全を疑った

表2　小児における喘鳴の鑑別診断

	急性喘鳴	反復性喘鳴
乳児 （2歳未満）	・急性細気管支炎 ・気管支炎・肺炎 ・食物アレルギーによるアナフィラキシーなど ・クループ ・気道異物	・乳児喘息 ・喉頭・気管軟化症 ・慢性肺疾患（新生児期の呼吸器障害後） ・先天異常による気道狭窄（血管輪など） ・胃食道逆流症 ・閉塞性細気管支炎 ・心不全
幼児 （2〜5歳）	・気道異物 ・食物アレルギーによるアナフィラキシーなど ・クループ ・腫瘍による気道圧迫（縦隔腫瘍など）	・喘息 ・慢性肺疾患（新生児期の呼吸器障害後） ・気管支拡張症 ・胃食道逆流症 ・閉塞性細気管支炎 ・先天性免疫不全症（反復性呼吸器感染）
学童期以降	・気管支炎 ・肺炎 ・肺結核 ・肺塞栓症・肺浮腫 ・腫瘍による気道圧迫（縦隔腫瘍など） ・気道異物	・声帯機能異常 ・心因性咳嗽 ・鼻炎・副鼻腔炎 ・過敏性肺臓炎 ・アレルギー性気管支肺アスペルギルス症 ・サルコイドーシス

文献2より

場合には血液ガス分析で$PaCO_2$を測定する．発作時には過呼吸となって$PaCO_2$は低くなるので$PaCO_2$値が正常の時にはCO_2が貯留する傾向にあると考えて注意が必要である．

3 診断基準

病歴聴取と診察所見から診断は難しくない．しかし気管支喘息が未診断の喘息初回発作の場合や乳幼児では鑑別診断が必要である（表2）．

4 重症化させないための実際の治療法

日本小児アレルギー学会作成の『小児気管支喘息治療・管理ガイドラインJPGL2008』に沿って治療する．**急性発作時の治療は気道狭窄の改善**であり，**非発作時は気道炎症の抑制とリモデリングの改善**を目的とした治療を行う．

治療の基本は発作程度（表1）を判定して治療を開始し，治療の反応性を常に判定して反応不十分な場合は追加治療をすることである（表3，図1）．初期治療で反応しない場合は追加治療を行う．少なくとも30分ごとに評価して十分改善するまで，観察を怠ってはならない．また，治療の反応性は個々の患者により異なるので，ガイドラインに示す治療ステップを参考にして，①入院歴，②ステロイド使用状況，③人工呼吸管理の有無などの過去の発作の重症度や治療状況を考慮し，既にステロイド吸入や内服をしている場合には，早めのステロイド全身投与や入院などを重症化する前に行う必要がある．発作が持続している場合は脱水症になっているので，十分な輸液が必要となる（表4）．

A）β_2刺激薬吸入

小発作および中発作の初期治療として施行する．吸入後15〜30分後に効果を判定，20〜30分間隔で反復する．チアノーゼや呼吸困難が強いときなどの気道狭窄が高度な場合は吸入

表3 喘息発作に対する薬物療法プランの基本（JPGL2008改変）

	小発作	中発作	大発作	呼吸不全
初期治療	・β刺激薬吸入	・β刺激薬吸入反復[※1] ・酸素吸入（SpO₂＜95％）	・β刺激薬吸入反復[※1] ・酸素吸入，輸液[※4] ・ステロイド薬静注[※2] ・アミノフィリン持続点滴[※3]	・イソプロテレノール持続吸入[※4] ・酸素吸入，輸液[※4] ・ステロイド薬静注反復[※2] ・アミノフィリン持続点滴[※3]
追加治療	・β刺激薬吸入反復[※1]	・ステロイド薬投与[※2]（経口/静注） ・アミノフィリン持続点滴[※3] ・輸液[※4]	・イソプロテレノール持続吸入[※5] ・ステロイド薬静注反復[※2]	・イソプロテレノール持続吸入（増量）[※5] ・アシドーシス補正 ・気管挿管 ・人工呼吸管理 ・麻酔薬（考慮）

※1　15〜30分後に効果判定し，20〜30分間隔で3回まで
　　生理食塩水2 mL（またはDSCG1アンプル2 mL）にサルブタモール（プロカテロール）を乳幼児0.1〜0.3 mL，学童0.2〜0.4 mLを入れる
※2　静注：ヒドロコルチゾン5〜7 mg/kg，6時間ごと，プレドニゾロン初回1〜1.5 mg/kg以後0.5 mg/kgを6時間ごと，メチルプレドニゾロン1〜1.5 mg/kgを4〜6時間ごとに10〜30分で投与
　　内服：プレドニゾロン0.5〜1 ng/kg/日を分3，ベタメタゾンシロップ（デキサメタゾンシロップ）0.05 mg（0.5 mL）/kg/日を分2
※3　初期投与は30分以上かけて施行，血中濃度は8〜15 μg/mLにする（投与量は表5）．
　　小児喘息に精通した医師の下で行われることが望ましい．
　　乳児（2歳未満）では中発作以上の追加治療として考慮される．けいれん疾患のある児では推奨されず，発熱時の使用は適用の有無を慎重に考慮する．
※4　大発作ではしばしば脱水を伴い，ときには乏尿などを伴うので，末梢循環不全の改善のために，排尿あるまで急速初期輸液を行う（表4）．
※5　インスピロンやジャイアントネブライザーにアスプール0.5％2〜5 mLと生理食塩水500 mLを入れて，噴霧量10 L/分と酸素濃度50％でマスクまたは酸素テントを使用して開始する（表6）．
　　使用前に心電図をとり不整脈がないかを確認した後，モニター（心拍数，呼吸数，SpO₂および心電図）をつけて開始する．
　　小児喘息に精通した医師の下で行われることが望ましい．
#　入院の適応：乳児（2歳未満）は中発作初期治療で反応不十分なとき，幼児・学童（2歳以上）は中発作追加治療で反応不十分な時と大発作以上

表4 喘息発作時の輸液量の設定

	急速初期輸液	緩速均等輸液	維持輸液[※2]
体表面積計算	300 mL/m²/初期1時間 150 mL/m²時間 ・排尿があるまで	2,000 mL/m²/24時間[※1]	1,500 mL/m²/24時間
体重計算	・乳児＝100〜150 mL/時間 ・10 kg以上＝200 mL/時間 ・排尿があるまで	維持量（mL）＋（喪失量－初期輸液量）×$\frac{1}{2}$ mL/24時間	・乳児＝100 mL/kg ・10〜20 kg＝1,000＋（体重kg－10 kg）×50 mL/24時間 ・21 kg〜＝1,500＋（体重kg－20 kg）×20 mL/24時間

※1　症状に応じ適宜増減
※2　経口摂取可能になれば適宜減量
　　大発作では，しばしば脱水を伴い，ときには乏尿などの急性循環不全症状を伴う．輸液を企画するにあたってはまず末梢循環不全の改善を目的として，排尿があるまで急速初期輸液を行い，まだ充足されない脱水分と維持量を24時間の緩速均等輸液で補い，維持輸液に移行する．経口摂取可能になれば1,000〜1,500 mL/m²日程度に減量し，過剰な補液を避ける．
（文献1より）

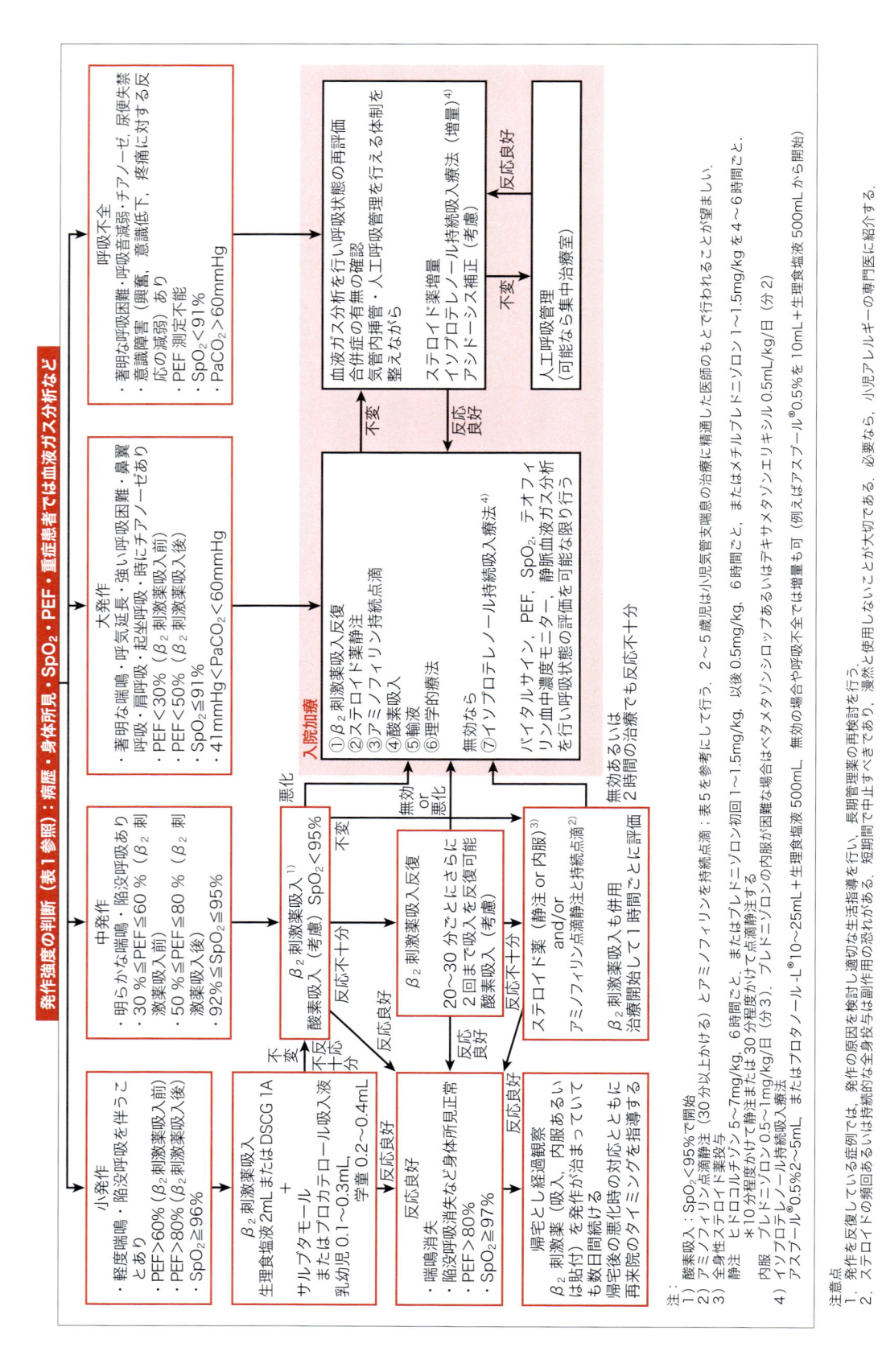

図1 小児気管支喘息の急性発作に対する医療機関での対応（2〜15歳）（文献1より）

発作強度の判断（表1参照）：病歴・身体所見・SpO₂・PEF・重症患者では血液ガス分析など

小発作
・軽度喘鳴、陥没呼吸を伴うこともあり
・PEF>60%（β₂刺激薬吸入前）
・PEF>80%（β₂刺激薬吸入後）
・SpO₂≧96%

中発作
・明らかな喘鳴、陥没呼吸あり
・30%≦PEF≦60%（β₂刺激薬吸入前）
・50%≦PEF≦80%（β₂刺激薬吸入後）
・92%≦SpO₂≦95%

大発作
・著明な呼吸困難・強い呼吸困難・鼻翼呼吸・肩呼吸・起坐呼吸・時にチアノーゼあり
・PEF<30%（β₂刺激薬吸入前）
・PEF<50%（β₂刺激薬吸入後）
・SpO₂≦91%
・41mmHg<PaCO₂<60mmHg

呼吸不全
・著明な呼吸困難・呼吸音減弱・チアノーゼ、尿便失禁
・意識障害（興奮、意識低下、疼痛に対する反応の減弱）あり
・PEF測定不能
・SpO₂<91%
・PaCO₂>60mmHg

小発作の対応
β₂刺激薬吸入
生理食塩液2mLまたはDSCG 1A＋サルブタモールまたはプロカテロール吸入液0.1〜0.3mL、乳幼児0.2〜0.4mL

反応良好
・喘鳴消失
・陥没呼吸消失など身体所見正常
・PEF>80%
・SpO₂≧97%

帰宅とし経過観察
β₂刺激薬（吸入、内服あるいは貼付）を発作が治まっても数日間続ける
帰宅後の悪化時の対応とともに再来院のタイミングを指導する

中発作の対応
β₂刺激薬吸入
酸素吸入：SpO₂<95%で反応不十分

β₂刺激薬吸入（考慮）SpO₂<95%

不変
20〜30分ごとにさらに2回まで吸入を反復可能
酸素吸入（考慮）

反応不十分
ステロイド薬（静注or内服）³⁾
and/or
アミノフィリン点滴静注と持続点滴²⁾
β₂刺激薬吸入も併用
治療開始して1時間ごとに評価

入院加療
① β₂刺激薬吸入反復
② ステロイド薬静注
③ アミノフィリン持続点滴
④ 酸素吸入
⑤ 輸液
⑥ 理学的療法
無効なら
⑦ イソプロテレノール持続吸入療法⁴⁾

バイタルサイン、PEF、SpO₂、テオフィリン血中濃度モニター、静脈血液ガス分析を行い呼吸状態の評価を可能な限り行う

無効あるいは2時間内の治療でも反応不十分

大発作・呼吸不全の対応
血液ガス分析を行い呼吸状態の再評価
合併症の有無の確認
気管内挿管・人工呼吸管理を行える体制を整えながら
ステロイド薬増量
イソプロテレノール持続吸入療法（増量）⁴⁾
アシドーシス補正（考慮）

不変
人工呼吸管理
（可能なら集中治療室）

反応良好→帰宅

注：
1) 酸素吸入：SpO₂<95%で開始
2) アミノフィリン点滴静注（30分以上かける）とアミノフィリンを持続点滴：表5を参考にして行う。2〜5歳児は小児喘息の治療に精通した医師のもとで行われることが望ましい。静注：ヒドロコルチゾン5〜7mg/kg、6時間ごと、またはプレドニゾロン初回1〜1.5mg/kg、以後0.5mg/kg、6時間ごと、またはメチルプレドニゾロン1〜1.5mg/kg、4〜6時間ごと。
*10分程度かけて静注または30分程度かけて点滴静注する
3) 内服：プレドニゾロン0.5〜1mg/kg/日（分3）。プレドニゾロンの内服が困難な場合はベタメタゾンシロップあるいはデキサメタゾンエリキシル0.5mL/kg/日（分2）
4) イソプロテレノール持続吸入療法
アスプール®0.5%2〜5mL、またはプロタノールL®10〜25mL＋生理食塩水500mL、無効の場合や呼吸不全では増量も可（例えばアスプール®0.5%を10mL＋生理食塩液500mLから開始）

注意点
1. 発作を反復している症例では、発作の原因を検討し適切な生活指導を行い、長期管理薬の再検討を行う。
2. ステロイドの頻回あるいは持続投与は副作用の恐れがある。短期間で中止すべきであり、漫然と使用しないことが大切である。必要なら、小児アレルギーの専門医に紹介する。

表5 アミノフィリン点滴静注量の目安#

	年齢	投与量※1 初期投与(mg/kg)	維持量(mg/kg/時)
テオフィリン血中濃度判明時	6カ月～1歳未満	(目標血中濃度－現在の血中濃度 μg/mL)×0.5	0.4
	1～2歳未満	同上	0.8
	2歳～15歳未満	同上	0.8
	15歳以上	同上	0.6
テオフィリン血中濃度が不明時			
テオフィリン使用状況・8時間以内の使用なし	6カ月～1歳未満	3～4	0.4
	1～2歳未満	3～4	0.8
	2歳～15歳未満	4～5	0.8
	15歳以上	4～5	0.6
・4時間以内にアミノフィリン点滴静注または8時間以内にテオフィリン内服	6カ月～1歳未満	※2	0.4
	1～2歳未満	※2	0.8
	2歳～15歳未満	3～4	0.8
	15歳以上	3～4	0.6

※1 初期投与は1アンプル（250 mg）を上限とする．肥満児は標準体重で計算する．
※2 JPGLでは適宜，減量と記載されているが，血中濃度を測定できない場合は原則施行しない．
2歳未満については，適応を考慮し，テオフィリン薬に精通した医師により使用が考慮されることが推奨される（本文参照）

しても末梢に薬剤は到達しがたいので，まず血管確保して補液とステロイド点滴静注を先にする．

B）ステロイド静注・内服

ヒドロコルチゾン（5～7 mg/kg），プレドニゾロン（初回1～1.5 mg/kg以後0.5 mg/kg），メチルプレドニゾロン（1～1.5 mg/kg）のいずれかを10～30分で点滴静注する．静注できない場合はプレドニゾロン〔0.5～1 mg/kg/日（分3）〕，プレドニゾロンが飲めない乳幼児ではベタメタゾンシロップ〔またはデキサメタゾンシロップ0.5 mL/kg/日（分2）〕経口投与する．内服は1カ月に3日間として，それ以上に必要な場合にはコントロール不良であり，長期管理薬として十分なステロイド吸入薬が必要である．

C）アミノフィリン点滴静注

血中濃度が上昇（18 mg/mL以上）すると副作用が出やすいので，投与量に十分注意する（表5）．有効濃度域は8～15 mg/mLである．発熱，感染症併発時，マクロライド（エリスロマイシン，クラリスロマイシンなど）内服でクリアランスが低下し血中濃度が上昇しやすく，個人の代謝によって大きく異なるので，血中濃度を測定しながら施行する．血中濃度が低くても，けいれん重積となったとの報告があり，けいれん疾患や中枢神経病変がある場合には推奨されない．5歳以下の乳幼児（特に2歳未満）には慎重に投与する必要があり，入院のうえ，小児喘息に精通した医師の下で施行することが望ましい．

D）イソプロテレノール持続吸入療法

アスプール0.5％2～5 mLと生理食塩水500 mLをインスピロンやジャイアントネブライ

表6　イソプロテレノール持続吸入実施の要点

1．吸入液の調整
アスプール®（0.5％）2〜5 mL（またはプロタノール-L®※10〜25 mL）＋生理食塩液 500mL
（無効例や呼吸不全では増量も可；例えばアスプール®（0.5％）10 mL＋生理食塩液 500 mL から開始）
※注射用製剤プロタノール-L®（0.2mg/1 mL，1 mg/5 mL）は吸入薬としての使用には保険適用はない．

2．ネブライザーと接続
インスピロン®やジャイアントネブライザー内に調整した前述の液を入れる．
ネブライザーと接続したフェイスマスクを患児の口，鼻を覆うように固定するが，乳幼児やマスクを嫌がる患児は酸素テントに収容してテント内に噴霧する．

3．方法
1）酸素濃度 50％，噴霧量 10 L/分で開始する．
2）本療法は薬物の定量的な指標に乏しい．よって，発作の重症度と副作用の出現について詳細に観察して，適量の噴霧になるように薬液濃度や噴霧量を適宜調整する．
3）吸入液の時間あたりの減り方からおよその使用量を把握する．
4）SpO_2 は 95％以上に維持する．
5）発作の程度に応じて数時間から数日間の実施を行う．
6）症状の改善がみられたら，噴霧量を漸減し，中止する．その後は，β_2刺激薬の間欠的吸入へ変更する．
7）イソプロテレノールを増量して持続吸入した場合は，症状軽快後，まずイソプロテレノールの濃度を通常量へ下げる．

4．モニター
1）パルスオキシメーター，心拍数，呼吸数，心電図：連続的に必ず行う．
2）血清電解質，心筋逸脱酵素，血圧：適宜
3）$PaCO_2$ 上昇例では動脈カテーテルを留置すると血液ガス分析が容易に行える．

5．効果判定
1）喘鳴，陥没呼吸，チアノーゼなど臨床症状．
2）吸入の効果が現れ始めると，上昇していた心拍数が減少してくることが多い．
3）十分な噴霧を行っても SpO_2 が上昇しない場合や，SpO_2 が 95％以上でも心拍数が低下してこない場合には，効果が不十分である可能性がある．その際には，血液ガス分析や胸部 X 線撮影を行い，呼吸状態の再評価や合併症の確認を行う．

6．注意点
1）酸素テント内に噴霧するとエアロゾルの霧で患児の状態が観察しにくくなることに注意する．
2）一定時間ごとに排痰，体位変換，体動を促す．
3）フェイスマスクの装着状態を定期的に確認する．
4）チューブの閉塞（折れ曲がり，液貯留，圧迫など）や噴霧の状況などに常に注意する．特に，インスピロン®で生理食塩液を用いると目詰まりしやすい．
5）心電図上の変化，胸痛など心筋障害を疑う所見があったときには心筋逸脱酵素を検査し，イソプロテレノールの減量を早急に検討する．
6）症状が悪化してイソプロテレノールを増量しても十分な反応がない場合は，人工呼吸管理ができる体制を進める．

文献1より

ザーに入れて，噴霧量 10 L/分と酸素濃度 50％でマスクまたは酸素テントを使用して開始し，症状の改善にあわせて噴霧量を増減させる（表6）．本邦独自の治療法であるが，注意点を遵守すれば安全で効果的な治療である．**副作用として特に不整脈に注意する**．施行前に心電図をとり不整脈がないことを確認し，モニター（心拍数，呼吸数，SpO_2 および心電図）をつけて開始する．

5 ピットフォール

①胸部聴診上 air entry が低下していると喘鳴が聴取できないことがあるので，必ず**深呼吸**させて正常肺胞音が聴取できるか注意する．

②通常の治療に反応しない場合は，併発症や鑑別診断を念頭において**胸部CT検査，心エコー**などの追加検査を施行する．

！アート面の知識や考え方

- 今回のエピソードだけでなく，以前からカゼのときに咳が長引く，喘鳴があったかなどを聴取し，お薬手帳などから喘息治療薬の既往を確認する．
- 感染症を契機とした喘息初回発作の可能性を見落とさないようにする．
- 喘息初回発作時や，間欠型で喘息治療薬が使用されていない場合には，急性発作時の治療と同時に長期管理薬（ロイコトリエン受容体拮抗薬，ステロイド吸入薬など）を開始する．
- 急性発作の出現は喘息コントロールが不良な状態を示すので，長期管理薬のステップアップが必要である．

文献
1) 『小児気管支喘息治療・管理ガイドライン2008』（日本小児アレルギー学会／作成，西牟田敏之，西間三馨，森川昭廣／監)，協和企画，2008
2) 『喘息予防・管理ガイドライン2009』（「喘息予防・管理ガイドライン2009」作成委員，社団法人日本アレルギー学会喘息ガイドライン専門部会／監)，協和企画，2009

第3章 見逃すと危険な疾患・外傷

緊急度 ★★★　頻度 ★★☆

11 腸重積症

吉田真理子，岩中　督

重症疾患を見逃さないためのポイント

❶ 間歇的腹痛，血便，腹部腫瘤が明らかでない症例も少なくない

❷ 腸重積を少しでも疑う場合は，経過観察とせず積極的にエコー検査を行うべきである

❸ 全身状態の著しい低下，腹膜刺激症状，腹腔内遊離ガス像などを認める場合，注腸整復は禁忌であり，診断後直ちに小児外科医へ連絡する

1 重症疾患を見逃さないための考え方・根拠

　腸重積症は**血流障害を伴う腸閉塞（絞扼性イレウス）**であり，診断・治療の緊急性は高い．また，早期に診断できれば**非観血的整復**の成功率は高く，成功すれば症状は劇的に改善するため早期診断・治療のメリットも大きい．見逃さないためには，症状が典型的でなくても腸重積症を念頭において積極的にエコー検査を行うことが重要である．

　全身状態の著しい低下，腹膜刺激症状，腹腔内遊離ガス像などにより，受診時にショックあるいは消化管穿孔が疑われ，既に重症化している場合には通常最初に行う注腸整復（非観血的整復）は禁忌である．緊急に**外科的治療（観血的整復）**が必要となる可能性が高く，診断がつき次第，応急処置と並行して一刻も早く小児外科医に診療を依頼する必要がある．

2 疾患概念

- 口側の腸管が先進部となって肛門側の腸管へ嵌入し，重積することによって生じる絞扼性イレウスである（図1）．
- 生後6カ月から2歳頃までの乳幼児に特に多く発生するが，より年少・年長の児にも生じる．
- 器質的な先進病変を有しない特発例が大半を占めるが，憩室，ポリープ，腫瘍，腸管重複症などが先進部となる例もある．年長児，再発例には先進病変を伴う例が比較的多い．
- **腸重積症を放置すると血流障害から腸管壊死，穿孔，敗血症に到り，致命的となる可能性がある．**

3 症状・所見と検査

A）症状・身体所見

- **ショック**を含む全身状態の著しい低下，消化管穿孔を疑わせる腹膜刺激症状などを認める

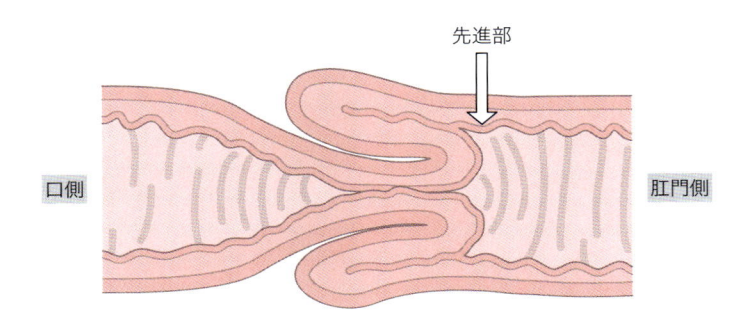

図1　腸重積症のシェーマ
左が口側，右が肛門側，矢印が先進部である．口側の腸管が先進部となって，肛門側の腸管に嵌入している

場合は，診断・治療に特に緊急を要する．
- **間歇的腹痛・嘔吐・血便**が典型的な症状であるが，すべてが揃わない症例も多い．
- **腹痛の間隔は概ね5〜20分毎**で，排便や嘔吐により軽快することもある．腹痛を訴えられない年齢の児では，原因の明らかでない激しい啼泣や不機嫌さを同様の間隔で繰り返す．重症化していなければ，腹痛の間歇期には比較的活気が保たれる．
- 嘔吐は初期には食物残渣と胃液であるが，時間経過とともに胆汁性となる．
- 血便は「**イチゴゼリー状の粘血便**」が典型的である．発症初期には出現しないため，直腸診やグリセリン浣腸を行ってもよいが，陰性であっても腸重積症を否定できない．
- 右上腹部に圧痛を伴う**ソーセージ様腫瘤**を触れ，右下腹部が空虚となる**ダンス徴候**を認めるのが典型的な腹部所見である．発症から時間が経過すると腸管の通過障害が強くなり，腹部膨満も出現する．啼泣中は所見をとり難いので，啼泣が止んだタイミングで診察を行う．
- 感冒症状や胃腸炎症状（下痢，軽度の嘔吐）を前駆症状として認めることも多い．
- 症状と身体所見のみで他の疾患と100％鑑別することは不可能であり，**画像診断が必須**である．

> **※MEMO　腸重積症とウイルス感染との関連**
> 腸重積症に先行して上気道炎や胃腸炎症状を認める症例は26〜43％と報告され，原因ウイルスとしてヘルペスウイルス，アデノウイルス，ロタウイルス，エンテロウイルスなどが挙げられている．感染に伴う腸管リンパ節腫大やPeyer板の肥厚が先進部となり腸重積を引き起こすと考えられている．しかし一方では，先行感染症状や明らかなリンパ節腫大，Peyer板の肥厚のみられない症例もあり，特発性腸重積症の原因は一様ではないようである．

B) 検査
- 確定診断のためには，**腹部エコー検査**をまず施行する．
- 超音波で診断に到らないが腸重積症が疑わしい場合には**注腸造影**，次いで**腹部造影CT**を行う．**穿孔が疑われる場合には，注腸造影は禁忌でありCTを優先する**．CT撮影時，患児

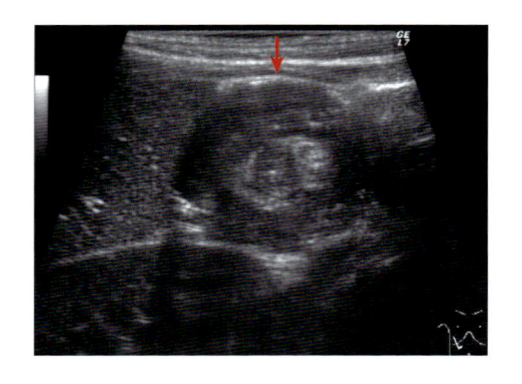

図2　腹部エコー所見（target sign）
重積腸管の短軸断面では，腸管が二重の同心円状に重なり（→），その間には腸間膜の高エコー像が認められる

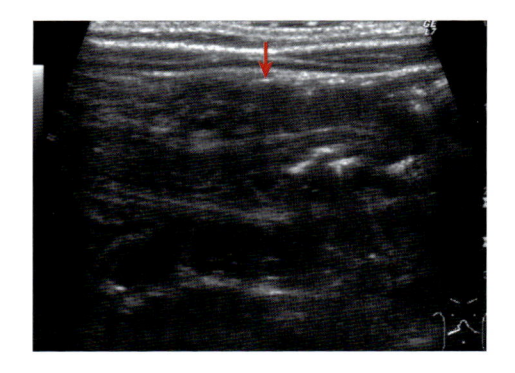

図3　腹部エコー所見（pseudokidney sign）
重積腸管の長軸断面では，外筒の腸管が腎実質，内筒の腸管と腸間膜が腎盂・腎杯に類似した像を示す（→）

- の年齢，状態によっては鎮静が必要となる．
- 腹部単純X線は穿孔の有無，腸閉塞の程度，および非観血的整復後の治療効果を確認するための補助的検査である．
- 発熱や脱水の所見がある場合は，適宜血液検査も追加する．

4 診断基準

A）腹部エコー検査

- 右下腹部から結腸の走行に沿って短軸方向に観察することにより，重積腸管が同心円状に描出される**target sign**を認める（図2）．
- target signを認める部位でプローベを90度回転し，腸管の長軸方向に観察すると，**pseudokidney sign**を認める（図3）．
- 小腸－小腸重積の場合は腹部全体を検索する必要があるが，腸管ガスが多いと描出は難しい．疑わしい場合は，注腸造影または腹部造影CTを追加する．
- 腸炎（特にO-157など）による腸管の浮腫が同心円状に見えることもあるが，この場合はpseudokidney signを認めない．エコー検査による鑑別が難しい場合には，注腸造影を追加する．

> **※MEMO　重積腸管の部位**
> 遠位回腸が結腸に入り込む回腸－結腸型が7～8割を占め，ついで回腸－回腸－結腸型，回腸－回腸型，結腸－結腸型などがある．回腸－結腸型が多い理由としては，回腸末端部にPeyer板が豊富であること，回腸と結腸の口径差が比較的大きいこと，などが考えられている．
> 回腸－回腸型を含む小腸－小腸型は，頻度は数％と低いが，腹部エコーによる診断が回腸－結腸型と比べてやや難しく，また器質的疾患を伴う例が多いため，注意が必要である．

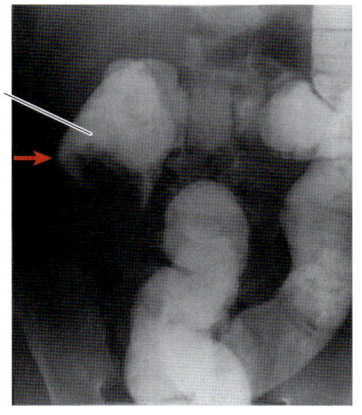

図4　注腸造影所見（蟹爪様陰影）
先進部（→）は上行結腸に存在し，腫瘤状の陰影欠損と蟹爪様の陰影を示す．同部の口側に造影剤は流入しない

B）注腸造影
- アミノトリゾ酸ナトリウムメグルミン（ガストログラフィン®）5～10倍希釈液または硫酸バリウム 10～30 W/V％希釈液を使用する．
- 先進部に相当する位置に**蟹爪様陰影**を認め，口側への造影剤の流入を認めない（図4）．

C）腹部造影CT
- 腸重積症診断の感度は最も高く，消化管穿孔に伴う腹腔内遊離ガス像，小腸-小腸重積症の診断，他の絞扼性イレウスとの鑑別，先進病変の検索に，特に有用である．
- 腸重積症の診断は，エコーと同様の target sign によりなされる．
- 腸重積症が否定的な場合，腸軸捻転，内ヘルニア，索状物などによる絞扼性イレウスの可能性も考慮する．
- 先進病変としては，Meckel 憩室，小腸ポリープ，悪性リンパ腫を始めとする小腸・回盲部腫瘍，腸管重複症などがみられる．造影CTが診断に有用であるが，診断確定の緊急性は高くない．

5 重症化させないための実際の治療法

A）治療の概要，適応
- 腸重積症の治療法としては，観血的整復（開腹または腹腔鏡下手術）と非観血的整復（注腸整復）がある．注腸整復の成功率は80～90％であり，通常は注腸整復を最初に試みる．
- 全身状態が著しく悪い症例，腹膜刺激症状や画像上腹腔内遊離ガス像を伴う症例は，注腸整復の禁忌である．輸液などの応急処置と並行して，直ちに小児外科医へ依頼する．
- 発症後24～48時間以上経過した症例や腸閉塞を呈する症例，小腸-小腸重積症では成功率はやや低くなるが，禁忌ではない．上記の禁忌に当たる所見がなければ，慎重に注腸整復を試みてよい．
- 注腸整復時の観察方法としては，X線透視とエコーの2通りがあり，併用してもよい．X線透視下に行う場合には，造影剤〔アミノトリゾ酸ナトリウムメグルミン（ガストログラフィン®）5～10倍希釈液〕または空気を注入する．また，エコー下に整復する場合は造影剤（同上）または生理食塩液を使用する．ここでは整復の確認が比較的容易な，造影剤

表1　腸重積症注腸整復の必要物品

1)	注腸カテーテル	24Fr～36Frバルーンカテーテルを用いる．ダブルバルーンカテーテル（図5）であれば肛門からの造影剤漏出防止に特に有用である．また，十分な加圧のためにはカテーテルの径は太いほうが望ましい
2)	注腸回路	注腸造影用の一体型ディスポーザブルキットを使用するのが便利である
3)	造影剤	ガストログラフィン®を人肌に温めた生理食塩液と混合し，5～10倍希釈液を1,000～1,500 mL準備する （例：ガストログラフィン®200 mL＋生理食塩液1,000 mL） X線透視下の場合は空気，エコー下の場合は生理食塩液のみでも代替できる
4)	カテーテル・回路の準備に必要な物品	50 mLシリンジ，潤滑剤，高さの調節できる点滴台，回路をクランプする鉗子
5)	固定・抑制に必要な物品	伸縮しない布絆創膏，弾性包帯
6)	その他	防水シーツ，タオル類，メジャー，ストップウォッチ，経皮酸素飽和度モニタ，説明と同意のための書類，輸液セットなど

を用いたX線透視下およびエコー下整復法の詳細を示す．

B）注腸整復の準備

- 腹部単純X線写真を撮影し腹腔内遊離ガス像のないことを確認しておく．
- 保護者に対し，病態，治療法，成功率，合併症などにつき文書を用いて十分説明し，書面による同意を得る．
- 静脈ラインを整復開始前に確保しておく．脱水が強くない場合，輸液は整復後に開始してもよい．
- 麻酔，鎮静薬は使用しない．
- 担当医の他に，介助者1～2名が必要である．
- 観察装置としては，X線透視装置またはエコー検査装置のいずれか，または両方を準備する．
- 必要な物品を揃える（表1）．
- カテーテルは予め回路に接続し，造影剤を先端まで満たしておく．回路をクランプし，液面がベッドから90 cmの高さとなるように点滴台に吊るす．
- 経皮酸素飽和度モニターを装着する．

C）注腸整復の手順

① 患児を仰臥位とし，潤滑剤をつけたバルーンカテーテルを直腸内に挿入する．バルーンを空気20～40 mLで十分膨らませる（図5）．

② 両側の臀部を，カテーテルを挟み込むように引き寄せて，布絆創膏を用いてカテーテルの前後でしっかり固定する（図6）．次いで，弾性包帯を両側の大腿から下腿にしっかり巻き，両下肢を固定する．

③ エコー下に行う場合は造影剤の注入を始める前に，先進部を（できれば長軸方向で）描出しておく．

④ 90 cmの高さから，造影剤の注入を開始する．通常は，先進部まで造影剤が一気に流入した後，徐々に重積が解除されて造影剤が進んでいくのが観察できる（図7, 8）．

⑤ 先進部の動きが止まったら，ストップウォッチをスタートする．3分以内に再度動き始め

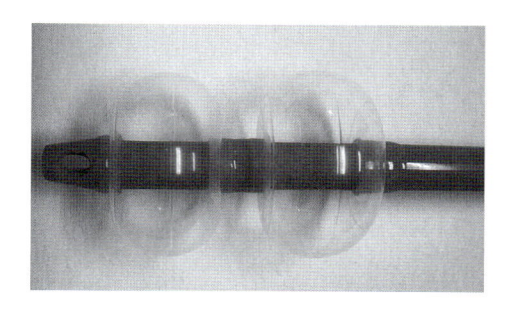

図5　ダブルバルーンカテーテル（36Fr）
肛門を挟んで密閉するため，直腸内と肛門外で2つのバルーンを20〜40 mLの空気で膨らませる

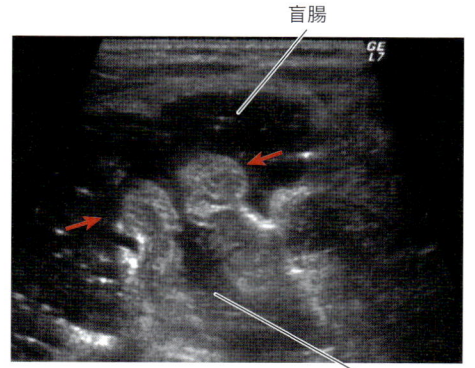

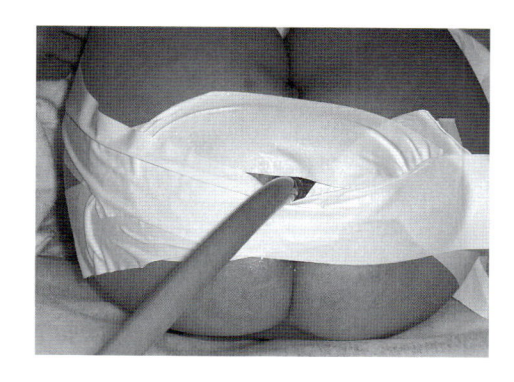

図6　臀部の固定法
両側の臀部を中央に引き寄せて，カテーテルの前後で布絆創膏を貼付する

図7　エコー下注腸整復
造影剤が先進部を押し戻し，肥厚した回盲弁（→）を通過する様子が観察できる

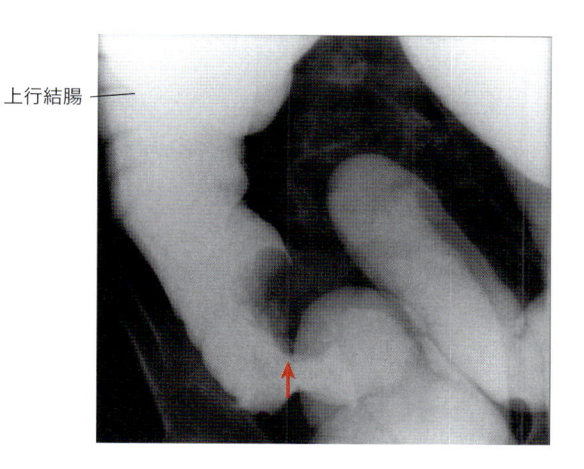

図8　X線透視下注腸整復
造影剤が先進部（→）を押し戻し，盲腸付近まで整復されつつある様子が観察できる

たら，計測は止めてよい．

⑥3分間加圧しても動かない場合は，一旦減圧する．造影剤のバッグを，クランプせずに患児より低い位置まで下ろし，造影剤を可及的にバッグ内へ戻す．

⑦重積が完全に解除されない場合，3〜5分あけて③〜⑥を合計3回まで繰り返す．また，用手的に腹部を圧迫することはしない．

⑧整復されると，造影剤が勢いよく回腸へ流入するのが観察される．上部小腸まで十分に流入したのを確認して，減圧する．造影剤は可及的にバッグ内へ回収する．また，腸管外への造影剤の漏出がないことを確認する．

⑨エコー下に整復した場合は腹部単純X線写真を再度撮影し，小腸への広範囲の造影剤流入を確認する（図9）．なお，生理食塩液を使用した場合はこの確認が行えない．

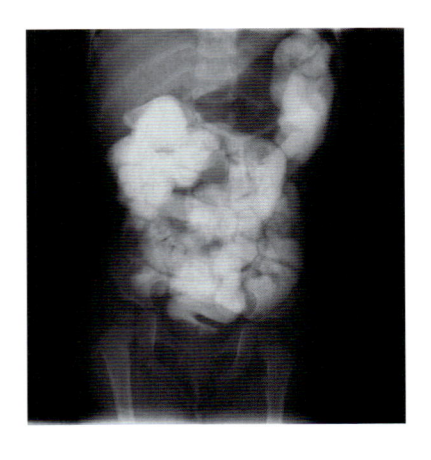

図9 注腸整復後腹部単純X線写真
蟹爪様陰影は認められなくなり，広範囲の小腸に造影剤が流入している

> ※MEMO **Rule of Three**
> 注腸整復を安全に行うための3つの「3」，すなわち「整復圧3フィート（約90 cm）水柱，加圧時間1回3分，加圧回数3回まで」を指す．この原則を遵守することにより，消化管穿孔という唯一最大の合併症を最小限に減らし，適切なタイミングで観血的整復に方針転換することができると考えられる．決して無理をしてはならない．

⑩**整復に成功した場合**

早期再発，遅発性の消化管穿孔などを考慮し，半日から1日程度の経過観察入院とすることが望ましい．6〜12時間は禁飲食，輸液管理とし，経口摂取を問題なく再開でき，症状がないことを確認して帰宅させる．再発を疑わせる症状がある場合には再度エコー検査を行う．帰宅後に再発する可能性があるため症状が再燃した場合は早めに再受診すること，腸管内に残存する造影剤による水様便がみられる可能性があることを保護者に説明しておく．

⑪**整復不成功の場合**

・観血的整復を念頭に直ちに小児外科医に依頼する．
・時間をあけて再度注腸整復を施行すること（delayed repeated enema）により整復できることもあるが，小児外科医と相談の上で方針を決定するのが望ましい．

> ※MEMO **観血的整復術**
> 開腹によるHutchinson手技（内筒を引き出すのではなく，外筒を全周性に圧迫して内筒を搾りだすようにして整復する）が標準術式であったが，最近では腹腔鏡下整復術も行われている．腸管壊死・穿孔がある場合，整復不能の場合，先進病変を認める場合は腸管部分切除を行う．

6 ピットフォール

A）消化管穿孔（注腸造影の合併症）

注腸整復のほぼ唯一の重大な合併症であり，0〜5％程度の頻度と報告されている．予め家族に説明を行っておくこと，**非観血的整復において決して無理をしない**（MEMO：Rule of Three参照）ことが重要である．治療としては，緊急手術が必要となる．エコーまたはX線

透視で腸管外への液体漏出を認めた場合，処置中・後に新たに腹膜刺激症状を認めた場合には，大量輸液を開始しながら直ちに小児外科医に依頼する．

B）肛門からの造影剤漏出

注腸整復においては先進部に確実に圧をかけることが不可欠であり，肛門から造影剤を漏出させないことが重要となる．十分にバルーンを膨らませ，臀部や下肢を厳重に固定することにより予防する．ダブルバルーンカテーテルは特に有用である．

C）再発

10％前後の症例に腸重積症の再発がみられ，特に整復後48時間以内に多い．帰宅の際に，家族・保護者へ再発の可能性を十分説明しておく必要がある．再発例の場合も，まずは注腸整復を試みる．

❗ アート面の知識や考え方

- 腸重積症は乳幼児において比較的頻度の高い疾患であり，症状・画像所見が典型的であれば診断は容易であり，非観血的整復の成功率も高く，成功すれば症状は短時間で劇的に改善する．したがって，本稿の内容を実践できれば，救急の現場で多くの患者さんを救うことができると考えられる．しかしながら，年齢や症状・画像所見が非典型的な症例に遭遇する，あるいは非観血的整復が成功しなかったり不幸にして消化管穿孔を生じたりして緊急手術が必要になる，成功しても直後に再発する，などという予想外の状況も起こり得る．
- 家族・保護者の方に非観血的整復に関する説明をするにあたっては，上記の点に留意し，①緊急に整復が必要であること，②順調な経過をとることが高率に期待できること，③しかし一部の患者さんに対しては無効であり，④さらにごくまれに消化管穿孔という合併症も起こりうるため，⑤緊急手術が必要になる可能性があることなどを，漏れなく，バランスよく，わかり易く伝えることが重要である．また，ご家族・保護者の方が突然の事態に混乱したり強い不安を感じたりする可能性もあるため，心理的なケアにも注意を払う必要がある．
- 上記の説明を，いつでも誰でも同じように行うことができるように，施設毎に腸重積症非観血的整復の説明と同意のための書式を準備しておくと有用である．同様に，診断や治療に関しても施設内で方針を統一しておくのがよいと思われる．

さらに学びたいときに役立つ文献

1）寺脇幹，岩中督：腸重積．小児科診療，73（増刊）：630-633, 2010
2）五藤周，北野良博：小児腸重積症非観血的整復術．外科，70：1360-1366, 2008
3）内田正志：腸重積症とエコー下整復．『小児腹部エコーマスターガイド』，pp42-55, 診断と治療社，2005
4）長村敏生，岩中督，市川徹，他：第17回日本小児救急医学会ワークショップ「腸重積症の診断・治療ガイドライン」のまとめ―各施設における診療方針の比較．日小児救急医会誌，3：240-245, 2004
5）我那覇仁：腸重積症の統一治療指針．小児外科．35：1247-1251, 2003

第3章 見逃すと危険な疾患・外傷

緊急度 ★★☆　頻度 ★★★

12 虫垂炎

大谷祐之，岩中　督

重症疾患を見逃さないためのポイント

❶ 小児の虫垂炎は非典型例が多く早期診断が困難で，進行が早く穿孔をきたし易い

❷ 診断には右下腹部限局性の圧痛と，エコーによる腫大虫垂の描出が重要

❸ 少しでも虫垂炎が鑑別に挙がる腹痛例では，安易に胃腸炎の診断にせず，繰り返し診察と検査を行う active observation がきわめて大切

1 疾患概念

- 急性虫垂炎は小児の**急性腹症のなかで最も多く**みられ，学童期以降の若年者に多いが乳幼児例も少なからず認められ，あらゆる年齢層で起こりうる疾患である．
- 本症の基本病態は，虫垂内腔の閉塞による化膿性炎症と考えられている．糞石（虫垂結石）やリンパ濾胞の腫大による虫垂根部の狭窄・閉塞で内腔圧が上昇し（内臓痛），循環障害・細菌増殖による炎症が漿膜・腹膜にまで波及し（体性痛），進行すれば壊死に陥った虫垂壁が穿孔に至る．
- 虫垂の病理学的所見からはカタル性，蜂窩織炎性，壊疽性に分類される．臨床的には，むしろ**穿孔の有無**が治療方針を決めるうえで重要である．

2 症状・所見と検査

A）臨床症状

- 腹痛・嘔吐・食思不振が主な症状である．表1に小児虫垂炎の臨床症状を示す．

B）身体所見

- 表2に小児虫垂炎の主な他覚的所見（圧痛点・痛みの誘発徴候）を示す．

C）画像検査

1）腹部エコー検査

本症を疑う際には必須の検査である．エコー診断におけるポイントを表3・図1に示す．

- エコーは除外診断には使えない（虫垂が描出されなくても虫垂炎でないとは言えない）．
- 外科的急性腹症に関する多くの情報が得られるので，小児内科医やプライマリケアで腹痛に携わる医師は，ぜひ**積極的なエコー実施を**．

2）腹部造影 CT

客観性・描出率・全体の評価の点で優れる（簡便性や被曝に難点）．虫垂炎が疑われるが，

表1　小児虫垂炎の臨床症状

内臓痛	虫垂の内腔圧上昇・腫脹・伸展により内臓知覚神経を介して伝達（"軽度の胃腸炎症状"）
心窩部痛	心窩部の不快感・臍周囲痛（漠然とした痛み）
悪心・嘔吐	多くは腹痛→嘔吐の順
食思不振	（本症状がなければ虫垂炎の可能性は低いとの報告も）
微熱	年長児で初期から高熱の場合，他の疾患も疑う
便通	概して正常か便秘傾向（下痢のこともある）
体性痛	炎症が虫垂漿膜・腹膜に波及し体性感覚性神経を介して伝達（腹膜刺激症状）
右下腹部痛	腹痛は強くなり，移動して右下腹部に限局
前屈姿勢	右下腹部を抱え込むような「く」の字姿勢，歩行時痛
穿孔後	穿孔性腹膜炎・下部腸管感染症の症状が付加される．高熱・脱水・テネスムスに伴う下痢
汎発性腹膜炎	大網が未発達な年少児
腫瘤形成性虫垂炎	大網や周囲組織に被覆され膿瘍が限局化（限局性腹膜炎）

表2　小児虫垂炎の他覚的所見

圧痛点	McBurney 圧痛点	臍と右上前腸骨棘を結ぶ外側1/3点（**最も高頻度**）
	Lanz 圧痛点	左右上前腸骨棘を結ぶ線上，右1/3点
	その他	Monro 圧痛点，Kümmell 圧痛点，Rapp 四角形
徴候	Blumberg 徴候（反跳痛）	回盲部を圧迫した手を離したときに疼痛が増強
	筋性防御（défense musculaire）	腹壁筋の反射性緊張亢進．進行すると板状硬（触手が奥まで入るようであれば défense はないとされる）
	腹部の tapping（打診痛）	反跳痛より腹膜刺激症状を誘発する鋭敏な指標とも言われる
	その他	Rovsing 徴候，Rosenstein 徴候，腸腰筋徴候，閉鎖筋徴候，heel-drop jarring test，直腸診による右側圧痛，Dunphy 徴候

表3　虫垂炎のエコー診断におけるポイント

虫垂の検索	・全体のサーベイ後，5 MHz 以上のリニア・タイプのプローベで，画面を十分拡大して走査（上級機種が望ましい） ・圧痛の最強点を聴取し，腸腰筋・腸骨動静脈・盲腸の orientation をつけ，**圧迫により変形しない，蠕動のない盲端に終わる管腔構造**を検索する
直接所見	・**直径6 mm 以上の虫垂腫大が描出されれば診断は確定** ・虫垂を徐々に圧迫して圧痛を確認（graded compression method）層構造の乱れ，血流の増加減弱，糞石の有無を観察
間接所見	虫垂周囲の脂肪織（大網・腸間膜）高エコー，回腸の蠕動低下
穿孔後	・虫垂が虚脱し虫垂自体の同定は困難になる ・糞石や，虫垂周囲・骨盤底の腹水／膿瘍形成などの傍証で評価
鑑別診断	・急性腸炎：腸液貯留，腸管壁肥厚 ・腸間膜リンパ節炎：回盲部に腫大するリンパ節の集簇像

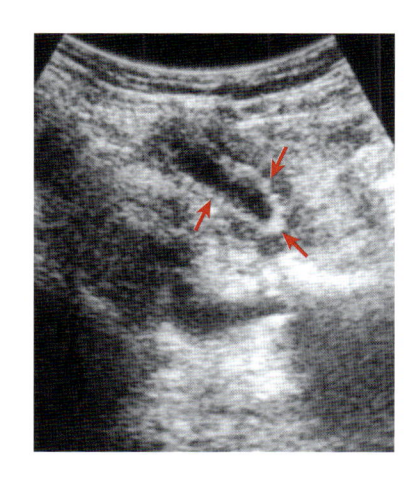

図1　急性虫垂炎のエコー像

腫大した虫垂像を認める．内腔に液体貯留がみられ，粘膜下層（高エコー，→）は肥厚している

表4　小児虫垂炎の鑑別疾患

消化管疾患	**腸間膜リンパ節炎**，回腸末端炎，エルシニア腸炎，Meckel憩室炎，腸重積症，Crohn病，急性胃腸炎（感染性腸炎），便秘症
泌尿器疾患	尿路感染症，間歇性水腎症
生殖器疾患	卵巣嚢腫茎捻転，卵巣出血，子宮外妊娠，骨盤腹膜炎
その他	Henoch-Schönlein紫斑病，溶血性尿毒症症候群，糖尿病性ケトアシドーシス，上気道炎・肺炎

・偽陰性（実際には虫垂炎）の誤診診断名としては**急性胃腸炎**，**便秘症**が多い
・成人でよくみられる尿管結石や上行結腸憩室炎は小児ではまれ

エコーで有意な所見が得られない場合，CTを行うことに躊躇しない．またCTを第一選択とする施設も多い．

3 診断基準

- 虫垂炎は経過・触診・検査から総合的に判断する疾患だが，特に**右下腹部限局性圧痛**と**défense**の有無，およびエコー／CTでの**虫垂腫大**が確定診断に重要である．
- 本症と鑑別すべき主な疾患を表4に示す．

4 重症化させないための実際の治療法

- 抗菌薬はグラム陰性桿菌や嫌気性菌もカバーできる第二第三世代セフェム系などを第一選択とし，穿孔など重症例ではアミノグリコシド系・カルバペネム系・クリンダマイシンなどの追加併用を検討する．
- 手術は原則として全身麻酔下に行い，右下腹部開腹または腹腔鏡下の虫垂切除術を行う．低侵襲・整容性から鏡視下手術を導入する施設も増えている．
- カタル性や軽度の蜂窩織炎性虫垂炎の抗菌薬療法に加え，腫瘤形成性虫垂炎に対する**interval appendectomy**※MEMO など，急性虫垂炎の保存的治療法の適応が拡大し，その治療方針が変わりつつある．
- 術後合併症は創感染・腹腔内遺残膿瘍などで，そのほとんどが穿孔例である．

> **※MEMO　interval appendectomy**
> 穿孔性虫垂炎のうちでも膿瘍が限局化した腫瘤形成性虫垂炎に対して，手術操作が困難で術後合併症のリスクが高い極期の手術を抗菌薬投与で回避し，炎症が消褪してから約3カ月後に待機的虫垂切除術を行う．利点と欠点があるが推奨する報告も多い．

5 ピットフォール

- 表5に特に小児の虫垂炎において陥りやすいピットフォールとその対策方法を示す．

表5　小児虫垂炎のピットフォールとアプローチ

早期診断が困難	・初期から右下腹部痛を呈することは少なく，発症12時間以内の診断は困難 ・30～50％で症状・所見が非典型的
穿孔をきたし易い	・成人に比べ病状の進行が早く，36～48時間経過すると穿孔の頻度が高くなる
年少児の虫垂炎は要注意	・訴えが曖昧で病歴・所見が取りにくい ・虫垂壁が菲薄で大網は未発達 ・**穿孔率が高く，汎発性腹膜炎・敗血症を呈することもあり，特別な注意が必要**
安易に胃腸炎の診断にしない	・初期には胃腸炎と区別つかず，頻度から内科的疾患を想定しがち ・一旦診断をつけてしまうと修正が難しく，**虫垂炎を否定し得るか自問自答**する習慣を
active observation	・虫垂炎が否定できない場合には，**繰り返す経時的な診察が最も重要**！ ・症状・所見が短時間に大きく変化することもあり，頻回に触診とエコーを繰り返しフォローアップを行う ・少しでも腹膜刺激症状が疑われるときには入院させて経過観察を行う（active in-hospital observation）
早期からの外科医との連携	・虫垂炎を疑った時点で**迷わず外科コンサルト**が必須 ・保存的治療を選択した場合でも，時機を逸することのない外科治療移行への判断も必要

⚠️ アート面の知識や考え方

- 「盲腸は簡単な病気」という誤った一般認識があるが，「たかがアッペ，されどアッペ」と称されるように，虫垂炎は鬼門である．初診時の見逃しから術後合併症まで，**トラブルになりやすい疾患**であることを肝に銘ずるべきである．医療係争予防の面からも，診療録には**虫垂炎を鑑別に挙げ徴候を確認したという思考過程**を，詳細に記録．

- 発症早期の腹痛の患児を**帰宅させる場合には，診断名をつけることよりもアドバイス**が大事．保護者に虫垂炎である場合を含めた今後の症状経過の可能性，および観察するポイントを説明し，**経過観察と再評価の重要性を強調**するべきである．フォローアッププランは具体的に（12～24時間以内の再診）．

- 早期診断が困難で経過とともに症状が顕在化してくることが多く，「後医は名医」とよく言われる．前医の立場も尊重した対応で望むことが，保護者との信頼関係や医療連携のうえでも重要である．

さらに学びたいときに役立つ文献

1) 橋都浩平：小児の虫垂炎手術．「最新アッペ・ヘモ・ヘルニア・下肢バリックスの手術」，38-45，金原出版，2005
2) IPEG Standard and Safety Committee：IPEG Guidelines for Appendectomy. J Laparoendosc Adv Surg Tech, 19：vii-ix, 2009
3) 田中裕次郎：【小児の急性腹症―その時どうする】プライマリケアにおける診断のポイント―問診のポイント，診察のポイント，外科疾患の見分け方―．小児内科，40：633-636, 2008
4) 青松友槻：【自分でやってみたくなる超音波検査】虫垂炎はどう映るのか．小児内科，38：1708-1711, 2006
5) 林寛之：たかがアッペ，されどアッペ，やっぱりアッペ（PartI）．レジデントノート，7：846-854, 2005

第3章 見逃すと危険な疾患・外傷

緊急度 ★☆☆　　頻度 ★★★

13 感染性胃腸炎

伊東宏明

重症疾患を見逃さないためのポイント

❶ 意識状態や腹部所見などに注意し，髄膜炎，腸重積，虫垂炎などを鑑別する

❷ 特に脱水をきたしやすい乳幼児においては，経口補液や食事療法について指示し，経口摂取不良の場合などの再診の目安を説明する

❸ 細菌性胃腸炎を疑い，かつ抗菌薬が必要な場合は投与前に便培養を提出する

1 重症疾患を見逃さないための考え方・根拠

- 下痢は，髄膜炎，敗血症，肺炎，中耳炎，尿路感染症などの消化器疾患以外の初期症状となりうる．嘔吐は，髄膜炎，代謝性疾患，先天性心疾患，毒物摂取，外傷でも起こりうる．これらの重症疾患を除外するために，十分な病歴聴取，身体所見が必要となる．
- 脱水の評価としては，"ぱっと"診た印象などの全身状態の把握が大切であるが，やはり経験を積まないと短い診療時間ではわかりえないこともある．気になるときは**外来で経口補液などさせながら時間をおいて診察したり，翌日に再診させるなどの工夫が必要**である．
- 重篤感がある場合などは，菌血症などの腸管外感染症も考慮して血液培養などの培養も必要となる．起因菌が判明していれば，腸管出血性大腸菌による溶血性尿毒症症候群やカンピロバクターによる Guillain-Barré 症候群などの合併症に対しても診断，治療上役立つ．

2 疾患概念

- 主にウイルスや細菌による消化器感染症で嘔吐，下痢，腹痛，発熱を主症状とする．
- 通常，数日から1週間程度の経過で治癒する．
- ウイルスではロタウイルス，ノロウイルス，アデノウイルス，細菌ではカンピロバクター，非チフス性サルモネラ，腸管出血性大腸菌（Vero 毒素産生性 O157 など）が問題となることが多い．
- 嘔吐，下痢，経口摂取不良により脱水をきたすことがある．
- **脱水の程度**は**体重減少**で分類できるが，病前の体重が不明なことも少なくなく，"ぱっと"診た全身状態による把握が大切となるが，**毛細血管再充満時間**（capillary refilling time）など簡便な方法も有用である（表1；脱水の程度）．
- わが国では，ノロウイルスは初冬に，ロタウイルスは冬季から初春にかけて流行する．いわゆる食中毒菌は年間を通して発生するが，夏季における報告が多い．

表1 脱水の程度の分類と全身状態の変化

脱水の程度	軽微もしくは脱水なし	軽度から中等度	重度
体重減少	＜3％	3〜9％	＞9％
意識	良好，清明	正常，倦怠感，落ち着きなし，興奮	無欲様，ぐったり，意識消失
喉の渇き	通常通りの飲水	よく飲む，欲しがる	飲水不良，不可
心拍数	正常	正常から増加	頻脈，最重症では徐脈
脈の触知	正常	正常からやや弱	弱，触知困難
呼吸	正常	正常から早い	深い
眼球	正常	軽度陥凹	深く陥凹
涙	あり	減少	なし
口腔・舌	湿潤	乾燥	乾き切る
皮膚ツルゴール	正常	2秒以内	2秒以上
毛細血管再充満時間	正常	延長	延長
四肢	温かい	やや冷たい	冷たい，チアノーゼあり
排尿	正常から減少	減少	わずか

文献1より一部改変

表2 感染性胃腸炎の診断・脱水の評価に必要な検査

血液	血糖，血清電解質（血液ガス），血算，CRP，BUN，Cre，尿酸
便	便中ウイルス抗原迅速検査，便中白血球，便培養（専用培地）
尿	比重，ケトン
画像	腹部X線，腹部エコー

- ここでは，旅行者下痢症，院内感染による下痢症，遷延性下痢症を除き健康小児における急性（市中感染）胃腸炎について述べる．

3 症状・所見と検査

A）臨床症状

①ウイルス性では水様便であることが多く，粘血便の場合は細菌性を考慮する
②細菌性と比較してウイルス性では嘔吐を伴うことが多い
③ウイルス性では季節的，局地的な流行が参考になる
などの傾向がみられるが非特異的であることにも留意する．

B）検査

- 感染性胃腸炎の診断や脱水の評価として，必要に応じて便，血液，尿検査などを行う（表2）．
- 細菌感染やアデノウイルス感染ではWBC増加，CRP上昇などを伴うことが多い．

4 診断基準

- 上記の症状を有する患者において，他の原因が除外され，便より起因病原体を検出することで確定できる．ウイルス性胃腸炎（ロタウイルス，アデノウイルス）は便中抗原迅速診

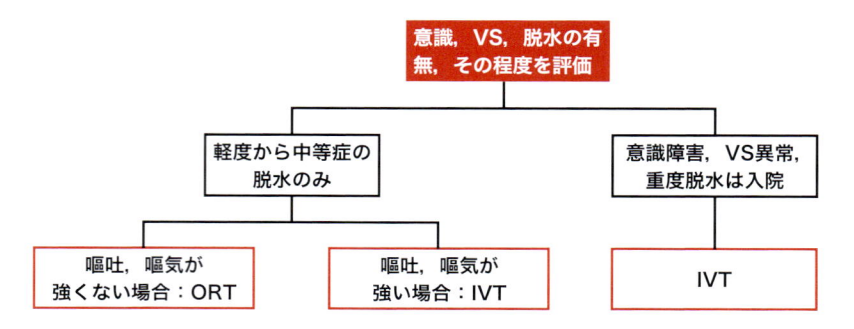

図　感染性胃腸炎フローチャート
VS：vital sign, ORT：経口補液療法（oral rehydration therapy）, IVT：経静脈的輸液療法（intravenous infusion therapy）

断で，細菌性胃腸炎は便培養で診断されるのが一般的である．2011年4月現在，ノロウイルス迅速検査は保険収載されていない．
- 疫学的情報（家族や地域での同症状の流行），臨床症状，経過，検査データなどが参考となる．
- 血便を伴う急性患者では，必ず**腸管出血性大腸菌**を考慮し，**腹痛があり，無熱である場合**はより積極的に疑う．腸管出血性大腸菌O157であれば，血便のエピソード，血便からの培養検体，無熱，血液検査でWBC 10,000/μL以上，腹痛があることと関連が深いとの報告もある．

5 重症化させないための実際の治療法

図に感染性胃腸炎を疑ってから治療するまでの流れをフローチャートで示す（表3：補液療法）．

A）脱水の治療について

重症の脱水の場合は敗血症も考慮する．経口補水液（oral rehydration solution：ORS）の実際の投与方法として，初めはティースプーン1杯程度から開始し，5分おきに与えるほうが無難である．基本的には欲するだけ与えても問題ないが，その分嘔吐する可能性が高まる．

嘔吐がおさまれば速やかに食事を再開する．薄めたミルク，おかゆを強く勧める根拠は乏しく，最近の研究では通常食を与えるほうが，栄養価の問題も含め妥当であるとされている．脱水に対して補液中であっても母乳栄養児は母乳を継続すべきである．乳糖入り粉ミルクも通常使用可能である．乳糖不耐症が臨床的に疑わしければ，乳糖除去ミルクを利用する．炭水化物，新鮮な果物，脂肪分の少ない肉，ヨーグルト，野菜も推奨される．炭酸飲料もしくは高濃度のブドウ糖を含む市販のジュースは避けるべきである．

わが国で入手可能なORSとしては医薬品のソリタT2®顆粒と病者用食品としてのOS-1®が欧米のガイドラインで推奨される電解質，糖濃度，浸透圧に近い．

外来で経口補液療法（ORT）や経静脈的輸液療法（IVT）などを行った場合は，3〜4時間で再評価を行い，改善乏しければ入院させる．改善傾向なら帰宅させるが，特に乳幼児などではその後の食事摂取，経口補液が不十分となり再び脱水の悪化を認めることもあるため注意する．

表3 脱水の治療

脱水の程度	補液療法	喪失分の補充	栄養
軽微もしくは脱水なし	不要	＜10 kg：下痢，嘔吐ごとにORS 60〜120 mL投与 ＞10 kg：下痢，嘔吐ごとにORS 120〜240 mL投与	母乳を継続もしくは初期補水後に，栄養価の十分なものを含む，年齢相応の普通食を再開
軽度から中等度	3〜4時間でORSを50〜100 mL/kg投与	同上	同上
重度	末梢循環と意識が回復するまで，乳酸リンゲル液もしくは生食を経静脈的に20 mL/kg投与．次の4時間にORSを100 mL/kgまたは，経静脈的に維持量の2倍の5％ブドウ糖含有1/2生理食塩水を投与	同上 飲水不可なら5％ブドウ糖，K 20 mEq/L含有1/4生理食塩水を経静脈的に投与	同上

文献1より一部改変

入院の適応
1) 意識障害，けいれん，バイタルサインに異常を伴う場合
2) 嘔吐が強い場合，経口摂取不良の場合
3) 経口補液にも関わらず下痢や脱水が悪化する場合
4) 高度の脱水を伴う場合（9％以上の体重減少）
5) 電解質異常や低血糖がある場合

B）抗菌薬の使用について

わが国では感染性胃腸炎はウイルスによるものが多く，抗菌薬の適応は少ない．細菌性が疑われても多くはself-limitedであり，必ずしも抗菌薬が必須ではない．ただ免疫不全者，早産児，基礎疾患を有する児などまた重篤な症状を伴う場合はこの限りではない．**細菌性胃腸炎が疑われる場合は抗菌薬投与前に必ず便培養などの培養検査を行う**．

わが国ではempiricalに治療を開始する場合，ホスホマイシン（ホスミシン® 40〜120 mg/kg/day 分3〜4），もしくはノルフロキサシン（バクシダール錠® 6〜12 mg/kg/day 分3 注：錠剤が服用可能なことを確認する．乳児には投与しない）が用いられることが多い．経過や便培養の結果を参考に抗菌薬の中止，変更を検討する．

C）整腸剤・止痢薬・制吐剤の使用について

整腸剤の使用は推奨される．止痢薬は効果が限定的であるばかりか，ロペラミド（ロペミン®）によるイレウスなどの副作用もあるため，止痢薬は使用しない．制吐剤（ナウゼリン®など）もたいてい不要であるが，嘔吐が強いときなどに五苓散の座薬や注腸（添付文書上の適応なし）もしくは内服が有用である．

6 ピットフォール

一般のイオン飲料に含まれるナトリウム濃度は推奨されているORSと比較して明らかに低張で糖濃度が高く，補液効果が低いばかりでなく，低ナトリウム血症をきたす可能性がある．経静脈的補液においても医原性低ナトリウム血症には気をつける．

❗ アート面の知識や考え方

- 自験例を提示する．症例は8歳男児で，入院前日に嘔吐を認め，入院当日には微熱，腹痛，下痢7，8回を認めた．近医を受診し，ホスホマイシンの点滴を受けた．同日，血便があり，精査加療目的に紹介入院となった．細菌性胃腸炎を考慮して経静脈的輸液とホスホマイシンを内服させたが，激しい腹痛と血便が持続し，全身状態も不良であった．入院4日目に肉眼的血尿を認めた．乏尿，高血圧，Hb 11.8 g/dL，Plt 4.2万/μL，LDH 1,911 IU/L，BUN 29.5 mg/dL，Cre 0.93 mg/dL であり，溶血性貧血，血小板減少，急性腎不全より溶血性尿毒症症候群（HUS）と診断した．同日，前医より便培養から大腸菌O157が検出されたとの報告（後日，Vero毒素産生性も確認）があった．入院加療後も激しい腹痛，血性下痢便を認め腸管出血性大腸菌も含め細菌性腸炎を強く疑っていたが，入院時の便培養では，O157抗原迅速検査は陰性だった．
- 診断の確定には**抗菌薬投与前の便培養が必要**であることと検査結果が陰性であっても症状の重篤度より**腸管出血性大腸菌感染症，溶血性尿毒症症候群を想定しておくこと**が大切であると再認識した．
- **激しい腹痛を伴う場合は，患児のみでなくそれを見守るその家族の苦痛，不安はことのほか強い**．診断が確定していない段階で安易にウイルス性胃腸炎などと決めつけてしまうと鑑別疾患の見落としや状態の変化への対応が遅れることになる．**患児が軽快するまでは足繁くベットサイドへ赴き，繰り返しの診察，検査などを心がけるようにする．**
- 概して，診断がついて最善を尽くしていても腹痛などの苦痛が消失しない限り，やり場のないその思いの矛先は医師に向けられるものである．無用なトラブルをさける意味でもくれぐれも腹痛は軽視しないよう心がけたい．

※MEMO **溶血性尿毒症症候群（hemolytic uremic syndrome：HUS）**

O157などのVero毒素産生性腸管出血性大腸菌に伴うHUSが起こりうることに留意する．HUSは下痢出現後4～10日に発症することが多い．HUSを疑わせる症候としては乏尿，浮腫，出血斑，頭痛，傾眠，不穏，けいれん，血尿，蛋白尿などがある．早期発見を心がけ，下痢，血便出現後に顔色不良や上記症状が出現した場合，便培養からO157などの腸管出血性大腸菌の検出，Vero毒素産生性を確認した場合には尿，血液検査を行う．

さらに学びたいときに役立つ文献

1) Center for Disease Control and Prevention : Managing acute gastroenteritis among children : oral rehydration, maintenance, and nutritional therapy. MMWR, 52 (No. RR-16) : 1～16, 2003
2) Pickering, L. K. : Approach to Patients with Gastrointestinal Tract Infections and Food Poisoning. Feigin and Cherry's Textbook of Pediatric Infectious Disease, 6th ed. edited by RD Feirin et al. Saunders Elsevier, Philadelphia, 621-647, 2009
3) Guerrant, R. L. et al : Practice Guidelines for the Management of Infectious Diarrhea. Clinical Infectious Disease, 32 : 331-350, 2001

第3章 見逃すと危険な疾患・外傷

緊急度 ★★★　頻度 ★☆☆

14 急性腎不全

大友義之

重症疾患を見逃さないためのポイント

1. 腎機能の指標となる血清クレアチニン値が乳幼児では年長児に比べて，低めであることに留意する
2. 敗血症，多発外傷，脳炎・脳症などによる多臓器不全の一症状として起こりうる
3. 腎前性や腎後性は早期診断と適切な加療により速やかに軽快することが多い

1 疾患概念

- 急激に腎機能が障害されて体液の恒常性を維持するための十分な尿排泄が得られない状態である．
- 数日〜1週間以内に，もともと正常腎機能の場合は，血清クレアチニン値が年齢別正常値の2倍以上，慢性腎機能障害のある場合は平常の1.5倍以上の上昇を呈する．
- 薬剤性腎障害（アミノグリコシド系抗菌薬，利尿薬など）では乏尿をきたさない場合もある（非乏尿性腎不全）が，一般に尿量は0.5 mL/kg/時以下，または，300 mL/m²/日以下となる．
- 原因（表1）により**腎前性，腎性，腎後性腎不全**に大別される．

2 症状・所見と検査

A）臨床症状

- 重症であるが，可逆性のことが多く，回復し得る．
- 表2に急性腎不全の臨床症状を示す．

B）検査

- 表3に急性腎不全の診断に必要な検査を示す．

3 診断基準

- 小児では**腎前性腎不全**がほとんどで，腎性腎不全はまれである．
- 腎前性と腎後性腎不全では，治療は原因除去が第一義である．
- ベッドサイドでのエコー検査はルーチンである．水腎症などの腎後性の腎不全，また腎臓の大きさで急性か慢性か，すなわち可逆性か不可逆性か診断できる．

表1　急性腎不全の原因

腎前性	循環血液量減少	重症脱水，消化管液の大量喪失，熱傷，急性出血，副腎不全
	低血圧／心拍出量低下	敗血症，心筋症，心筋梗塞，サードスペースへの漏出，アナフィラキシー
腎性	腎炎	腎炎，（溶連菌等）感染後，ループス腎炎，紫斑病性腎炎
	急性尿細管壊死	ショック，薬剤，重金属，ヘモグロビン尿，ミオグロビン尿，低酸素性，虚血性，腎移植後
	腎血管性の凝固・血栓	溶血性尿毒症症候群 ※memo（**小児の急性腎不全の原因で最多！**），腎静脈血栓症，TTP，DIC
	急性間質性腎炎	薬剤，感染
	解剖学的奇形	嚢胞性腎疾患，低形成／異形成腎，腎無形性
	腫瘍およびその治療関連	腫瘍の浸潤，腫瘍崩壊症候群，腫瘍治療のための腎臓摘出術
腎後性	免疫学的	移植腎の拒絶反応
	閉塞	腎盂尿管移行部狭窄症，後部尿道弁，尿管瘤，結石，腫瘍
	膀胱尿管逆流症	多嚢胞異形成腎の合併，膀胱機能異常の合併

表2　急性腎不全の臨床症状

病歴	先行する咽頭感染（溶連菌？），胃腸炎，薬物・毒物
全身状態	顔色不良，浮腫，倦怠感
皮膚所見	発疹，点状出血斑，紫斑
心血管系	高血圧，うっ血性心不全，心外膜炎の症状
呼吸器系	多呼吸，咳，血痰，ラ音聴取
消化器系	嘔気，嘔吐，食欲不振，出血，腹部腫瘤，腹水
中枢神経系	頭痛，けいれん，意識障害

表3　急性腎不全の検査

血液	血液ガス，血算（血液像を含む），血清，BUN，クレアチニン，電解質，浸透圧，Ca，Mg，P，血糖，尿酸，ALP
尿	一般検尿，尿中UN，クレアチニン，電解質，浸透圧，比重，（必要そうなら）ヘモグロビン，ミオグロビン
画像	胸部X線，腹部X線，腹部・腎臓エコー，ドップラー，シンチグラフィー
ほか（症例によって）	C3，C4，抗核抗体，ASO，肝炎マーカー，ANCA

> **※MEMO 溶血性尿毒症症候群（hemolytic uremic syndrome：HUS）**
> 血管の内皮障害に基づく溶血性貧血，血小板減少，急性腎不全を3徴とする症候群である．小児の実質性急性腎不全の中で最も頻度が高く，腸管出血性大腸菌による腸管感染症が原因として最も多い．

4 重症化させないための実際の治療法

○図に，急性腎不全を疑ってから治療するまでの流れをフローチャートで示す．

血液浄化療法の適応

①著明な溢水によるうっ血性心不全・肺水腫
②意識障害やけいれんなどの尿毒症性脳症
③消化管出血
④保存的治療に反応しない高カリウム血症と代謝性アシドーシス

　上記①〜④が急速に進行することが予想される**乏尿または無尿が24時間以上**の場合である．
　表4に血液浄化療法の選択の考え方を示す．

```
                    ┌─────────────────────┐
                    │   急性腎不全疑い！    │
                    └──────────┬──────────┘
                               │
          ┌────────────────────┴────────────────────┐
          │ 【ABCの確認】                            │
          │ ・O₂投与  ・経皮O₂モニター  ・IVルート確保  ・血圧モニター │
          │ 【膀胱内にバルーンカテーテル留置（尿量モニター）】        │
          │ 【腎毒性物質が投与されていないか確認】                │
          └────────────────────┬────────────────────┘
                               │
                    ┌──────────┴──────────┐
                    │  血管内の体液状況を評価  │
                    └──────────┬──────────┘
```

図　急性腎不全を疑ってから治療するまでの流れ

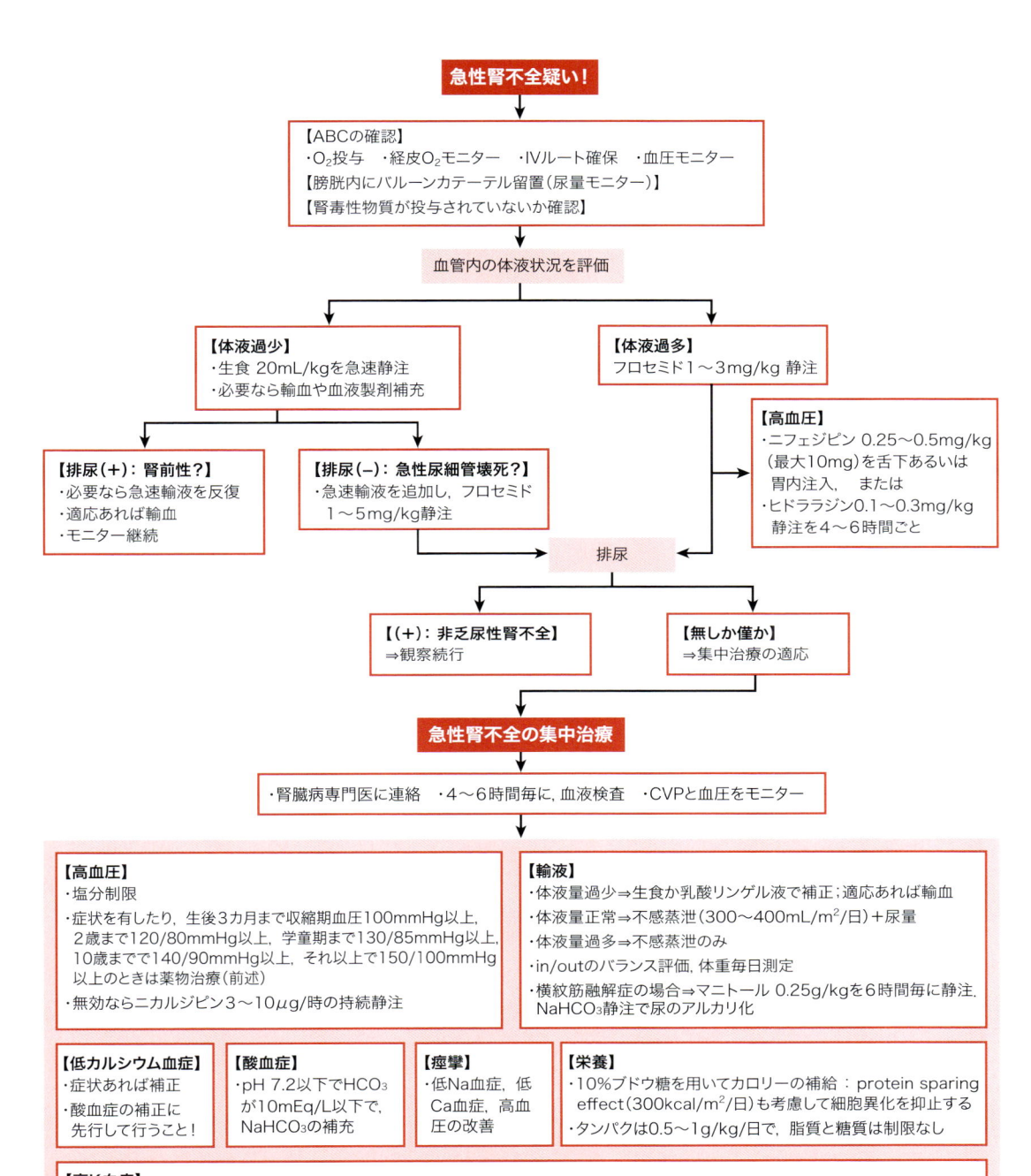

【体液過少】
- 生食 20mL/kgを急速静注
- 必要なら輸血や血液製剤補充

【体液過多】
フロセミド1～3mg/kg 静注

【高血圧】
- ニフェジピン 0.25～0.5mg/kg（最大10mg）を舌下あるいは胃内注入，または
- ヒドララジン0.1～0.3mg/kg 静注を4～6時間ごと

【排尿(+)：腎前性？】
- 必要なら急速輸液を反復
- 適応あれば輸血
- モニター継続

【排尿(−)：急性尿細管壊死？】
- 急速輸液を追加し，フロセミド1～5mg/kg静注

排尿
- 【(+)：非乏尿性腎不全】⇒観察続行
- 【無しか僅か】⇒集中治療の適応

急性腎不全の集中治療
・腎臓病専門医に連絡　・4～6時間毎に，血液検査　・CVPと血圧をモニター

【高血圧】
- 塩分制限
- 症状を有したり，生後3カ月まで収縮期血圧100mmHg以上，2歳まで120/80mmHg以上，学童期まで130/85mmHg以上，10歳までで140/90mmHg以上，それ以上で150/100mmHg以上のときは薬物治療（前述）
- 無効ならニカルジピン3～10μg/時の持続静注

【輸液】
- 体液量過少⇒生食か乳酸リンゲル液で補正；適応あれば輸血
- 体液量正常⇒不感蒸泄（300～400mL/m²/日）+尿量
- 体液量過多⇒不感蒸泄のみ
- in/outのバランス評価，体重毎日測定
- 横紋筋融解症の場合⇒マニトール 0.25g/kgを6時間毎に静注，NaHCO₃静注で尿のアルカリ化

【低カルシウム血症】
- 症状あれば補正
- 酸血症の補正に先行して行うこと！

【酸血症】
- pH 7.2以下でHCO₃が10mEq/L以下で，NaHCO₃の補充

【痙攣】
- 低Na血症，低Ca血症，高血圧の改善

【栄養】
- 10%ブドウ糖を用いてカロリーの補給：protein sparing effect（300kcal/m²/日）も考慮して細胞異化を抑止する
- タンパクは0.5～1g/kg/日で，脂質と糖質は制限なし

【高K血症】

◆血清K値>7.5mEq/Lで心電図変化を伴う
- ベネトリン0.02mL/kg+生食5mLを吸入，30～60分で効果が現れる
- 8.5%グルコン酸カルシウム（カルチコール）0.6mL/kgを5%ブドウ糖にて2～3倍に希釈し2～4分で静注．徐脈に注意．効果は5分以内に出現する
- 7%メイロンを3mL/kgを10分くらいかけて静注

◆血清K値>7.5mEq/Lだが心電図変化がない
- メイロン静注（前述）
- 20%ブドウ糖液2.5mL/kgを2時間かけて点滴静注．同時にブドウ糖3gに対してレギュラーインスリン1単位加える

◆血清K値≦7.5mEq/Lとなったとき
- 陽イオン交換樹脂（カリメート）を用いる．1g/kgを10%ソルビトールで懸濁として経口または注腸（30分以上腸内に停滞させる）で投与する．4時間以内に血清K値の1mEq/Lの下降がみられる．腸閉塞・腸穿孔の原因になるため注意する

表4　血液浄化療法の選択

	利点	欠点
腹膜透析	・容易に導入 ・ブラッドアクセス不要 ・抗凝固薬が不要 ・乳幼児で可能	・腹膜炎・カテーテルの出口部感染のリスク ・除水量が一定でなし ・横隔膜挙上にて呼吸障害 ・高血糖
血液透析	・溶質除去に優れる ・急速に除水が可能	・乳幼児には困難 ・ブラッドアクセスの難易度が高い ・抗凝固薬が必要 ・低血圧のリスク ・不均衡症候群
CRRT	・溶質や除水が緩徐に行える ・血圧や心拍出の変動が大きくない ・乳幼児で可能になってきた	・ブラッドアクセスが必要 ・抗凝固薬の長時間使用による出血のリスク ・低体温 ・体動制限

CRRT : continuous renal replacement therapy

5 ピットフォール

- 腎前性腎不全は，早期発見・早期治療（急速輸液を含む適切な輸液管理，血管内脱水のコロイド製剤などによる改善，昇圧治療）で透析を回避し得る．
- 腎後性腎不全は，尿ドレナージで透析を回避できることが多い．

❗ アート面の知識や考え方

血液浄化療法の適応

- 慢性腎不全の急性増悪という可能性もある．腎疾患の家族歴，発育・発達歴，尿路感染症の有無，夜尿・遺尿，多飲・多尿の病歴を検査する．著明な貧血の合併は特に以前より存在する慢性腎不全を示唆する．
- 急性腎不全の患児の全例に血液浄化療法（腹膜透析療法を含む）が必要ではないが，適応になりそうな場合，血液浄化であれば適切なブラッドアクセスを，腹膜透析であればテンコフカテーテルの挿入を先手を打って用意する必要がある．腎臓専門医や小児外科医等の協力が必要である．患児の状態によっては，赤血球・血小板・新鮮凍結血漿などの輸血が必要な場合がある．
- 治療を始めるにあたり，急性腎不全をきたす原因疾患にもよるが，**適切な治療により，重篤な症例でも救命が可能であり，また，慢性腎不全に陥ることを回避しうることを本人やご家族によく説明をしたい**．

さらに学びたいときに役立つ文献

1) 五十嵐 隆：急性腎不全．「小児腎疾患の臨床 改訂第3版」，pp.359-262，診断と治療社，2008
2) Acute Real Failure. Paediatric Nephrology (Oxford Specialist Handbooks in Paediatrics) (Rees, L., Webb, NJA & Brogan, P. A. ed.), pp. 359-392, Oxford University Press, 2007
3) 池田昌弘，本田雅敬：急性腎不全．「小児急性血液浄化療法マニュアル」（伊藤克己／監），pp.153-158，医学図書出版，2002

第3章 見逃すと危険な疾患・外傷

緊急度 ★★☆　頻度 ★★★

15 尿路感染症

染谷朋之介

重症疾患を見逃さないためのポイント

❶ 尿試験紙の白血球反応・亜硝酸塩反応の判定に加え，臨床経過・血液検査（必要に応じエコー検査など）から総合的に初期診断することが重要である

❷ 年齢が低いほど（特に3カ月未満）菌血症・敗血症の合併率が高く注意を要する

　尿路感染症（urinary tract infection：UTI）は日常診療で多く遭遇する疾患であり，その発生率は思春期前で，女児3〜5％，男児1〜2％とされ，1歳未満では，男児3％，女児7％とされている．特にその発見頻度は，救急外来において高くなるとの報告があり（米国の統計では日常診療0.7％，救急外来5〜14％），小児救急診療の現場において特に留意すべき疾患と言える．

　特に**上部UTI**は，腎実質の炎症から不可逆な腎瘢痕化（逆流腎症）を生じる可能性があり，早期診断・治療が重要である．

　さらに小児期UTIは，**先天性腎尿路奇形**（congenital abnormality of the kidney and urinary tract：CAKUT），特に**膀胱尿管逆流症**や**閉塞性腎症**などの発見契機となるため，適切に評価を行うべきである．

1 臨床症状

　感染部位（上部・下部）より異なり，特に乳幼児は非特異的症状を呈することも多い．

UTIを疑うべき症状

1）非特異的

24時間以上持続する38℃以上の不明熱

下痢，吐気，嘔吐，哺乳力低下，腹痛，不穏，けいれん，黄疸（乳児）

2）特異的

腰背部痛（年長児），頻尿，排尿時痛，下腹部痛，尿意切迫感，残尿感，混濁尿

2 診断・検査

A）尿検査

1）採尿について

　低年齢であるほど，清潔に採尿することは難しく，コンタミネーションを防ぐため理論上，膀胱穿刺で行われるべきであるが，熟練を要し日本ではほとんど行われることはない．現実

的には簡便性・侵襲性からバッグ採尿で行われ，外陰部の細菌や白血球のコンタミネーション（疑陽性率85％）が問題となる．したがって，疑わしい症例については，積極的にカテーテル導尿を行うべきである．導尿を行う際，反射的に排尿することもあり清潔な採尿コップを用意しすぐに採尿できるよう準備する（クリーンキャッチ）．

2）尿培養

中間尿で10^5 CFUs/mL以上，カテーテル尿で$5×10^4$ CFUs/mL以上単一菌が検出された場合を確定診断とする．

3）尿試験紙

救急診療においては，その簡便性から尿試験紙による判定が多く用いられるが，その診断的価値については下記に注意し判定する．

①**白血球エステラーゼ反応**：感度83％と高いが，特異度78％と低下する．

②**亜硝酸塩反応**：感度53％と低いが，特異度は98％と良好である．

4）尿沈渣（鏡検）

細菌の直接鏡検が最も診断的価値が高い．尿中白血球は尿路感染症の80〜90％に認められるが，感度32〜100％，特異度45〜97％と報告によりばらつきがある．

> ※**MEMO** Kova slide10G（シーメンスヘルスケア・ダイアグノスティクス，東京）を用いた非遠沈尿の無染色・直接鏡検法による，尿中白血球数ならびに細菌数カウントが，UTIの迅速診断に有用であるとの報告がある．

B) 血液検査

UTIの診断においてCRP・白血球数の測定は，上部・下部の部位診断のみならず，その後の検査・治療方針の決定に参考となる．上部UTIでは，発熱後4〜12時間でCRPが陽性になるとされ，白血球増多はそれより早く起こる．重症感のある場合には腎機能（BUN，Cre）電解質なども含め一般生化学検査もともにチェックすることが肝要である．近年，血清プロカルシトニンの上昇が，急性腎盂腎炎を予期する良いマーカーとなる可能性も指摘されている．

⇒3カ月未満の症例においては，Sepsis work upを行い，入院管理を行うことを基本とし，3〜24カ月の児におけるUTIを疑った際の診断アルゴリズムを図1，2に示す．

C) 画像検査

小児期はCAKUT（膀胱尿管逆流症・水腎症・矮小腎など）の合併を念頭に置き，超音波検査を軸として，必要に応じ，その他の画像検査（膀胱造影・シンチグラフィー・CT・MRIなど）を行う．非典型例や再発例（→MEMO）については，積極的に画像検査をすすめる．

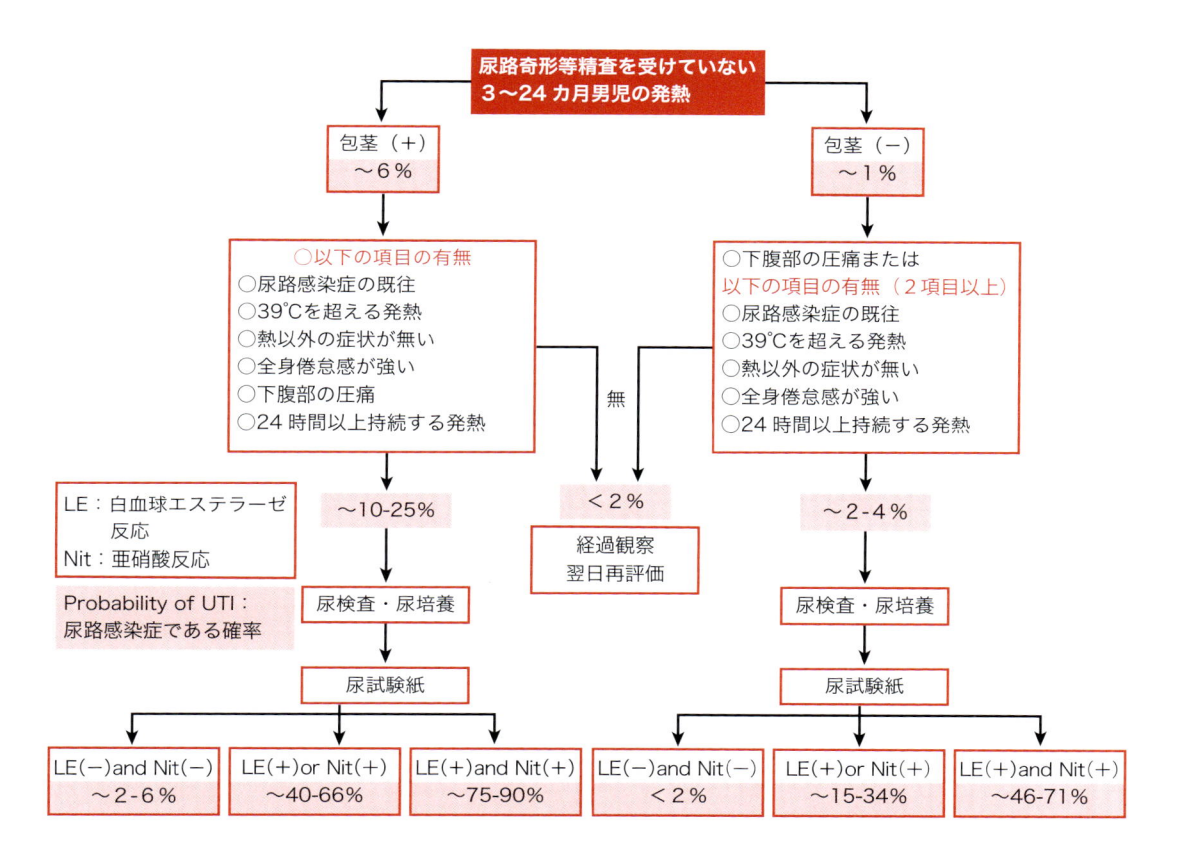

```
                    尿路奇形等精査を受けていない
                       3〜24カ月男児の発熱

              包茎（＋）                    包茎（−）
               〜6％                        〜1％

        ○以下の項目の有無            ○下腹部の圧痛または
        ○尿路感染症の既往            以下の項目の有無（2項目以上）
        ○39℃を超える発熱            ○尿路感染症の既往
        ○熱以外の症状が無い          ○39℃を超える発熱
        ○全身倦怠感が強い            ○熱以外の症状が無い
        ○下腹部の圧痛                ○全身倦怠感が強い
        ○24時間以上持続する発熱      ○24時間以上持続する発熱

LE：白血球エステラーゼ
    反応              〜10-25％        ＜2％         〜2-4％
Nit：亜硝酸反応                     経過観察
                                    翌日再評価
Probability of UTI：   尿検査・尿培養              尿検査・尿培養
尿路感染症である確率
                         尿試験紙                    尿試験紙

LE(−)and Nit(−) | LE(+)or Nit(+) | LE(+)and Nit(+) | LE(−)and Nit(−) | LE(+)or Nit(+) | LE(+)and Nit(+)
    〜2-6％    |    〜40-66％   |    〜75-90％    |     ＜2％       |   〜15-34％    |    〜46-71％
```

図1　尿路感染症診断アルゴリズム3〜24カ月男児
Shaikh, N. et al. JAMA 2007；298：2895-2904．一部改変

> **※MEMO　尿路感染症の非典型例または再発例**
> ①非典型例
> 敗血症または重症感がある，尿量減少，腹部腫瘤，クレアチニン上昇，抗菌薬への反応不良，大腸菌以外の原因菌
> ②再発例
> ・2回以上の上部UTI
> ・1回の上部UTIに加え，1回以上の下部UTI
> ・3回以上下部UTIを反復する場合

1）エコー検査
　小児の尿路感染症を診た際には必ず行うようにする．腎臓のサイズ・輝度・水腎水尿管症の有無・膀胱の形態や壁の肥厚の有無などに注意しスクリーニングを行う．

2）腎シンチグラフィー（99mTc-DMSA）
　陰影欠損（腎瘢痕化）が認められる場合，腎盂腎炎をきたしたことを示すが，その感度は32〜92％と報告によりばらつきがある．さらにその変化が急性（一過性）か慢性（永続性）かの区別は不可能であり，慢性的腎瘢痕の評価は急性期から4〜6カ月の間隔を空けて評価する必要がある．

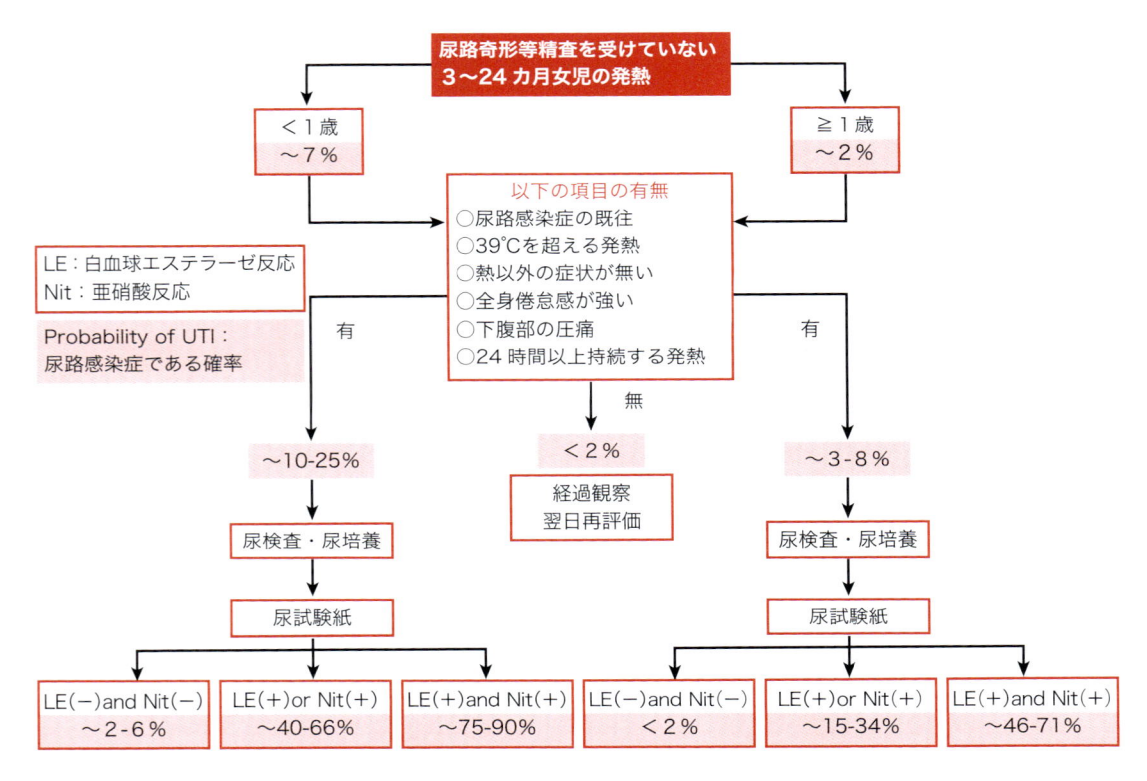

図2 尿路感染症診断アルゴリズム 3～24 カ月女児

Shaikh, N. et al. JAMA 2007；298：2895-2904. 一部改変

表1 経静脈的抗菌薬の選択肢

抗菌薬	商品名	投与量
① Ceftriaxone（セフトリアキソン）	ロセフィン®	75 mg/kg/日 分1
② Cefotaxime（セフォタキシム）	クラフォラン®・セフォタックス®	150 mg/kg/日 分4
③ Ceftazidime（セフタジジム）	モダシン®	150 mg/kg/日 分4
④ Cefazolin（セファゾリン）	セファメジン®	50 mg/kg/日 分4
⑤ Gentamicin（ゲンタマイシン）	ゲンタシン®	7.5 mg/kg/日 分3
⑥ Tobramycin（トブラマイシン）	トブラシン®	5 mg/kg/日 分3
⑦ Ampicillin（アンピシリン）	ビクシリン®	100 mg/kg/日 分3

＊腎機能障害がある場合アミノグリコシド系抗菌薬（⑤⑥）には注意する

3）排尿時膀胱尿道造影（voiding-cyst-urethero-gram：VCUG）

　膀胱尿管逆流症評価のための Gold-standard．初発 UTI 小児例に対して積極的に考慮すべき検査であることは確かであるが，エコー・シンチグラフィー検査，臨床経過などから VCUG を行う症例を選ぶべきとの見解もある．その他，感度の低さ（47％）を指摘する報告もあり，本検査の必要性については，いまだに議論が分かれる．

表2 経口抗菌薬の選択肢

抗菌薬	商品名	投与量
① Amoxicillin（アモキシシリン）	サワシリン®，パセトシン®	20〜40 mg/kg/日 分3
② Trimethoprim-sulfamethoxazole（ST合剤）	バクタ®	0.075〜0.15 g/kg/日 分2
③ Cefaclor（セファクロール）	ケフラール®	30 mg/kg/日 分3
④ Cefcapene（セフカペン）	フロモックス®	9 mg/kg/日 分3

3 重症化させないための実際の治療法

①全身状態不良の2歳以下のUTI
初期治療は入院で経静脈的に抗菌薬（表1）を投与する．治療開始後，解熱し全身状態の回復後，抗菌薬を経口投与に切り替える．投与期間は計7〜14日間とする．

②全身状態良好の2歳以下のUTI
血液検査などを参考にし，経口（表2）または経静脈的（表1）に抗菌薬の投与を行う．投与期間は計7〜14日間とする．

③下部UTI
は，全身状態は良好なことが多く，抗菌薬の投与期間も5〜7日間と上部に比し短期間投与とする．

4 ピットフォール

UTI診断において，下記2つの病態も合わせて知っておきたい．

1）無症候性細菌尿（asymptomatic bacteriuria：ABU）

UTI症状が無いにも関わらず，尿培養にてUTIの診断基準を満たす症例が存在し，この場合の多くはコンタミネーションによる偽陽性である．

したがってABUは，健康な状態において，少なくとも2週間以上の間隔で同じ細菌を同定した場合と定義される．ABUは腎瘢痕化のリスクになることはまれであるが，神経因性膀胱などを原因とすることも多く，各種画像検査，ウロダイナミクスなどの泌尿器科的評価を積極的に考慮すべきである．

2）巣状細菌性腎炎（acute focal bacterial nephritis：AFBN）

腎盂腎炎と腎膿瘍の中間に位置する腎実質の細菌感染症として定義される．

UTI児に対するエコー検査上，境界不明瞭な低エコーを呈する腫瘤を形成し，造影CTにてそれが確認できた場合，本症の診断となる．臨床像は非典型的重症尿路感染症と言えるが，症例によりばらつきがある．膀胱尿管逆流症の合併率が高く治療にもより長期の抗菌薬投与が必要な場合が多いのが特徴と言える．

⚠️ アート面の知識や考え方

- 臨床経過，診察所見，検査結果〔尿定性・沈渣，血液検査（白血球数・CRP・プロカルシトニン）〕から総合的に判断して，UTIを疑う場合，治療前に清潔な採尿を行う必要がある旨を説明し，カテーテル導尿を行い検尿・尿培養を提出する．
- UTIと診断するためには尿培養の結果を待つ必要があり，全身状態の改善ならびに腎機能の保護のため，確定診断前に，適切な早期治療（輸液・抗菌薬投与）を行うべきであることを説明する．
- 小児のUTI症例では，CAKUT（膀胱尿管逆流症，水腎症など）を伴うことが多いため，エコー検査・シンチグラフィー・VCUGなどの画像的スクリーニングを行う必要性があることを説明する．

さらに学びたいときに役立つ文献

1) Bensman, A., Dunand, O., Ulinski, T.：Urinary Tract Infection.「Pediatric Nephrology 6th Edition」（Avner E, Harmon W, Niaudet P, Yoshikawa N）1299-1310, Springer-Verlag, Berlin Heidelberg, 2009
2) Shaikh, N., Morone, N., Lopez, J. et al.：Dose This Child Have a Urinary Tract Infection? JAMA, 298：2895-2904, 2007
3) 大友義之，染谷朋之介，藤永周一郎他：膀胱尿管逆流症と尿路感染症．小児科診療，71：317-323，2008

第3章 見逃すと危険な疾患・外傷

緊急度 ★★★　頻度 ★☆☆

16 糖尿病性ケトアシドーシス

竹島泰弘

重症疾患を見逃さないためのポイント

❶ 多尿・多飲が先行し，頻呼吸（Kussmaul 大呼吸）を伴う意識消失では，本疾患を念頭に置かなくてはならない

❷ 本疾患における主要な検査所見は，高血糖（200 mg/dL 以上），ケトーシス，アシドーシス（pH<7.3）である

❸ 本疾患治療中に再度意識レベルの低下がみられた場合には，脳浮腫の発生を念頭に置かなくてはならない

1 重症疾患を見逃さないための考え方・根拠

　糖尿病性ケトアシドーシスの病態を理解し，症例に対応することが重要である．本症の原因は**インスリンの絶対的あるいは相対的欠乏**であり，そのため糖新生および脂肪の異化亢進が生じ，高血糖および血中ケトン体※MEMOの増加がみられる．また，浸透圧利尿により電解質の喪失および脱水の状態となり，血中ケトン体の増加と末梢循環不全に伴う高乳酸血症によりアシドーシスが進行する．初期には浸透圧利尿による多尿がみられ，脱水による口渇・多飲がみられる．また，代謝性アシドーシスの進行に対する呼吸性代償として **Kussmaul 大呼吸**がみられる．さらに進行すると意識レベルの低下がみられるようになり，脱水の進行により血圧の低下や頻脈がみられるようになる．

> **※MEMO ケトン体**
> 本疾患ではアセトン，アセト酢酸，βヒドロキシ酪酸のいずれのケトン体も血中・尿中において増加するが，一般に行われている尿ケトン体定性検査（ニトロプルシッド反応）はアセトンおよびアセト酢酸のみと反応するためβヒドロキシ酪酸の割合によっては偽陰性となることがあり注意が必要である．

2 疾患概念

- インスリンの絶対的あるいは相対的欠乏と，反応性に起こるインスリン拮抗ホルモン（グルカゴン，コルチゾール，カテコラミン，成長ホルモンなど）の増加によって糖新生および脂肪の異化亢進が生じる．
- そのため高血糖および血中ケトン体の増加がみられる．

16）糖尿病性ケトアシドーシス　215

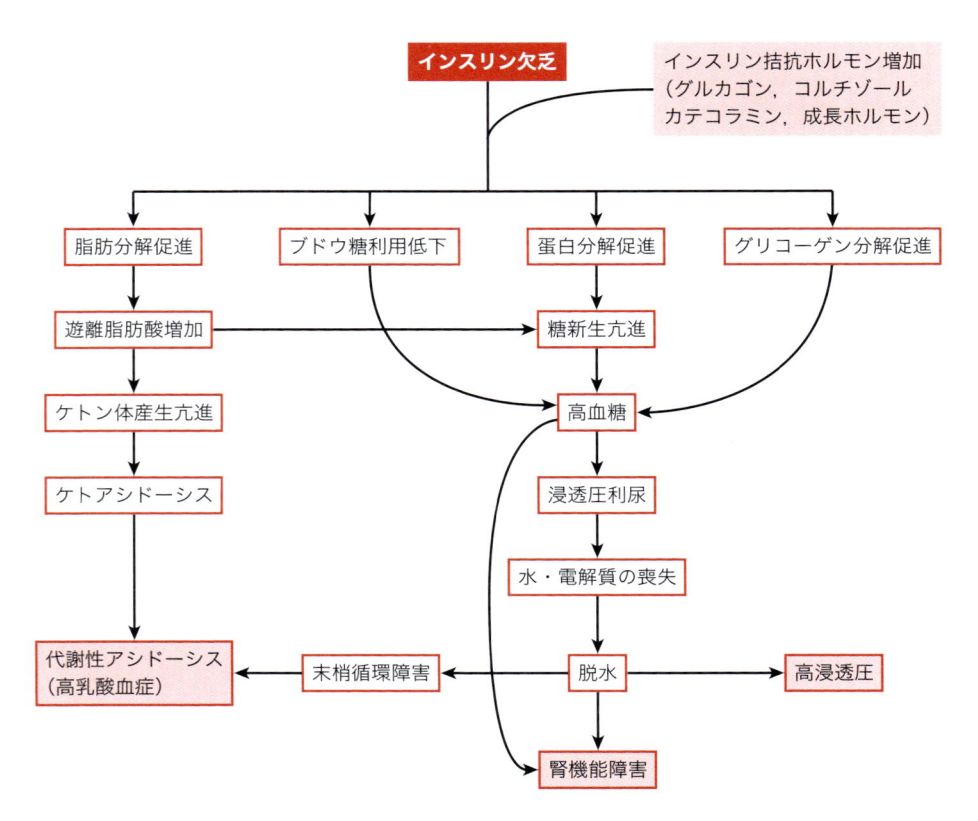

図1 糖尿病性ケトアシドーシスの病態（文献1〜3より改変）

- 高血糖に伴う浸透圧利尿により電解質の喪失および脱水の状態となる．
- 血中ケトン体の増加と末梢循環不全に伴う高乳酸血症によりアシドーシスが進行する．
- 図1に本疾患の病態を示す．

3 症状・所見と検査

A) 臨床症状

- 初期には浸透圧利尿による多尿がみられ，脱水による口渇・多飲がみられる．
- 代謝性アシドーシスの進行に対する呼吸性代償としてKussmaul大呼吸がみられる．
- 悪心，嘔吐，腹痛などを訴えることもある．
- 進行すると意識レベルの低下がみられるようになる．
- 脱水の進行により血圧の低下や頻脈がみられるようになる．

B) 検査

- 高血糖（200 mg/dL以上）
- ケトーシス
- アシドーシス（pH < 7.3）
- 浸透圧は高値を示すが，電解質の値はさまざまであり，血清ナトリウム値は高血糖による

表1 　初診時に必要な検査とそれに基づく計算式（文献1～3より改変）

血糖　（1時間ごとに測定） Na，K，Cl　（2～4時間ごとに測定） 血液ガス　（2～4時間ごとに測定） BUN，クレアチニン，ヘマトクリット（6～8時間ごとに測定） 尿中ケトン，血清ケトン Ca，P HbA1c 血清脂質
アニオンギャップ＝Na－（Cl＋HCO$_3$） 浸透圧＝2×（Na＋K）＋glucose（mg/dL）/18＋BUN（mg/dL）/2.8 補正Na値*＝測定Na値＋2×｛glucose（mg/dL）－100｝/100

※血糖値が100 mg/dL以上の場合

浸透圧希釈とナトリウムの少ない脂質分画の上昇により正常か低値を示す．血糖値が100 mg/dL以上の場合，補正式によってナトリウム値を修正して検討する．浸透圧の計算による算出法，および補正ナトリウムの式を表1に示す．
- 脱水のためBUNやヘマトクリット値の上昇がみられる．
- 初診時に必要な検査を表1に示す．

4 診断基準

- 高血糖，ケトーシス，アシドーシスを認める．
- 他のケトーシスを伴う先天代謝異常症のクリーゼ（多くの場合は低血糖になる）や，他の意識障害を伴う疾患（脳症など）で，何らかの理由により高血糖をきたした可能性も念頭に置く．
- HbA1c高値あるいは膵島関連自己抗体（GAD抗体，IA-2抗体，インスリン自己抗体，膵島細胞抗体）陽性より，上記疾患との鑑別が可能である．
- 脱水でみられる身体所見として，毛細血管再充満時間（capillary refilling time）の延長（通常1.5～2秒以下），皮膚ツルゴールの低下，多呼吸がみられたら，5％以上の脱水が考えられ，脈拍微弱，低血圧，乏尿がみられる場合10％以上の脱水が考えられる．
- アシドーシスによって重症度を規定され，**pH7.2～7.3（HCO$_3^-$＜15 mEq/L）は軽症，pH7.1～7.2（HCO$_3^-$＜10 mEq/L）は中等症，pH＜7.1（HCO$_3^-$＜5 mEq/L）は重症**と分類される．

5 重症化させないための実際の治療法

- 治療の基本は脱水・電解質の補正，インスリンによる代謝バランスの改善である．
- 治療において最も重要なことは**脳浮腫の合併を防ぐこと**である．急激な血糖の変化，重炭酸の過剰投与，輸液過多などは増悪因子と考えられ，注意が必要である．
- 厳密な水分・電解質管理が要求され，**1時間ごとの血糖測定，2～4時間ごとの血液ガス・電解質測定が必要**である．
- **脱水・電解質の補正**：推定される水分喪失量と必要量を表2に示す．初期には10～20 mL/kgの生理食塩液（0.9％NaCl）を1～2時間で投与する．頻脈など循環血液量減少所

表2 糖尿病性ケトアシドーシスにおける水分および電解質の喪失量および必要量

	喪失量	必要維持量
水分	70(30〜100)mL/kg	1,500 mL/m²
Na	6(5〜13)mEq/kg	45 mEq/m²
K	5(3〜6)mEq/kg	35 mEq/m²
Cl	4(3〜9)mEq/kg	30 mEq/m²
P	0.5〜2.5 mmol/kg	0.5〜1.5 mmol/kg

(文献1〜3より改変)

見が続く場合はさらにこれを繰り返す．循環の改善が得られた後，推定される水分喪失量を48時間かけて補正していく．0.45％NaCl以上の浸透圧を有する輸液によって行う．

- **インスリンの補充**：急激な血糖の低下※MEMO は脳浮腫のリスクを高めるため初期のインスリン・ボーラス投与は通常行わず，循環不全に対する治療の後に0.1 U/kg/時（乳幼児では0.05 U/kg/時）でインスリンの持続投与※MEMO を行う．アシドーシスが改善するまでは，0.1 U/kg/時のインスリン投与を継続する必要がある．また，1時間の血糖低下が100 mg/dL以内になるように，調節しなくてはならない．血糖値が300 mg/dL以下になったら，メインの輸液に5％ブドウ糖を添加し，アシドーシスが改善したらインスリン投与量を減量し，血糖値が150〜250 mg/dLとなるようにする．

> **※MEMO 低血糖**
> インスリン治療中の患者が昏睡となった場合は重症低血糖も念頭に置かなくてはならない．血糖を測定することにより診断は容易であり，診断されたら，速やかに血糖の是正を行う．20％ブドウ糖を1〜2 mL/kgを目安として意識が回復するまで静注する．自宅などで静脈路が確保できない場合はグルカゴン0.5〜1バイアルを筋注することもある．

> **※MEMO インスリンの投与量に注意**
> インスリン治療において，投与量の間違えは重症低血糖など患者に重篤な影響を及ぼす可能性がある．当院においては，学童以上では生理食塩液50 mL内にインスリンが50 Uとなるように，乳幼児ではさらに10倍希釈となるように，希釈方法を院内で統一している．

- **カリウムの補充**：本疾患では体内（主に細胞内）からのカリウムの喪失があると考えられ，カリウムの補充を行わないと急激に低カリウム血症になる可能性がある．高カリウム血症が無く（5.5 mEq/L以下），利尿が確認できれば，インスリン開始と同時に輸液中に20〜40 mEq/Lのカリウムを添加する．低カリウム血症がみられるときは初期からカリウム添加を行う．低リン血症もみられるため，20 mEq/LをKClで，20 mEq/LをK$_2$HPO$_4$でカリウム添加を行う方法も報告されている．

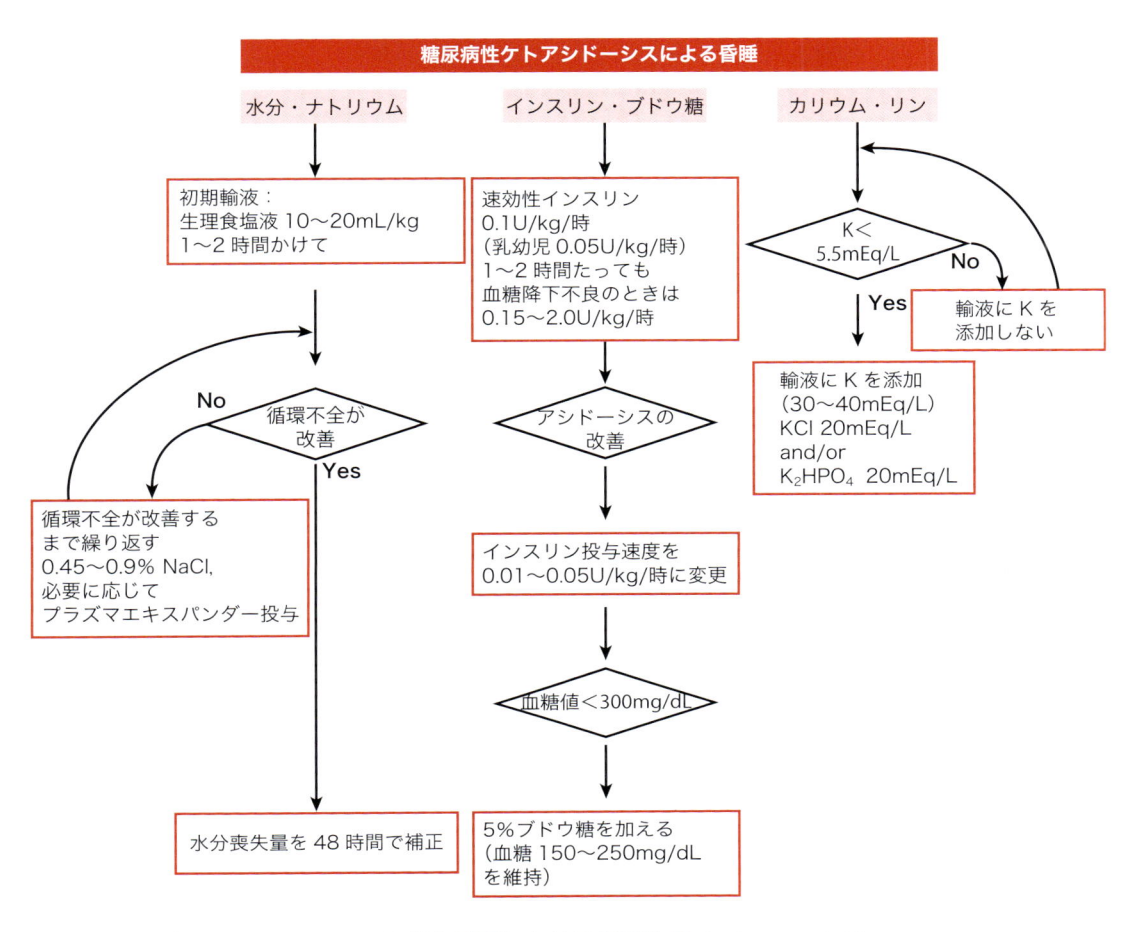

```
                    糖尿病性ケトアシドーシスによる昏睡
           ┌─────────────────┼─────────────────┐
        水分・ナトリウム      インスリン・ブドウ糖      カリウム・リン
           │                 │                 │
    ┌──────────────┐   ┌──────────────┐        │
    │初期輸液：       │   │速効性インスリン    │        │
    │生理食塩液      │   │0.1U/kg/時      │      ◇K<
    │10〜20mL/kg  │   │（乳幼児0.05U/kg/時）│   5.5mEq/L ─── No ──┐
    │1〜2時間かけて   │   │1〜2時間たっても   │        │              │
    └──────────────┘   │血糖降下不良のときは │       Yes      ┌──────────┐
           │           │0.15〜2.0U/kg/時│        │        │輸液にKを   │
           ▼           └──────────────┘        ▼        │添加しない  │
      ◇循環不全が             │           ┌──────────────┐└──────────┘
   No ─ 改善                   ▼           │輸液にKを添加    │
   │    Yes ───┐         ◇アシドーシスの    │（30〜40mEq/L）│
   ▼          │            改善            │KCl 20mEq/L │
┌──────────────┐│            │            │and/or        │
│循環不全が改善する││            ▼            │K₂HPO₄ 20mEq/L│
│まで繰り返す      ││     ┌──────────────┐    └──────────────┘
│0.45〜0.9% NaCl,││     │インスリン投与速度を │
│必要に応じて      ││     │0.01〜0.05U/kg/時に変更│
│プラズマエキスパンダー投与││     └──────────────┘
└──────────────┘│            │
                │            ▼
                │       ◇血糖値<300mg/dL
                │            │
                ▼            ▼
         ┌──────────────┐┌──────────────┐
         │水分喪失量を48時間で補正││5%ブドウ糖を加える │
         └──────────────┘│（血糖150〜250mg/dL│
                          │を維持）          │
                          └──────────────┘
```

図2　糖尿病性ケトアシドーシスに伴う昏睡における初期治療（文献3より改変）

- **アシドーシスの補正**：重炭酸の投与は，奇異性脳内アシドーシスを引き起こす可能性や，低カリウム血症を促進するなどの理由により通常行わない．しかし，重度のアシドーシス（pH＜6.9〜7.1以下）で，心筋収縮力の低下などがみられる場合はアシドーシスの重炭酸による補正を考慮する（重炭酸1〜2 mmol/kgを1時間かけて）．
- 初期治療を図2に示す．

6 ピットフォール

- 治療開始後，いったん改善してきた意識レベルが再度悪化した場合は，治療に伴い**脳浮腫**を発症した可能性がある．
- 頭痛，繰り返す嘔吐，不適当な徐脈，血圧上昇，動脈血酸素飽和度低下，易刺激性，異常呼吸パターン（Cheyne-Stokes呼吸など）なども脳浮腫を疑う所見である．
- 脳浮腫と診断されたら，輸液の速度を落とし，低ナトリウム血症を補正し，血糖の補正速度を緩やかにする．また，マンニトール（0.25〜1.0 g/kg/20分）を投与し，反応がみられない場合は2時間後に再度投与を行う．3％NaCl（5〜10 mL/kg/30分）投与の有効性

も報告されている．気管挿管による人工呼吸管理が必要な場合もあるが，過換気による低炭酸ガス血症（22 mmHg以下）は，神経学的な予後不良と関連するため注意が必要である．
- 糖尿病性ケトアシドーシスの死亡原因の多くは脳浮腫から脳ヘルニアに至ったものであり，脳浮腫が発症しないように治療を行うことが重要である．リスクファクターとしてナトリウム補正の遅れ，アシドーシスの重症度，重炭酸の投与，発症時の低炭酸ガス血症，重度の脱水（発症時のBUN高値），低張液の過剰輸液などが挙げられており，また5歳未満，糖尿病の初発の場合はリスクが高いので注意が必要である．

！アート面の知識や考え方

- 糖尿病性ケトアシドーシスによる昏睡を発症した場合の家族の不安ははかり知れない．そのような際に，「**脳浮腫・脳ヘルニアという致死的な合併症を呈する可能性はあるものの，適切な管理により十分に治療可能な疾患である**」ことを理解していただくことにより，医療者からの説明に耳を傾けることができるようになる．
- 本疾患においては，治療が功を奏し意識レベルが回復した後においても，**1型糖尿病としてのインスリン治療を継続していく必要がある**．昏睡状態から劇的に回復し，そのまま以前の状態に戻ることを期待している本人・家族に対し，生涯にわたり治療を継続する必要があることを説明するのは難しい．以前にプロ野球の巨人に在籍していたガリクソン投手や，阪神の岩田稔投手も1型糖尿病で，インスリン自己注射を行いながらプロ野球で活躍していたことなどが，病気を説明するうえでの潤滑油になるかもしれない．

さらに学びたいときに役立つ文献

1）日本小児内分泌学会糖尿病委員会監訳：国際小児思春期糖尿病学会　臨床診療コンセンサスガイドライン　2006-2008　第10章　糖尿病性ケトアシドーシス．日本小児科学会雑誌，112：924-945，2008．
2）Wolfsdorf, J., Glaser, N., Sperling, M. A.：American Diabetes Association. Diabetic ketoacidosis in infants, children, and adolescents：A consensus statement from the American Diabetes Association. Diabetes Care, 29：1150-1159, 2006
3）竹島泰弘：糖尿病性昏睡．「小児救急のストラテジー」（日本小児救急医学会／編）へるす出版，p195-199，2009

第3章 見逃すと危険な疾患・外傷

緊急度 ★★☆　頻度 ★★☆

17 熱　傷

大出靖将

重症疾患を見逃さないためのポイント

❶ 広範囲熱傷では全身性の炎症反応が惹起されて熱傷性ショックの状態に陥るため，熱傷創の治療だけでなく全身管理が必要となる

❷ 熱傷面積が大きくなくても，顔面・頸部の熱傷や体幹・四肢の全周性の熱傷では厳重な呼吸・循環管理が必要である

❸ 火炎熱傷では気道熱傷や熱傷以外の外傷の合併に注意する

1 疾患概念

　熱傷は，熱刺激の結果皮膚に生じた損傷である．その本態は，熱刺激によって生じた炎症反応と，その後に生ずる熱傷創の感染による炎症反応であり，これに気道熱傷などの合併損傷や，年令や既往歴といった患者側の要因が影響を及ぼす．熱傷面積が大きいと全身性炎症反応が惹起されるため，局所の創管理だけでなく，集約的な全身管理が必要となる．

2 症状・所見と検査

A）臨床症状

　局所熱傷創の症状は熱傷の深さによって異なる（図1）．

1）Ⅰ度熱傷（epidermal burn：EB）

　表皮熱傷で受傷部皮膚の発赤のみで瘢痕を残さず治癒する．疼痛を有する．

2）Ⅱ度熱傷

　熱傷深度により2つに分類される．

　①浅達性Ⅱ度熱傷（浅Ⅱ度熱傷，superficial dermal burn：SDB）：水疱形成され，水疱底の真皮が赤色を呈している．通常1〜2週間で表皮化し治癒する．一般に肥厚性瘢痕を残さない．強い疼痛を有する．

　②深達性Ⅱ度熱傷（深Ⅱ度熱傷，deep dermal burn：DDB）：水疱形成され，水疱底の真皮が白色で貧血状を呈している．およそ3〜4週間を要して表皮化し治癒するが，肥厚性瘢痕ならびに瘢痕ケロイドを残す可能性が大きい．痛みはSDBほど強くはない．知覚は鈍麻する．

3）Ⅲ度熱傷（Deep Burn：DB）

　皮膚全層の壊死により白色または褐色のレザー様となった状態であり，皮膚が完全に炭化

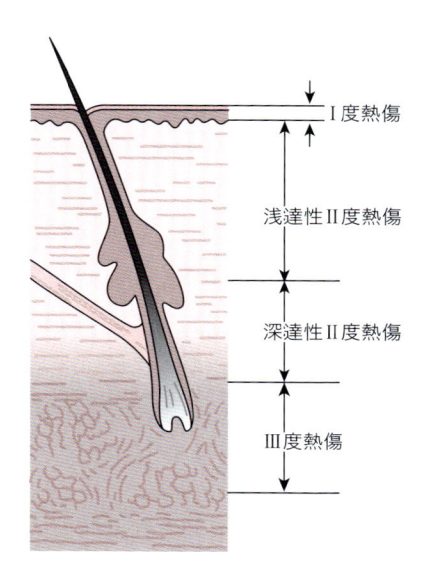

図1 熱傷深度
文献6を改変

したものも含まれる．受傷部位の辺縁からのみ表皮化するので治癒に1～3カ月以上を要し，植皮術を施行しないと肥厚性瘢痕，瘢痕拘縮をきたす．無痛である．

> ※MEMO **循環血液量減少性ショック**
> 熱傷面積が大きいと全身の血管透過性が亢進し循環血液量減少性ショックに陥る．治療に大量の輸液投与が必要となるため全身の浮腫が進行する他，さまざまな臓器障害を引き起こす．

B) 検査
- 屋内での火災など一酸化炭素中毒が疑われるような場合，来院時の血中一酸化炭素濃度の測定が重症度の評価に有用である．
- 受傷機転や症状から気道熱傷が疑われる場合は，気管支ファイバースコープまたは喉頭ファイバースコープによる評価が必要である．
- 輸液量の調節は適正な時間尿量の維持を指標とするため，尿量測定は必須である．また循環血液量の評価として，尿浸透圧，血清総蛋白や血清アルブミン値などを参考にする．

3 診断基準
- 熱傷の重症度は熱傷深度と熱傷面積（図2）に比例する．熱傷指数（burn index：BI）は重症度を定量的に評価するための尺度であり，

    熱傷指数＝Ⅲ度熱傷面積（％）＋Ⅱ度熱傷面積×1/2（％）

    で定義される．一般的にはBIが10～15以上を重症とするが，**小児では5以上でも重症となり得る**．

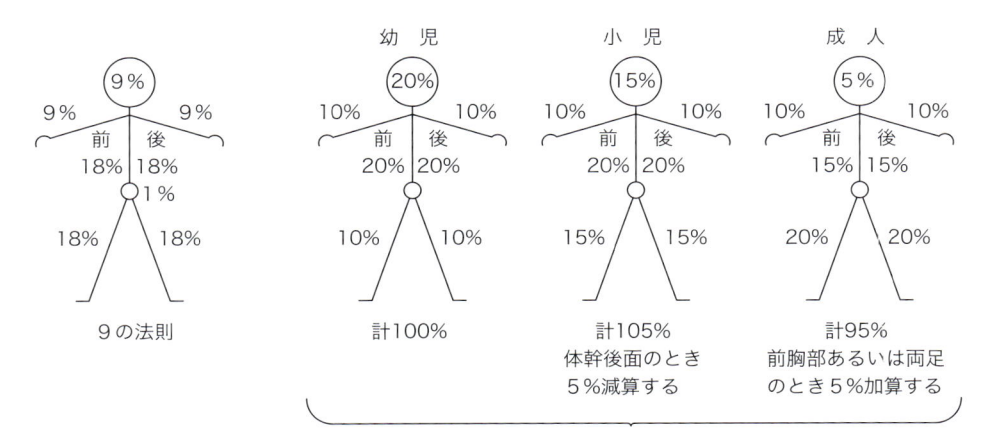

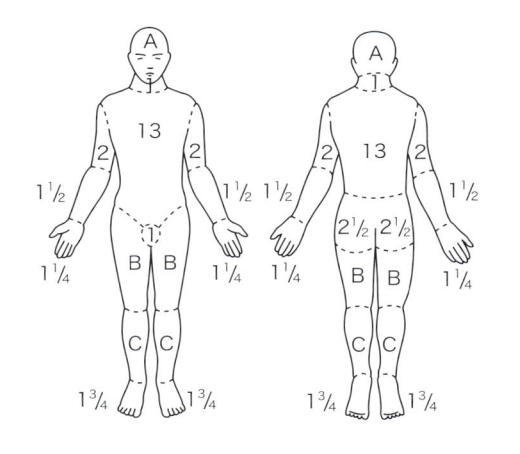

図2　熱傷面積の算出法
文献6を改変

	年齢					
	0歳	1歳	5歳	10歳	15歳	成人
A—頭部の1/2	9 1/2	8 1/2	6 1/2	5 1/2	4 1/2	3 1/2
B—大腿部の1/2	2 3/4	3 1/4	4	4 1/4	4 1/2	4 3/4
C—下腿部の1/2	2 1/2	2 1/2	2 3/4	3	3 1/4	3 1/2

年齢による広さの換算

Lund and Browderの図表

rule of nine(s)　9の法則
rule of five(s)　5の法則（Blockerの法則の別名）
Lund & Browderのchart：より正確な受傷面積の算定に用いる
手掌法：手掌を体表の約1%として換算する方法

　　熱傷面積の評価に際し，小児は成人と比較して頭部の占める割合が大きく下肢が小さいので，9の法則は誤差が大きくなって使用できない．**5の法則かLund & Browderのchartを用いて算定する**．
○熱傷範囲や部位によっては専門施設での加療が必要となり，治療困難な合併損傷も存在する．このような点を考慮し，治療の専門性という観点から重症度を評価したものとして**Artzの基準**（表1）がある．

4 重症化させないための実際の治療法

　　生理学的な評価と蘇生処置（primary survey）を行って全身状態の安定化が得られてから

17）熱傷　223

表1　Artzの基準（文献6を改変）

重症熱傷（熱傷専門施設での入院加療を要する）
・Ⅱ度熱傷で30％以上のもの
・Ⅲ度熱傷で10％以上のもの
・顔面，手，足のⅢ度熱傷
・以下の合併症を有する熱傷
気道熱傷，軟部組織の損傷，骨折，電撃傷，化学損傷
中等度熱傷（一般病院での入院加療を要する）
・Ⅱ度熱傷で15〜30％のもの
・Ⅱ度熱傷で10％未満（顔面，手足は除く）
軽症熱傷（外来通院でよいもの）
・Ⅱ度熱傷で15％未満のもの
・Ⅲ度熱傷で2％未満のもの

解剖学的な評価（secondary survey）を行う．

A）Primary survey

①**気道の評価**：気道熱傷や顔面・頸部熱傷による上気道狭窄，一酸化炭素中毒や頭部外傷の合併による舌根沈下などに注意が必要である．熱傷患者では治療とともに全身の浮腫が進行し，気道確保が困難になっていくことが多い．特に乳幼児の場合は解剖学的に気道狭窄が生じやすく，早めの確実な気道確保が安全とされている．

②**呼吸の評価**：体幹の全周性Ⅲ度熱傷によって換気障害が生じた場合は減張切開を行う．

③**循環の評価**：受傷直後の初診時にショックに陥っている場合，他の外傷の合併による出血性ショックや閉塞性ショックを除外する．可能であれば熱傷創のない部分から静脈路を確保し，蘇生のための輸液療法を開始しながら原因検索を行う．広範囲熱傷では血管透過性の亢進に伴って受傷後数時間の経過で循環血液量減少性ショックに陥る．四肢の全周性Ⅲ度熱傷で浮腫形成に伴って末梢循環不全が進行する場合，減張切開を考慮する．

④**意識の評価**：受傷直後に意識障害がある場合，一酸化炭素中毒や頭部外傷の合併を念頭において評価を進める．

⑤**脱衣と体温管理**：体表面の観察のために脱衣を行い，乾いた清潔なシーツで覆う．乳幼児では低体温となりやすいため保温に注意する．

B）Secondary survey

熱傷深度と熱傷面積を評価し，他の外傷の検索なども含めた解剖学的な評価を行う．

①**病歴聴取**：現病歴，既往歴，アレルギーの有無，常用内服薬などを聴取する．小児の場合，受傷から受診までの時間が長く，家族による説明と患児の症状が矛盾する場合，児童虐待の可能性を疑う．

②**全身観察**

　1）熱傷面積と熱傷深度を図1，2に従って評価する．深度の確定には数日の経過観察が必要であり，時間経過とともに繰り返し評価する必要がある．

表2　ABLSの初期輸液療法

成人（体重30 kg以上）：2〜4 mL×体重（kg）×熱傷面積（％）
小児（体重30 kg未満）：3〜4 mL×体重（kg）×熱傷面積（％）＋ 維持輸液

乳酸リンゲルを用い，受傷時から8時間で1/2，次の16時間に1/2を輸液する．体重30 kg未満の小児であれば1 mL/kg/時，体重30 kg以上の成人であれば0.5 mL/kg/時の尿量が得られるように輸液量を調節する．

維持輸液量 の算出法：24時間で下記の量の5％糖加乳酸リンゲル液を投与する
　　体重10 kgまでの重量（kg）に対して：100 mL×体重（kg）mL
　　体重10 kgを超えた10 kg内の重量（kg）に対して：50 mL×重量（kg）mL
　　体重20 kgを超えた10 kg内の重量（kg）に対して：20 mL×重量（kg）mL

（例）体重27 kgであれば，24時間で100×10 mL＋50×10 mL＋20×7 kg＝1,640 mLの5％糖加乳酸リンゲル液を維持輸液分として加える．

2）**初期輸液療法**：成人で15％TBSA※MEMO以上，小児では10％TBSA以上の場合，熱傷に対する初期輸液療法が必要とされる．初期輸液療法の目的は，循環血液量を過不足なく適切に保ち，熱傷創周囲や全身の臓器血流を維持することである．輸液量が適切であるか否かを判断するための最も簡便な指標は時間尿量である．さまざまな輸液公式が発表されているが，これらはあくまで目安であり，時間尿量を指標に輸液量を調節する必要がある．成人の熱傷に対し，最も頻用されているのは**Baxterの公式（Parklandの公式）**である．

> Baxterの公式：4.0 mL×熱傷面積（％）×体重（kg）
> 最初の24時間は全量を乳酸リンゲルで輸液する．
> 受傷時から8時間までに1/2，次の16時間に1/2を輸液する．

乳幼児に対しては，細胞外液が多くショックに陥りやすいことや低血糖に陥りやすいことを考慮した方法がいくつか提唱されている．米国熱傷学会の開発した**ABLS（Advanced Burn Life Support）コース**では体重30 kgで成人と小児を分け，受傷後24時間の輸液量を表2のように算定するよう指導している．

※MEMO　TBSA（total burn surface area）＝Ⅲ度熱傷面積＋Ⅱ度熱傷面積

③**重症度判定**を行う．自施設での治療が困難と判断し熱傷専門施設に転送する場合は，局所熱傷創は乾いた清潔なシーツで覆えばよい．転送先の医師と直接連絡をとって情報交換を行い，必要な処置を追加したうえで必ず医師が付き添って搬送する．

5 ピットフォール

Primary surveyにおける気道の評価では，適切な時期を逃すと気道確保がきわめて困難となる場合があり，危険を予測した管理が必要である．

⚠ アート面の知識や考え方

- 小児熱傷の特徴は，①成人と比較すると皮膚が薄いため**熱傷深度が深くなりやすいこと**，②口腔内での舌の占める容積率が成人と比較して大きいため**気道閉塞が生じやすいこと**，③成人と比較して細胞外液の占める割合が高いため**ショックに陥りやすいこと**，④**低体温や低血糖となりやすいこと**などである．また，瘢痕拘縮など，機能や美容にかかわる治療を長期間継続しなければならない症例もあるため，精神的なフォローを含め，患児・家族との信頼関係を維持していかなければならない．

- 乳幼児の熱傷で特に注意すべきは**児童虐待**の問題である．児童虐待による熱傷に特徴的とされている所見としては，①**受傷時期の異なる複数の熱傷創**が存在する，②下肢に**ストッキング状の熱傷**が存在する，③**両足下肢と臀部に熱傷が存在**する，④手掌側には熱傷がないが手背から前腕部に**手袋をはめたような形の熱傷**が存在する，⑤**境界線の明瞭な深達性の熱傷**，⑥家族による病歴の説明と患児の症状が**矛盾**する，などが挙げられる．このような場合は，各病院の対応指針に従って行動する．

さらに学びたいときに役立つ文献

1) 「熱傷診療ガイドライン」（日本熱傷学会学術委員会／編），日本熱傷学会，2009
2) 「重傷熱傷の初期診療」（上山昌史，松村一／特別編集），総合医学社，2007
3) 上山昌史：広範囲熱傷・電撃症．「救急診療指針改訂第3版」（日本救急医学会専門医認定委員会／編），pp.325-333，へるす出版，2008
4) 岩田洋平，臼田俊和：熱傷．「皮膚外科学」（日本皮膚外科学会／監），pp.502-515，秀潤社，2010
5) 徳永泰幸（訳）：熱傷．「小児救急学習用テキスト 原著第4版」（吉田一郎／監訳，井上信明／監訳補助），pp302-309，診断と治療社，2006
6) 「熱傷用語集」（日本熱傷学会用語委員会／編），1985

第3章 見逃すと危険な疾患・外傷

緊急度 ★★★　頻度 ★★★

18 頭部外傷

荒木　尚

重症疾患を見逃さないためのポイント

❶ 頭部外傷の病歴をできるだけ詳細に聴取し，どのような状態で受傷したのか，その機転を大まかに把握する．来院時の子どもが元気にしていても，1）直後の意識障害の有無，2）けいれん発作の有無，3）呼吸状態，4）チアノーゼなどの皮膚色調などの情報は，低酸素・低血圧合併の有無を予測するうえで重要である

❷ 一時的にでも意識障害を呈していた患者に関しては，原則としてCTなどにより頭蓋内の器質的疾患を除外できるまで入院，または救急室で観察する．けいれん発作の長さや回数は頭蓋内損傷の程度を反映しないため，けいれん後に意識障害が一過性に回復していても，画像による評価は必須である

❸ 乳児（特に2歳以下）の頭部外傷を診察する場合，画像診断により頭蓋骨骨折など何らかの異常を認めた際には，入院のうえ，虐待の関与の有無についてスタッフによる総合的な検討を行うことが重要である．重症頭部外傷例は予後不良であり，心肺停止例や火傷，アシドーシス，高度の脱水などを伴った複合的な病態に潜在的に付随していることがある

1 疾患概念

○ 頭部外傷とは，何らかの外的エネルギーが頭部の局所，または全体に作用することにより，頭蓋内外に解剖学的損傷あるいは機能的障害をきたした状態の総称である．

○ 局所に損傷を負う場合を**「局所性脳損傷」**といい，多くは衝突など外力が作用した部位の直下に損傷が生じている．例えば頭皮下血腫，頭蓋骨骨折，硬膜外血腫，硬膜下血腫などである．一方，頭部全体にエネルギーが加わり，脳全体に加速度を伴った剪断力が作用するような損傷を**「びまん性脳損傷」**という．そのうち，意識障害の原因を説明しうるCT上の病変を認めないにも関わらず，6時間以上遷延する昏睡を認める場合**「びまん性軸索損傷」**とされる．

○ 頭部外傷の重症度を判断するうえで，**意識レベルの評価**は最も重要である．本邦では，受傷直後の現場における救急隊の意識レベル評価では**JCS**（Japan Coma Scale）が用いられることが多い．JCSは特に軽症頭部外傷例で経験する「なんとなくおかしい」といった状態を評価することができるところが優れている（GCSでは15となる）．一方**GCS**（Glasgow Coma Scale）は開眼（eye），言語反応（verbal response），運動反応（motor

表1　頭部外傷の分類

Category	Definition	Mortality
Diffuse Injury Ⅰ	no visible intracranial abnormality	10%
Diffuse Injury Ⅱ	basal cisterns present, 0-5 mm midline shift and/or lesion densities present	14%
Diffuse Injury Ⅲ	basal cisterns compressed or absent, 0-5 mm midline shift, no hign or mixed density lesion > 25 cc	34%
Diffuse Injury Ⅳ	midline shift > 5 mm, no hign or mixed density lesion > 25 cc	56%

response）の3要素の合算で得られるスコアであり，8あるいはそれ以下を重症，9～13を中等症，14，15を軽症としている．GCSは国際標準でもあり，欧米のエビデンスを理解するうえで避けて通れない評価法である[1)2)]．

◦頭部外傷のCT分類が存在する．これはMarshallのCT分類として知られており[9)]，特にびまん性脳損傷の予後を判断するうえで有用である（表1）．diffuse injuryのレベルは1～4まで存在し，外科的治療を必要とする疾患（硬膜外血腫など）はevacuated mass群とされる．米国のTraumatic Coma Data Bankに蓄積された莫大なデータにより裏付けられた科学的評価法である．

2 症状・所見と検査

A）臨床症状（表2）

頭部外傷の症状は受傷機転によりさまざまに異なる．事故の概要から，**「頭部のどの部分に，どれくらいの力が，どういう風に作用したのか」**考察する．病歴で，高エネルギー外傷の基準を満たしている場合には，**見かけの症状は常に増悪する可能性を秘めている**ことを忘れてはならない[3)]．

頭部外傷の場合，**意識レベルの変動**は最も全面的に認められる症状である．「一度泣いた後眠り込んだ」，「衝突してからしばらくの記憶がない」，「声かけに反応しなくなった」などの説明はよく耳にする．

短時間であっても「意識レベルの変動，すなわち意識障害」が認められた際には，「脳幹網様体賦活系」の機能になんらかの障害が生じた訳であるから，厳密には，大脳皮質から放線冠，基底核，橋，延髄に至るまでの経路上の解剖学的損傷が否定されない限り，外傷による「機能」障害であるとは断言できない．器質的損傷を有する場合には，その後の発達具合や症状の経過によっては慢性期になって，**高次脳機能障害**との因果関係を説明する必要も生じ得るため，特に小児では外傷初期の画像診断は重要である．

医療現場ではさまざまな制約があり，必要と思った検査ができない場合もある．また，外傷自体が時間経過と共に変容する性質のものであるため，**観察期間**が必要である．観察により病態の改善を期待するのではなく，**「外傷は変化する病態である」**ことを患者本人や家族と理解を共有するための時間として，また最低限，**致命的な外傷の看過がないことを確認する**ために観察を行うという意味合いが強い．当然，判断に対して自信がもてない場合には，入院させ観察を行わなくてはならないのである．

表2　頭部外傷の臨床症状

病歴	交通事故，墜落，転倒，スポーツ外傷，家庭内事故など
全身状態	気分不良，頭痛，嘔吐，意識障害
皮膚所見	頭皮挫傷，皮下血腫，Battle sign, Raccoon's eye（頭蓋底骨折）
心血管系	徐脈，高血圧（意識障害を伴う場合：クッシング徴候）
呼吸器系	Cheyne-Stokes 呼吸，奇異呼吸，閉塞呼吸
消化器系	嘔吐，嘔気，食欲不振
中枢神経系	頭痛，けいれん，意識障害

被虐待児の場合，全身に残る新旧混合した皮下出血痕，全身骨撮影による多発肋骨骨折，網膜出血などの眼科所見を総合的に判断する必要がある．多発外傷の場合，受傷機転と損傷形態の整合性があるかどうか，多診療科により検討する．

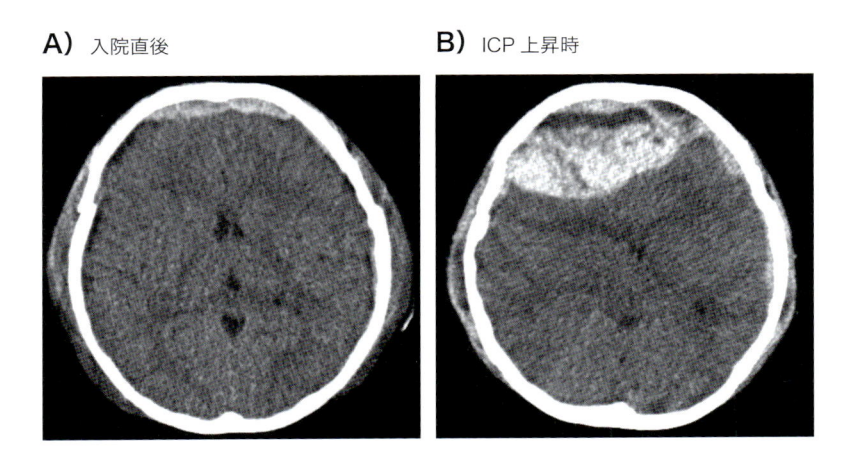

図1　増悪した急性硬膜外血腫
鎮静薬や筋弛緩薬を持続的に使用する場合，ICPセンサーの動向で増悪を検知し，救命処置の遅れを防ぐことができる

急速に増悪が予想される状況としては，①意識状態が不安定で，気道の開通性が保てなかったために合併した**低酸素および高炭酸ガス血症**，②**けいれん発作**（重責を含む），③**他部位損傷の増悪による意識レベル低下**（潜在的な持続出血による低血圧，肺挫傷・気胸などの合併による低酸素，低血糖など），④**器質的損傷の病態進行**（頭蓋内血腫の増大，脳腫脹の合併，脳血管障害の合併など）などを念頭に置いて対処する．

B）検査

画像診断の適応については，海外では多くの基準が定められている[4)～7)]．

1）CT

頭部外傷の診断においてCTはもはや不動の選択肢である．標準的には単純CTを行い，頭蓋および第2頸椎（上位頸椎）を含めて撮影することが推奨される．これは，小児では環軸椎亜脱臼などの合併を認めることがある反面，上位頸椎の単純X線撮影・評価が共に困難であることによる．

外傷性くも膜下血腫の分布や，硬膜静脈洞に至る骨折線の走行によっては，造影CTを行

A) 単純X線　　　B) 3D-CT

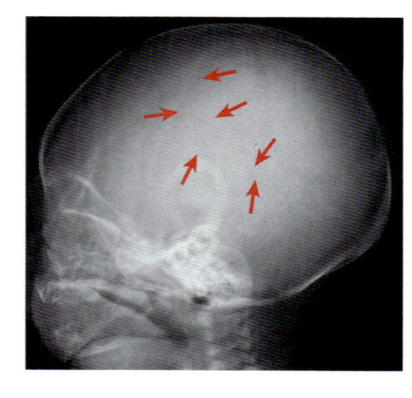

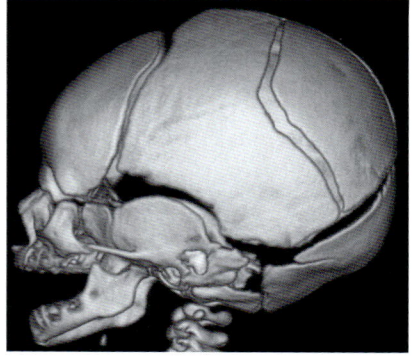

図2　頭蓋骨骨折の画像
単純X線による骨折の描出に比べ，3D-CTではより明瞭かつ解剖学的位置関係が理解しやすい

い，血管損傷や静脈洞内血栓症の判断を行うこともできる．多発外傷例ならば，全身造影CTを行った後に，頭部CTを撮影する場合もある．

3D再構成画像はきわめて有用である．また後頭蓋窩を評価する場合にはthin sliceの画像も用いられる．

2) MRI

頭部外傷では急性期にMRIを行う機会はまず存在しない．乳児の頭部外傷の場合，海外ではdiffusion weighted imageにより広範な脳虚血像をもって「虐待による頭部外傷」を疑う施設もある．病態が安定した時期では，MRIは解剖学的損傷の評価を行ううえで必須の検査である．DWI，ADC，T2*，FLAIRといったシークエンスにより，微小な出血性病変の描出も高い感度で行える．また，脳梁や脳幹背側，延髄近傍などCTでは描出困難な部位の損傷も評価可能である．MRIにより解剖学的損傷部位が確定できれば，神経症状の原因同定や機能回復の予後予測，抗けいれん薬の投与の必要性などを判断することができる．

3) 単純X線写真

単純X線撮影の意義については議論が多い．近年では，CTによる骨条件の感度が優れるため，単純撮影を行わない場合も多い．3D再構成画像による骨折の描出はきわめて明瞭である．放射線被曝の観点からいえば，原則としては，骨折のスクリーニングはCTにより行われるべきではないが，CTが随時行えない場合には頭蓋内損傷を示唆する骨折線を単純X線で検知し，該当する所見があった場合CTを行うことになる．

C) 診断基準

日本外傷学会・日本脳神経外傷学会による頭部外傷分類が新たに発表された．これは解剖学的損傷と機能的重症度を組み合わせた分類方法であり，外傷データバンクへのデータ登録の際に用いられる予定である（日本外傷学会のホームページを参照）[11)12)]．

表3　頭蓋内圧亢進治療の選択

減圧開頭術	
利点	減圧効果が早い，血腫除去が同時に可能，抜本的な治療
欠点	侵襲が強い，出血を伴う，髄液漏や感染などの合併症

低体温治療	
利点	神経保護作用，頭蓋内圧降下作用
欠点	合併症（不整脈，肺炎，血小板減少，低カリウム血症など），復温など管理が複雑

脳室ドレナージ術	
利点	減圧効果が確実，頭蓋内圧モニターとして使用できる，髄液を排液できる，安価，凝固異常がある場合でも可能
欠点	脳室が小さい場合挿入が困難，感染，閉塞など

3 重症化させないための実際の治療法

A）自分で意識レベルを評価すること

　まず重要なことは，こどもの外傷初期の状態を自分の目で一度確認しておくことである．救急医や初期診療から関わっている小児科医であれば問題はないが，救急室から病棟への移動後，ERからのコンサルト後など医療従事者間での病状の申し送りの際にエラーが生じやすい．特に救急隊が行ったJCSの評価をGCSに換算することは容易ではないので，自分自身で，救急室で患者を診察し，意識レベルを評価することである．実際の印象を感じていない場合には思わぬ状態の悪化に気がつかない．申し送りを受けた際にも必ず自分で評価を行うこと．電話応対で安心し，急変時から患者に対峙しないようにしなくてはならない．

B）画像所見の程度で重症度を判断しないこと

　画像所見と重症度との相関が明らかなのは，Marshallの重症頭部外傷患者におけるびまん性脳損傷のCT分類のみである[9]．当然，派手な単純骨折であろうが，陥没であろうが，薄い硬膜下血腫であろうが，所見はCT撮影を行った時間の1ポイントにおける所見である．外傷は変化するため，まず**臨床所見の繰り返しの評価が重要である**．

C）呼吸循環動態の安定化，保温に気をつけること

　二次性脳損傷の最大の危険因子は全身状態の不安定化である．救急室に搬入された時点から，必要なら酸素投与，静脈路確保による補液を開始し，保温に気をつけて臥床させる．頭部挙上や頭部正中固定なども可能ならば望ましい．嘔吐を繰り返す患者は，窒息を起こさせてはならないので，側臥位にして観察する[1)8)13)]．

D）頭蓋内圧の治療は数値に基いて行う

　臨床症状や画像所見から，頭蓋内圧亢進が疑われた場合には，**頭蓋内圧センサーを挿入して「数値」として可視化**し，担当医や看護師で**情報を共有**することが大切である．多くの臨床判断は，主観的なものであり，状態の申し送りは容易ではない．**「よさそうだ」という言葉には，重症化する危険性を否定する力はない**．

　センサーを使用しても予後は変わらないという意見は多い．しかし，治療が有効だったか，無効なのか，数値があれば理解できる．また多数の治療スタッフが一定の数値基準の下に，治療方針を共有することは，重症例の管理には欠かせないだろう（表3）．

4 ピットフォール

A）虐待の関与を疑わなかった

　　小児頭部外傷の診療を担当する場合には，日常診療から**虐待**の診断について見識を高めておかなくてはならない．学会などが発行した診断マニュアルなどに一度目を通しておく．全身所見から所見に気がつくこともある（時間的，空間的多発する外傷痕，火傷，容姿など）が，頭部外傷を主訴として来院した場合には，画像所見が重要な鍵となる．また，受傷機転との整合性や，家庭内事故か否か，目撃者の有無，養育状態なども注意が必要である．

　　疑いをもった場合には入院をさせ，翌日病院組織で対応を検討した後に一定の判断を行うようにする．場合によっては眼科の受診や全身骨X線撮影などを行う必要がある．

B）頸椎カラーをつけずに帰宅させた

　　最近では頭部外傷の搬送時には，救急隊が頸椎カラーを装着し来院することが通常となったが，頸椎クリアランスの方針については施設さまざまである．意識レベルが清明であり，中毒状態ではなく，十分な会話が可能で，他部位に疼痛を伴う外傷がない場合には，頸椎カラーを外して診察ができる．後頸部正中の圧痛がある場合，十分な前屈後屈（30°以上）ができない場合はカラーを装着して2週間後に外来受診が原則である．

　　画像診断としては，原則論ではあるが，CTは骨傷の評価，脊柱管内への骨偏移の評価によい．MRIは靭帯，軟部組織評価，および脊髄，脊柱管内の病変の評価によい．完全を期す場合には，機能的撮影を行って，運動時の頸椎のアライメントに不安定性が出るかどうかまで確認することになっているのである[14]．

C）脳振盪後の患者に競技を復帰させた

　　この問題はコンタクトスポーツを始める小学校高学年から思春期にかけて，部活動中さらにはプロ選手も念頭に置いた強化選手への対応の際に遭遇する．短期間に繰り返す，軽症びまん性脳損傷（脳振盪）と高次脳機能障害の関係については近年多くの基礎・臨床研究が欧米から報告がある．かつてセカンドインパクト症候群という病態が提唱されたが，二度目の脳振盪は致命的な脳浮腫をきたし得るというものであった．当然，致命的病態は防がなくてはならないが，近年では学習機能，認知機能，性格変容，異常行動などとの関連を追跡した神経心理学的考察が多い．MRI，特にdiffusion tensor imageを用いた白質線維の損傷を可視化する方法により，この分野は更なる深みを増すと思われる．脳振盪の重症度に応じた，競技復帰までの休息期間が定められたガイドラインがあるので，目を通すとよい．

！アート面の知識や考え方

●入院の適応：帰す？ 帰さない？

　軽症頭部外傷の際の入院基準はCTの適応基準同様に，重症化の予測因子や，血腫の増大にかかわる因子が挙げられている[5]．入院観察により，少なくとも外科的に手術が必要となる病態を見落とさないという理念が感じられる．しかしながら，単純骨折で元気な場合はどうだろうか．海外では帰宅させることもまれではない．国民皆保険制度のおかげでも

あるが，日本では入院させることが多いように思う．入院のメリットは少なくない．当然病態の観察ができることは重要である．加えて，頭部外傷について正しく理解をしてもらうための時間がもてること，再発予防のお話ができること，大切な子どもの頭蓋骨骨折という事態に直面した母親の心理的動揺を支援できることなどがあげられる．

● 遷延する失調の背後には

後頭骨に骨折を伴うことはまれではないが，特に後頭部打撲の際に，一晩寝たらあっという間に症状が消える経過のこどもがいる一方，いつまでも症状が消えずベッドからふらついて起きれない，嘔吐，眼振を繰り返す場合もある．遷延する失調（小脳症状）の原因に，硬膜静脈洞血栓症の存在がある．骨折線が横静脈洞やS状静脈洞に掛る場合，剥離された硬膜と骨との間に血腫ができたり，静脈洞が損傷され内腔に血栓が生じ，静脈環流が滞っているのである．血栓溶解を積極的に行うかどうかは基準はないが，多くの場合自然に消失していくことが多いようである．

● growing skull fracture のこと

教科書的にはよく記述された病態であり，特に小児患者に多いと考えられているが，頻度としては頭蓋骨骨折の子どものうち1％以下と決して多くはない．病態としては時間経過と共に拡大する骨折をいい，場合によっては非常に大きな骨欠損となることもある．病理学的には外傷の際に生じた硬膜，くも膜，脳実質の損傷が修復機転の中で癒着し，その後の脳実質の拍動や嚢胞の増大により生じると考えられている．骨折の幅が3mm以上，直下の硬膜損傷を有する，脳挫傷を有し嚢胞化した病変を伴う，2つ以上の縫合に掛った骨折線である，などの場合，注意が必要なようである．

● 抗けいれん薬の使用について

脳実質損傷が明らかな場合，受傷後7日間の抗けいれん薬の投与は，外傷後性けいれん発作の予防効果があることが証明されている．急性外傷後性てんかんの危険因子として，低年齢（2歳以下），低血圧，低酸素，来院時意識レベルGCS8以下，の場合頻度が高くなると報告されている[15]．受傷後第一回目の発作の95％が最初の24時間に発生しており，7日間起きなかった場合にはてんかん性病態への移行はまず心配ないようである．対して，遅発性の外傷後性けいれんに対しては抗けいれん薬の予防的効果はないとされている．つまり外傷後7日間投与を行い，その後は一旦中止して経過を見てよいわけである．前述の通り，明らかに脳実質損傷が強い場合や，脳波上棘波が頻回に認められる場合には処方を行う．問題はいつ，どのように処方を減らしていくのかということである．実際には抗けいれん薬の内服中止は容易ではない．2年間発作がない場合には中止の検討ができるものの，やはり脳実質病変は，常にけいれんの焦点となりうるのでコンプライアンスのいい患者でも，急激に処方を中断することは危険だと思われる．筆者の場合，まず血中濃度を測定し，治療閾を外した半分量で観察，更に発作がなければ脳波を測定し，3カ月から半年かけて漸減している．もちろん途中で発作を認めた場合には最低2年間を服用してもらっている．

参考文献

1) Adelson, P. D. et al.：Guidelines for the acute medical management of severe traumatic brain injury in infants, children, and adolescents. Pediatr Crit Care Med Jul；4（3 Suppl）：S72-75, 2003
2) 『重症頭部外傷治療・管理のガイドライン 第2版』（日本神経外傷学会：現 日本脳神経外傷学会），医学書院，2007
3) Kuppermann, N. et al.：Identification of children at very low risk of clinically-important brain injuries after head trauma：a prospective cohort study. Lancet, 374：1160-1170, 2009
4) Osmond, M. H. et al.：CATCH：a clinical decision rule for the use of computed tomography in children with minor head injury CMAJ：182 341-348, 2010
5) NICE clinical guideline 56, Head Injury Triage, assessment, investigation and early management of head injury in infants, children and adults：National Institute for Health and Clinical Excellence, 2007
6) Stiell, I. G. et al.：The Canadian CT Head Rule for patients with minor head injury. Lancet, 357：1391-1396, 2001
7) Hayde, M. J. et al.：Indications for computed tomography in patients with minor head injury. N Engl J Med；343：100-105, 2000
8) Walker, M., Storrs, B., Mayer, T.：Factors affecting the outcome in the pediatric patients with multiple trauma：further experience with the modified injury severity scale. Childs Brain, 11：387-397, 1984
9) Marshall, L. F. et al.：The diagnosis of head injury requires a classification based on computed axial tomography. J. Neurotrauma., 9 Suppl 1：S287-292, 1992
10) 三木保ら：本邦における小児虐待－脳神経外科の役割－．脳神経外科ジャーナル，16：26-35, 2007
11) 荒木尚ら：頭部外傷分類（日本外傷学会/日本脳神経外傷学会）救急医学，34：1744-1747, 2010
12) 頭部外傷分類－日本外傷学会ホームページ
    http://www.jast-hp.org/tobulist.html
13) Chesnut, R. M. et al.：The role of secondary brain injury in determining outcome from severe head injury, J Trauma, 34：216-222, 1993
14) American College of Surgeons Committee on Trauma：Pediatric trauma. In：Advanced trauma life support, ed 7. Chicago, American College of Surgeons, 2007
15) Liesemer, K. et al.：Early Post-Traumatic Seizures in Moderate-to-Severe Pediatric Traumatic Brain Injury：Rates, Risk Factors and Clinical Features. Neurotrauma, 2011 Mar 7. [Epub ahead of print]

第3章 見逃すと危険な疾患・外傷

緊急度 ★★★　頻度 ★☆☆

19 胸部外傷

浮山越史

重症疾患を見逃さないためのポイント

❶ 生命予後に直結する臓器が多いことから，交通事故などの高エネルギー外傷の場合には，迅速な診断，治療，そのための準備が必要である

❷ 外見上の傷が軽微でも，胸腔内臓器が損傷を受けている可能性を常に考慮する

❸ 急変の可能性を考え，モニター，繰り返しての診察，検査が必要である

1 小児胸部外傷における解剖学的，生理学的特徴

- 胸郭のコンプライアンスが大きく，肋骨骨折が起こりにくい．**肋骨骨折がなくても胸腔内臓器の損傷の可能性**がある．
- 胸腔内に占める縦隔内臓器の割合が大きく，損傷を受けやすい．縦隔が十分に固定されていないため，臓器の可動性が大きく，成人に比べ大血管，気管の損傷は少ない．
- 乳幼児における換気は横隔膜による腹式呼吸が主のため，腹腔内圧上昇は換気障害をきたす．胃管の挿入が必要な場合がある．
- 小児の気管は相対的に細く，気道閉塞や換気不全をきたしやすい．**呼吸数，呼吸パターン，呼吸音の観察**は重要である．
- 新生児，乳児期は口呼吸より鼻呼吸が主であり，出血などにより換気不全をきたしやすい．早めの挿管が必要である．
- 肺胞面積や機能的残気量は少ないが，酸素消費は多いので，肺胞低換気から容易に**低酸素血症，アシドーシス，心停止**になる．
- **緊張性気胸**はより低圧で生じ，急速に進行する．迅速な対応が求められる．
- 乳児期と小児において，心拍出量維持は主に，心拍数に依存するので，**高度の徐脈（60回/分以下）では心マッサージが必要**である．

2 Primary surveyと蘇生

- Primary surveyを**ABCDEアプローチ**（表1）で行い，**致命的な病態（TAF3X，表2）**を明らかにし，その治療を優先する．
- 診察で，聴診，胸郭の左右対称的な動き，胸壁の触診，バイタルサインのチェックを行う．
- 前頸部を観察し，腫脹，気管の偏移，頸部静脈の怒張（緊張性気胸，心タンポナーデの徴候）の有無を確認する．

19）胸部外傷　**235**

表1　Primary survey，ABCDEアプローチ

A：Airway
気道の評価と気道の確保である．みて（呼吸の状態），聞いて（呼吸音），感じて（空気の出入り），評価をする．必要であれば気管挿管を行う．気道内異物は，ヤンカーによる吸引，マギール鉗子により除去する

B：Breathing
呼吸評価と胸部外傷の処置である．みて（胸郭の動き，変形，腫脹，創傷，呼吸数），聞いて（呼吸音，心音），触って（胸郭，皮膚），感じて（打診），SpO_2で評価をする

C：Circulation
循環評価とショックの治療である．脈拍，血圧，CRT，皮膚所見，意識レベルで評価をする．静脈路を確保し，ショックの原因，出血源を同定し（FAST），初期治療を行う．外傷では多くが，出血性ショックか心原性ショック（心タンポナーデ，心外傷）により循環が障害される．バイタルに異常があれば，生理食塩液か乳酸リンゲル液を20 mL/kg，ボーラスで投与し，バイタルが安定するまで繰り返す．また，尿道留置カテーテルの挿入と胃管の挿入がされる

D：Dysfunction of CNS
「切迫するD」を理解して初期治療をする．GCSによる意識障害の評価を行う．「切迫するD」とは，GCS合計点が8以下（JCS，30以上），意識レベルの急激な低下（GCSで2点以上の低下），瞳孔不同やCushing徴候などからヘルニア徴候が出現したときの病態であり，二次性脳損傷を回避する必要がある

E：Exposure and Environmental control
全身の露出と同時に，低体温に留意して，保温に努める

表2　TAF3X（致命的な胸部外傷の暗記法）と蘇生

TAF3X		蘇生
(Cardiac) Tamponade	心タンポナーデ	心嚢穿刺，心膜開窓術，止血
Airway obstruction	気道閉塞	気道確保
Flail chest	フレイルチェスト	気道確保，陽圧補助換気
Open pneumothorax	開放性気胸	胸腔ドレナージ，創閉鎖
Tension pneumothorax	緊張性気胸	胸腔穿刺，胸腔ドレナージ
Massive hemothorax	大量血胸	胸腔ドレナージ，輸血，止血

- 胸部の触診で，捻髪音（気胸，皮下気腫），フレイルチェスト，圧痛（肋骨骨折，胸骨骨折）を調べる．
- バイタルサイン，SpO_2から循環不全と低酸素血症を明らかにする．
- FAST（focused assessment with sonography for trauma，エコー検査，詳細は本章-**20**腹部外傷の項参照）にて，心嚢液の貯留を観察し，心筋損傷，心タンポナーデの有無を診断する．また，心拍出量，心機能を評価し，静脈系，右心系が拡張しているか，虚脱しているかを判断する．さらに，大動脈を確認する．また，臥位の中腋窩線で第6〜8肋間または，乳首下のラインで気胸と血胸を評価する．

3 Secondary survey

- 病歴の聴取（**AMPLE**，表3），全身の診察を行い，損傷や病態（**PATBED2X**，表4）を検索する．
- 胸部外傷でも頭からつま先まで全身の外傷部位をチェックする（本章-**20**参照）．
- 画像診断は，胸部X線写真（CXP）にて縦隔と肺を評価し，気胸，血胸，骨折を確認する．肺挫傷は，初期のX線写真では描出されない可能性があるので，繰り返しX線を撮影する

表3　AMPLE　病歴の聴取

A（Allergies）	アレルギー歴
M（Medications）	服用中の治療薬
P（Past history & Pregnancy）	既往歴，妊娠
L（Last meal）	最終の食事
E（Events）	受傷機転，受傷現場の状況

表4　PATBED2X（TAF3X以外に，Secondary surveyで積極的に検索しなければならない胸部外傷の損傷や病態の記憶法）

Pulmonary contusion	肺挫傷
Aortic rupture	大動脈損傷
Tracheobronchial tree injuries	気管・気管支損傷
Blunt cardiac injury	鈍的心損傷
Esophageal injury	食道損傷
Diaphragmatic injury	横隔膜損傷
（simple）Pneumothorax	気胸
Hemothorax	血胸

ことが重要である．
○ バイタルサインが安定していて，臓器損傷が疑われれば，CTを施行する．

4 重症化させないための実際の治療法（胸部外傷のアルゴリズム，図1）

○ 重症患者は，モニターの装着，2ルートの輸液路確保，酸素投与，全身の露出，頸椎保護が必要である．
○ 気管挿管，胸腔ドレナージ，心囊穿刺の適応を適切に迅速に判断する．
○ **呼吸不全，低酸素血症，循環不全**では，ただちに**気管挿管**が必要である．
○ **緊張性気胸**では，陽圧呼吸により悪化する場合があるので，**気管挿管よりも胸腔穿刺を先行させる**．
○ **フレイルチェスト，気胸**（捻髪音，呼吸音の減弱），**血胸**が疑われれば**胸腔ドレナージ**を行う．
○ 循環不全，頸静脈の怒張などから，**心タンポナーデ**を疑い，FASTにて適応を判断して，**心囊穿刺**を行う．

❗ アート面の知識や考え方

● 患児，家族にとって，突然の外傷は，受け入れがたい，大きな現実である．患児と家族の気持ちを配慮しつつ，診断，治療を進めながら，内容を説明する必要がある．**説明内容は，最悪の事態も含めて，簡潔に，文書に残す必要がある．**
● 患児は愛護的に扱う必要がある．**心にも傷を負っているので，心のケアーも大切である．両親の付き添いもできればあった方がよい．**
● 外傷では**虐待**の可能性も常に考慮する必要がある．疑わしければ，**患児を入院させて，家族から離して受傷状況を確認**する必要がある．

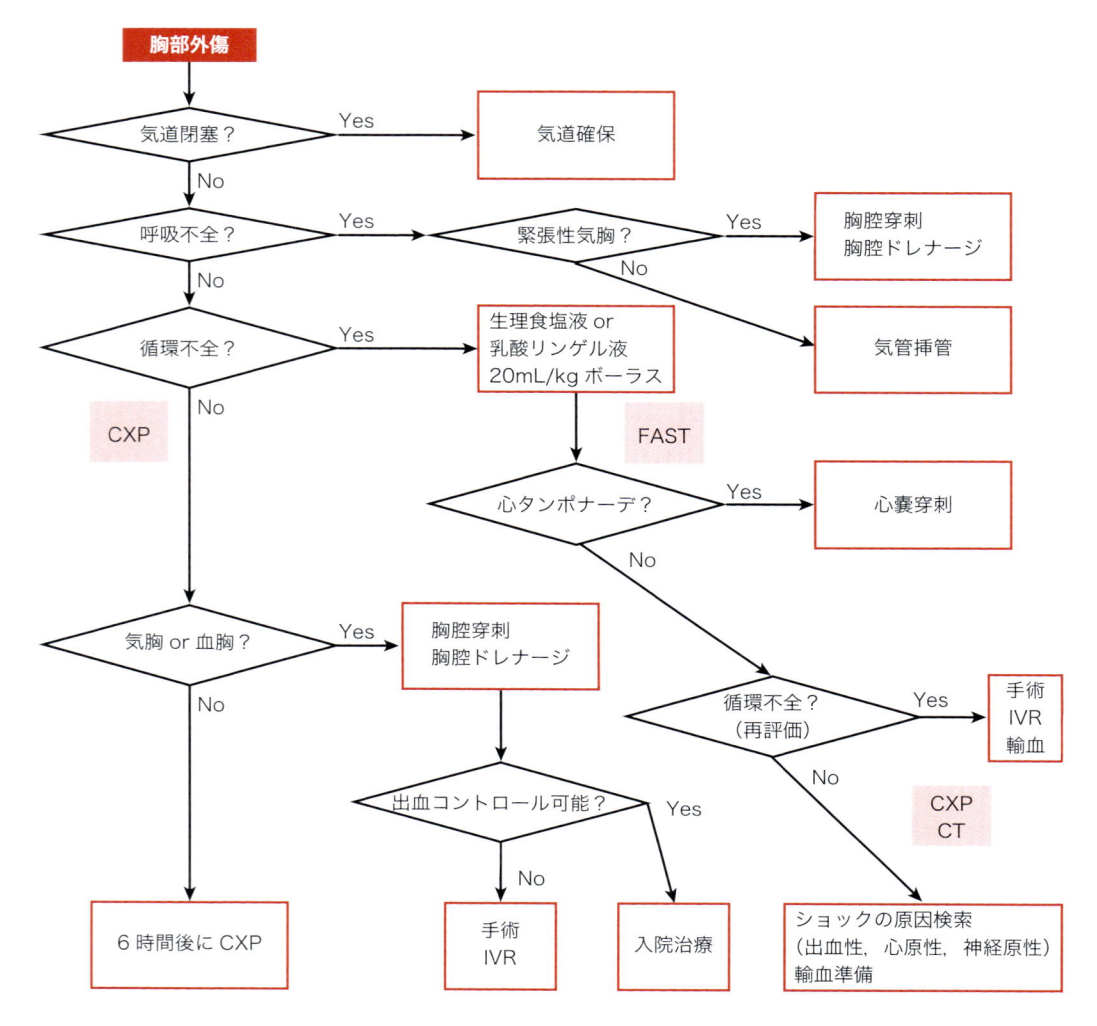

図1 胸部外傷の診断と治療のアルゴリズム（文献2より引用）
IVR：interventional radiology
CXP：胸部単純X線写真

さらに学びたいときに役立つ文献

1）浮山越史：胸部外傷．「ケースシナリオに学ぶ小児救急のストラテジー」（日本小児救急医学会 教育・研修委員会／編），245-248，へるす出版，2009
2）浮山越史：胸部外傷．「フローチャート小児救急－緊急度に応じた診療の手順－」（山田至康／編），125-128，総合医学社，2009
3）『〔改訂〕外傷初期診療ガイドラインJATEC』（日本外傷学会外傷研修コース開発委員会），へるす出版，2006
4）Herrera, P., Lanfer, J. C.：胸部外傷．「トロント小児病院外傷マニュアル」（荒木尚他，監訳），165-182，メディカル・サイエンス・インターナショナル，2008

20 腹部外傷

緊急度 ★★★　頻度 ★★☆

浮山越史

> **重症疾患を見逃さないためのポイント**
> ❶ 外見上の傷が軽微でも，腹腔内臓器が損傷を受けている可能性がある
> ❷ 実質臓器損傷による腹腔内出血と消化管穿孔を見逃さない
> ❸ 急変の可能性を考え，モニター，繰り返しての診察，検査が必要である

1 小児腹部外傷における解剖学的，生理学的特徴

- 交通事故，転落，衝突（打撲），転倒を受傷機転として，**肝臓，腎臓，脾臓，消化管，膵臓の順に損傷臓器の頻度が高い**．
- 幼児まで肝臓，脾臓が大きく，横隔膜が水平に位置するため，肋骨に保護されず，外力を受けやすい．
- 肋骨は変形しやすく，腹壁が薄く，腹筋も未発達のため，腹腔内臓器の保護が脆弱である．
- 乳幼児では腹腔内臓器が近接しているため，**多臓器損傷の危険性が高い**．

2 Primary survey と蘇生

- Primary survey を ABCDE アプローチ（本章-19胸部外傷の項，参照）で行い，緊急を要する病態を診断し，輸液，モニター，蘇生を行う（表1）．
- 腹部外傷でprimary surveyの異常として認められる頻度が高いのは，実質臓器損傷による腹腔内出血のためのC：circulationの異常である．
- 血圧低下，頻脈，末梢循環不全（CRTが2秒以上）があれば，生理食塩水か乳酸リンゲル液を 20 mL/kg ボーラスで，バイタルが安定するまで行う．
- FAST（focused assessment sonography for trauma，エコー検査）で出血源の検索を行い，出血の程度を評価する．

3 Secondary survey

- 頭部外傷があれば，primary surveyの蘇生後に頭部CTを撮る．
- 病歴聴取（AMPLE，本章-19表3参照）を行う．
- **症状が腹部のみであっても，頭からつま先まで全身の診察を行う**（表2）．
- 外傷の感染予防は，**EAST**（Eastern Association for the Surgery Trauma）[5] にてガイドラインが示されている．**破傷風の予防も必要である**．

表1　TAF3X&MAP&切迫するD（primary surveyで念頭におくべき9損傷，病態の記憶法）と蘇生

損傷・病態		蘇生
TAF3X（致命的な胸部外傷）		
(Cardiac) **T**amponade	心タンポナーデ	心嚢穿刺，心膜開窓術，止血
Airway obstruction	気道閉塞	気道確保
Flail chest	フレイルチェスト	気道確保，陽圧補助呼吸
Open pneumothora**x**	開放性気胸	胸腔ドレナージ，創閉鎖
Tension pneumothora**x**	緊張性気胸	胸腔穿刺，胸腔ドレナージ
Massive hemothora**x**	大量血胸	胸腔ドレナージ，輸血，止血
MAP（出血性ショックで出血源を検索すべき重要な3部位）		
Massive hemothorax	大量血胸	胸腔ドレナージ，輸血，止血
Abdominal hemorrhage	腹腔内出血	輸血，止血
Pelvic fracture	後腹膜出血	輸血，止血
切迫するD（Dysfunction of central nervous system）		
GCS合計点が8以下（JCS，30以上）		二次性脳損傷の回避
意識レベルの急激な低下（GCSで2点以上の低下）		
瞳孔不同やCushing徴候などからヘルニア徴候が出現したとき		

表2　全身の検索

全身	患者の状態を改善する．震えていないか？ 濡れていないか？ 神経質になっていないか？ 怯えていないか？
頭部	段差や変形がないか触診する（頭蓋骨骨折）．裂傷がないか調べる．眼瞼部皮下出血（raccoon eyes）や耳介後部の溢血斑（battle's sign）がないか調べる（頭蓋底骨折）
耳	鼓膜出血がないか（頭蓋底出血），耳道に血液がないか（開放性側頭骨骨折），耳道に髄液がないか（頭蓋骨骨折）チェックする
目	膨らみや脱出（眼球後出血），瞳孔不正（眼球破裂），瞳孔散大（海馬鉤ヘルニア），縮瞳（麻薬使用），瞳孔反応なし（中枢神経障害）を観察する
鼻	髄液鼻汁（頭蓋骨骨折），鼻中隔血腫を観察する
口	顔の中心の安定性を調べる（La Fort骨折）．歯をチェックする
頸部	頸椎保護を維持する．頸椎正中の圧痛がないか触診する
胸部	呼吸音を聴取する．心音の減弱を聴取する（心タンポナーデ）．圧雪音（気胸，皮下気腫）や圧痛（肋骨，胸骨骨折）の評価のために鎖骨や胸壁を触診する．胸壁の左右不対称な動きを観察する（フレイルチェスト）
腹部	外傷の証拠（斑状出血，seatbelt signなど）を観察する．触診で腹膜炎の所見（筋性防御，反跳痛）や局所的な圧痛を評価する
骨盤	左右の上前腸骨棘を触診し，クリック音や骨の移動をチェックする（骨盤骨折）
泌尿生殖器	男児では尿道口の血液をチェックする．女児では膣からの出血をチェックする．陰部の斑状出血をチェックする
直腸	肛門括約筋の緊張を調べる（脊髄損傷）．下血がないかチェックする
四肢	四肢を触診し，すべての関節の可動範囲を調べる（明らかな変形を除く）
背部	刺傷，裂傷，斑状出血がないか，背部の評価をする．脊椎全長にわたり触診し，圧痛，段差，変形を評価する
神経	四肢の筋力と痛覚，触覚などをチェックする

文献6より引用，和訳

- 転送・手術の要否，専門医への引き継ぎの考慮を行う．

4 FAST

- 心囊内と腹腔内の出血検査を目的として，蘇生とprimary surveyのABC後に行われるエコー検査である．
- Morrison窩（肝腎部），脾腎部，骨盤内，心囊の4カ所が中心で，胸部外傷の場合には肋間から血胸や気胸の検索も行う．
- 異常が指摘できれば，腹腔内出血は200〜500 mL以上とされている．
- FASTの利点はベッドサイドですぐに検査ができることであり，欠点としてはFASTが陰性（異常なし）でも腹腔内出血は否定できないこと（正診率は70〜90％）である．繰り返し行うことが必要である．
- 肝臓，腎臓，脾臓，膵臓などの実質臓器損傷の程度の評価には造影CTが有用である．
- FASTはCTの必要性のスクリーニングとなりうる．

5 重症化させないための実際の治療法（腹部外傷のアルゴリズム，図1）

- 重症患者は，モニターの装着，2ルートの輸液路確保，酸素投与，全身の露出，頸椎保護が必要である．
- **高エネルギー外傷，高所からの転落，ハンドルバー外傷**などでは**腹腔内臓器損傷**の可能性が高い．
- 腹膜刺激症状である**筋性防御や反跳痛**があれば，**消化管穿孔による腹膜炎**の可能性がある．
- **管腔臓器損傷，開放骨折，広範な軟部組織損傷**などの場合には予防的に**抗菌薬**が使用される（EASTガイドライン）．
- 抗菌薬の使用はできるだけ早期が望ましく，また，出血が存在する場合にはその出血量に応じて抗菌薬の増量が必要である．
- **消化管穿孔**の手術は**できるだけ早期**（受傷から4時間以内）が望ましい．

> ❗ **アート面の知識や考え方**
>
> - 外傷後増強する腹痛や時間が経過してからの嘔吐は，腹腔内実質臓器損傷による腹腔内出血や消化管穿孔，十二指腸壁内血腫などの腹腔内の異常がある場合が多い．腹部単純X線写真（立位，臥位），採血検査（末梢血，AST/ALT，アミラーゼ），検尿，エコー検査などを行う．
> - 腹腔内臓器損傷は，そのほとんどが保存的に治療できる．そのためには，造影CTによる臓器損傷の正確な診断と評価が必要である．また，状態変化を見逃さないためのモニター，繰り返しの診察や検査が重要であり，急変時に対応できる輸血，IVR（interventional radiology：動脈塞栓術），緊急手術の体制作りが望まれる．
> - 保存的治療は，急変の可能性があり，数日経過してからでも起こる．患児に説明して，安静を保つことと，家族との経過における情報の共有が大切である．

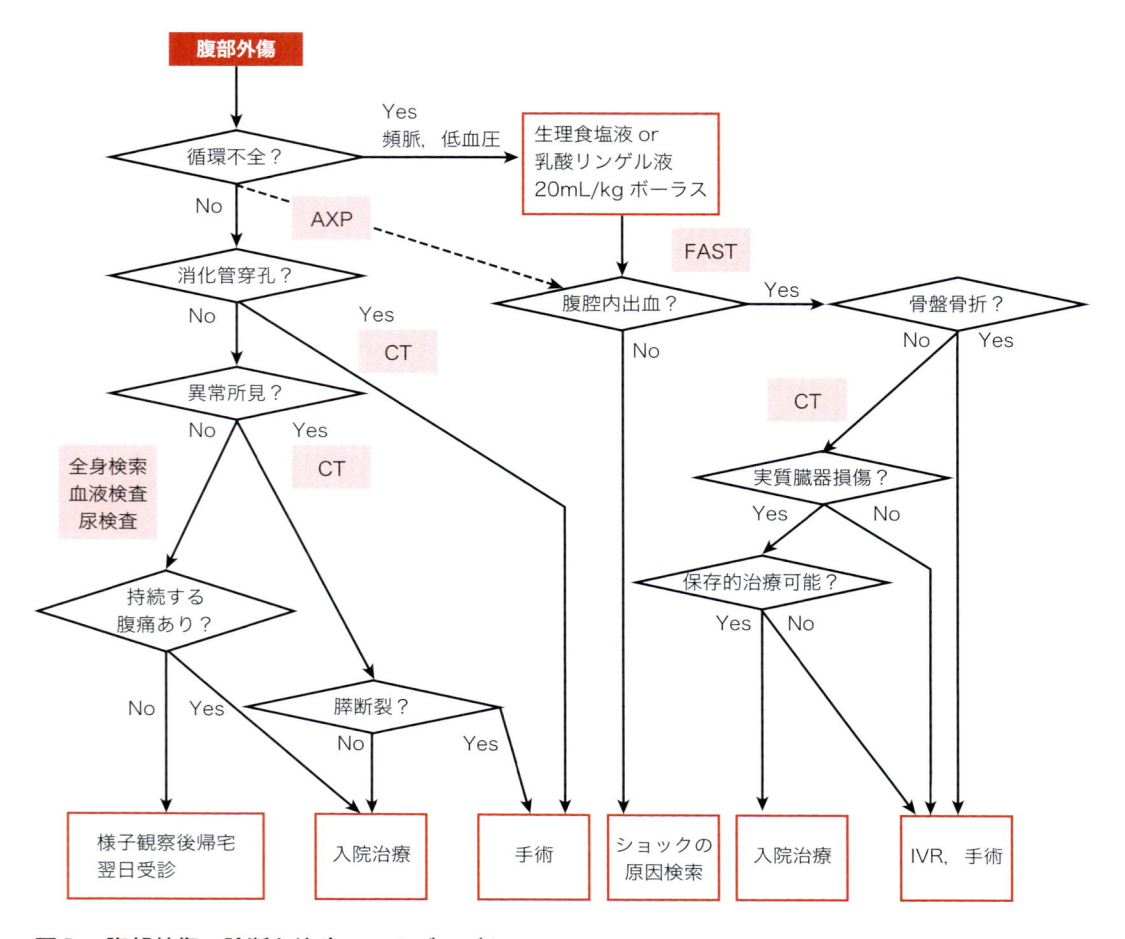

図1　腹部外傷の診断と治療のアルゴリズム（文献2より引用）
AXP：腹部単純X線写真

さらに学びたいときに役立つ文献

1) 浮山越史：腹部外傷.「ケースシナリオに学ぶ小児救急のストラテジー」（日本小児救急医学会　教育・研修委員／編），251-254，へるす出版，2009
2) 浮山越史：腹部外傷，骨盤外傷.「フローチャート小児救急－緊急度に応じた診療の手順－」（山田至康／編），128-135，総合医学社，2009
3) 『〔改訂〕外傷初期診療ガイドラインJATEC』（日本外傷学会外傷研修コース開発委員会）へるす出版，2006
4) Zamakhshary, M., Wales, P. E.：腹部・骨盤外傷.「トロント小児病院外傷マニュアル」（荒木尚他／監訳），183-202，メディカル・サイエンス・インターナショナル，2008
5) EAST trauma practice guidelines, http://www.east.org/tpg.asp
6) Bisanzo, M., Bhatia, K., Filbin, M. R.：Emergency Management of the Trauma Patient：Cases, Algorithms. Lippincott Williams & Wilkins, Philadelphia, pp1-7, 2007

第3章 見逃すと危険な疾患・外傷

緊急度 ★★☆　頻度 ★★★

21 急性中耳炎

工藤典代

重症疾患を見逃さないためのポイント

❶ 通常は10日から2週間で治癒する．38℃以上の熱や症状の持続，鼓膜所見が改善しないときは要注意である

❷ 耳介聳立（耳介が健側に比べ起き上がっている），耳介後部が発赤し腫脹があると急性中耳炎合併症（急性乳様突起炎）の可能性がある

❸ 罹患側の顔面神経麻痺が生じた場合も急性中耳炎合併症の可能性がある

1 疾患概念

- 急性中耳炎は上気道炎に引き続き，鼻咽腔から耳管を通じてウイルスや細菌などの病原菌が鼓室に侵入し感染を引き起こす中耳の感染症である．
- 7歳以上の児では耳痛や違和感など症状を訴えることができるが，**乳幼児では機嫌が悪い，耳を触るという身体表現のみの場合が多い**．
- 起炎菌は**肺炎球菌**と**インフルエンザ菌**が2大起炎菌であるが，ともに耐性率が高くなっている．
- 重症度分類上，救急外来を受診する程度の急性中耳炎の多くは重症に分類される．
- 重症度別に治療アルゴリズムがガイドラインで作成されているが，**基本的な抗菌薬治療の第一選択薬はアモキシシリンである**．

2 症状・所見と検査

A）臨床症状

- 耳痛，耳閉感，耳漏，難聴，不機嫌・啼泣などである．幼小児は突然泣き出す，ぐずるのみで症状を訴えられない．**耳に手をやる（耳を触る）かどうか**，もポイントである．
- 耳漏は鼓膜が自潰し鼓室内から外耳道側に漏出した膿汁である．鼓膜が自潰する際が最も痛く，耳漏が出ると痛みは軽快する．

B）検査

- 耳鏡所見が主体となる．耳鏡は処置用顕微鏡，鼓膜内視鏡の使用が基本であるが，最新の（デジタル）拡大耳鏡でも鼓膜所見が把握できる[1]．WelthAllyn（デジタル）マクロビュー®は明るさも視野もよく，使い勝手がよい．
- CRPや白血球上昇などの炎症所見は，急性中耳炎のみではほとんどみられず，合併症であ

表1 小児急性中耳炎診療ガイドラインの重症度分類 (文献1より)

年齢条件	24カ月未満	0	3			
臨床症状	耳痛	0		1（痛みあり）		2（持続性高度）
	発熱（腋窩）	0（体温<37.5℃）		1（37.5℃≦体温<38.5℃）		2（38.5℃≦体温）
	啼泣・不機嫌	0		1		
鼓膜所見	鼓膜発赤	0		2（ツチ骨柄, 鼓膜一部）		4（鼓膜全体）
	鼓膜膨隆	0		4（部分的な膨隆）		8（鼓膜全体の膨隆）
	耳漏	0		4（鼓膜観察可）		8（鼓膜観察不可）
	光錐	0		4（減弱, 鼓膜混濁）		

合計点数　計（　　　）点
<評価>　軽症：0〜9点　　中等症：10〜15点　　重症：16点以上

る**急性乳様突起炎**が生じると上昇する．

3 診断基準

- 『小児急性中耳炎診療ガイドライン2009年版』[2]による重症度分類のスコアリングを表1に示す．
- 臨床症状と鼓膜所見から重症度を決定するが，**鼓膜所見**に重きを置いている．
- **2歳未満の乳幼児**は重症化しやすく反復をきたしやすいためより重症と考える．保育園児など**集団保育**を受けている場合も耐性菌の保有率が高く，遷延化することがある．

4 重症化させないための実際の治療法

- 起炎菌の抗菌薬感受性から，第一選択薬は**AMPC（アモキシシリン：amoxicillin）**を使用するが，中等症の第二段階や重症第一選択として**AMPCの高用量**（1.5〜2倍程度）が推奨されている（図1）．
- セフェム系薬ではBLNAR（βラクタマーゼ非産生アンピシリン耐性インフルエンザ菌）の感受性が高いセフジトレン（cefditoren-pivoxil：メイアクト®）が推奨され，高用量も推奨されている．
- CVA/AMPC（clavulanic acid/amoxicillin：クラバモックス®）も選択肢となる．
- 重症例や臨床症状が高度の場合は**鼓膜切開**を行う．耳鼻咽喉科を紹介する．

5 ピットフォール

- 小児の急患として頻度の高い急性中耳炎は，症状が明確であれば診断は容易であるが，発熱の訴えのみではわかりにくく，鼓膜を診ることが重要となる．
- 急激に耳介後部の発赤や腫脹が生じてくる場合には急性乳様突起炎を考慮する．
- 2歳未満の急性中耳炎には遷延例，反復例があり，鼓膜チューブ留置などの外科的処置が必要となることがある．
- 症状を訴えない乳幼児では耳の異常がわからず，たまたま耳鼻科を受診した児の鼓膜を診て「急性中耳炎」の診断をすることがある（図2）．

救急外来受診（熱をはかる）
・耳痛の訴え
・上気道炎後に 38℃以上の熱が持続
・急な啼泣／不機嫌，耳に手をやる

↓

急性中耳炎／急性乳様突起炎など合併症の疑い

↓

病歴聴取
・2歳未満か
・集団保育児／兄姉などが集団保育か
・急性中耳炎に何度か罹患したか

＋

鼓膜所見（WelthAllyn 耳鏡などを使用）
・鼓膜発赤・鼓膜膨隆・耳漏の有無
・鼓膜混濁・顔面神経麻痺の有無
・耳介聳立／耳介後部の発赤腫脹の有無

↓

重症度の推定（2歳未満の急患児は中等症か重症）

中等症 ↓   重症 ↓

・AMPC 通常量投与

・AMPC 高用量・CVA/AMPC（1：14 製剤）
・CDTR-PI 高用量（＋鼓膜切開）

↓

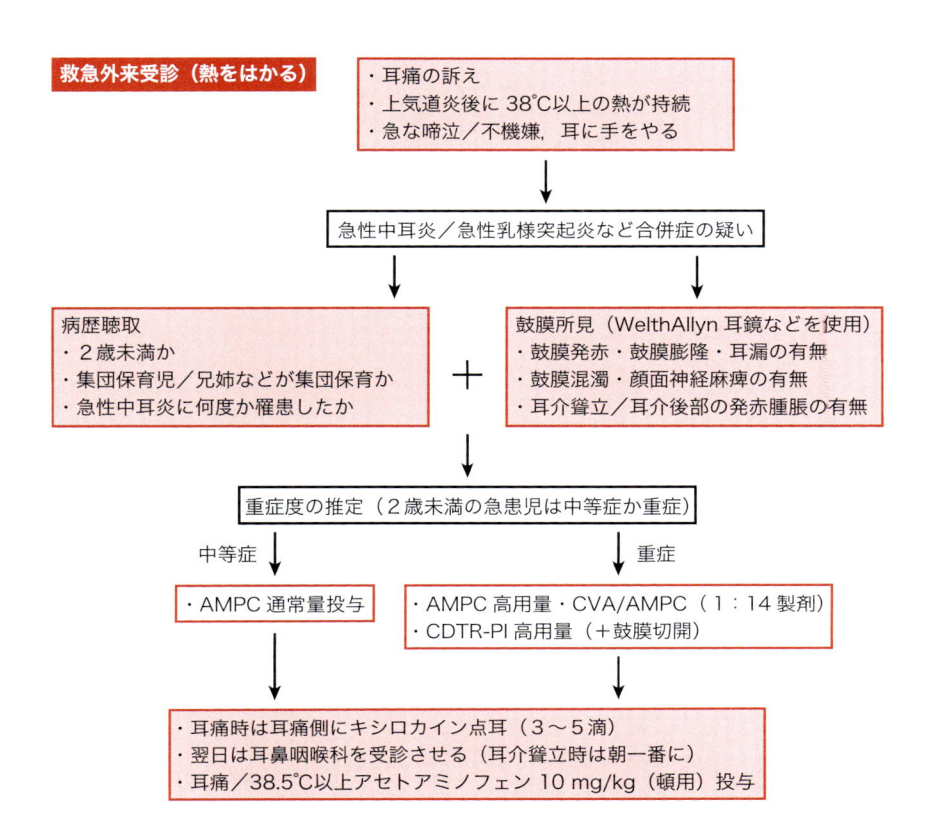

・耳痛時は耳痛側にキシロカイン点耳（3〜5滴）
・翌日は耳鼻咽喉科を受診させる（耳介聳立時は朝一番に）
・耳痛／38.5℃以上アセトアミノフェン 10 mg/kg（頓用）投与

図1　診断と治療の流れ

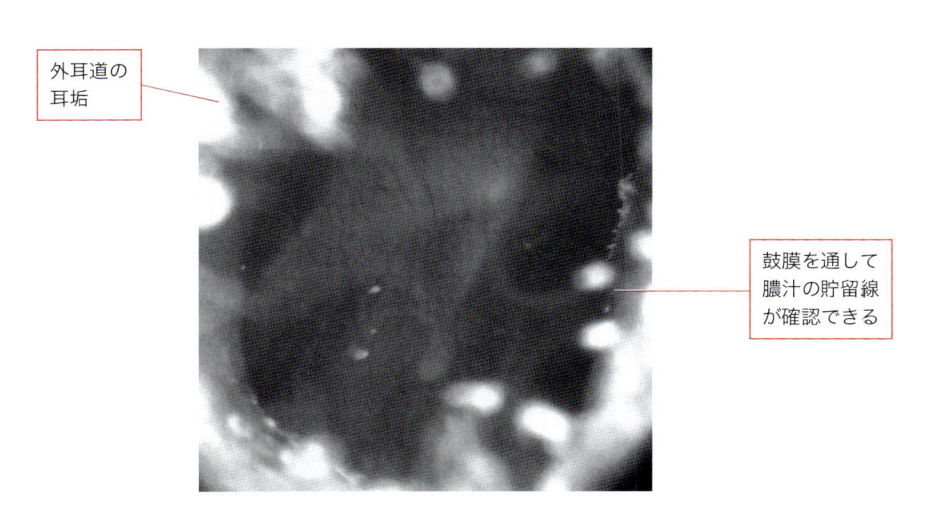

外耳道の耳垢

鼓膜を通して膿汁の貯留線が確認できる

図2　急性中耳炎の右鼓膜（WelthAllyn デジタルマクロビュー® で記録）（巻頭カラー❺参照）
6歳児．アレルギー性鼻炎で定期的に耳鼻科を受診．再来時，右鼓膜を診ると発赤と膿汁の貯留線がみえ，急性中耳炎と診断．本人は耳症状を訴えていなかった．重症度スコアでは中等症となる

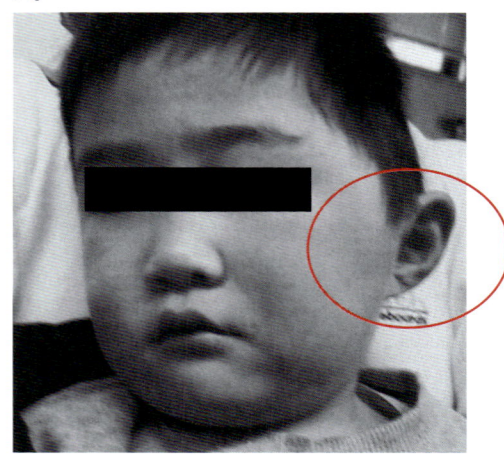

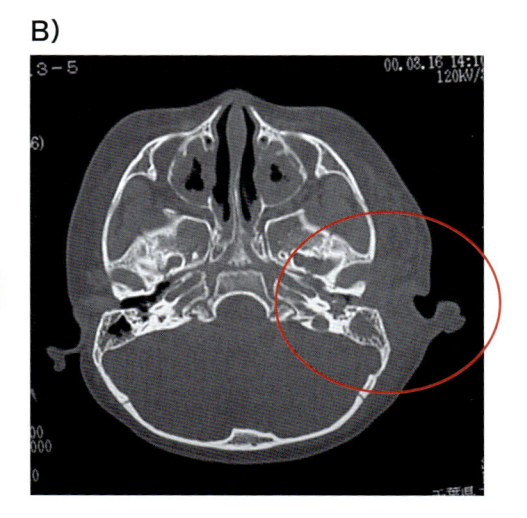

図3　3歳児の急性乳様突起炎（巻頭カラー❻参照）
A）急性中耳炎初診時に耳介後部の発赤腫脹が生じていた．耳介が聳立し耳介の全面まで発赤があることがわかる（○）．B）CTでは乳突蜂巣の軟部陰影と，外耳道，耳介付着部付近の皮下組織の腫脹が明らかである（○）

> **! アート面の知識や考え方**
>
> ● 初めて急性中耳炎になった場合，急な耳痛の訴えや子どもの啼泣などで保護者もパニックになっている．まずは親に「**風邪のあとで子どもがかかりやすい，よくある耳の病気**」と伝え，治療すればよくなることを説明する．
> ● 耳痛は何ともしがたい痛みである．鼓膜切開により耳痛は改善するが，夜間ではそういうわけにもいかない．最近はキシロカイン®の点耳が，短時間であるが耳痛を軽減させることが知られている．なるべく痛みは取ってあげたい．
> ● 耳の症状を訴えていないのに急性中耳炎と診断した場合，親はなかなか納得がいかない．**発赤し膨隆した鼓膜をモニターで見せる**と理解がスムーズである．

※**MEMO**　鼓膜所見からウイルス性かどうかは判別しがたい．ごく軽症の場合にはウイルスによるものか初期の急性中耳炎の可能性が高い．
　急性中耳炎の合併症は，30年前と比べ抗菌薬の発達とともに急激に減少した．ただし頻度は少なくなったが，現在でも急性中耳炎発症後にわかに急性乳様突起炎（図3）が生じたり，急性中耳炎の発症時期が不明なまま顔面神経麻痺が生じたりする．以前は手術を行ったが，現在は入院のうえ，抗菌薬の点滴（例：ABPC150 mg/kg/日分3，成人量を超えない），鼓膜切開と排膿で治療が可能である．

さらに学びたいときに役立つ文献
1）工藤典代：鼓膜を診る．「子どものみみ・はな・のどの診かた」，pp4-7，南山堂，2009
2）『小児急性中耳炎診療ガイドライン2009年版』（日本耳科学会，日本小児耳鼻咽喉科学会，日本耳鼻咽喉科感染症研究会／編），金原出版，2009

第3章 見逃すと危険な疾患・外傷

緊急度 ★★★　頻　度 ★☆☆

22 急性鼻副鼻腔炎合併症

工藤典代

重症疾患を見逃さないためのポイント

❶ 目が腫れるのは虫さされ，泣きすぎだけではない．38℃以上の熱があるか，膿性鼻汁があるか，後鼻漏はどうかなど鼻症状を確認する

❷ 目の位置，目の動き，視野視力（測定可能であれば）に留意する

❸ 急性鼻副鼻腔炎の合併症は急速に進行する．症状を明確に訴えられないため，その疑いがあればCT検査を行う

1 疾患概念

- 急性鼻副鼻腔炎の多くはウイルス感染による上気道炎から発症する．鼻内に肺炎球菌やインフルエンザ菌が在菌していることが多く，引き続いて細菌感染症が生じる．
- 鼻副鼻腔の細菌感染症が，急激に周囲臓器や組織に伸展し，合併症の発症となる．
- 急性鼻副鼻腔炎の合併症には**新生児上顎骨髄炎，眼窩周囲蜂窩織炎，頭蓋内合併症**がある．
- **急性鼻副鼻腔炎診療ガイドライン**が2010年6月に公表されたが，合併症を有する場合にはガイドラインの対象とはならない．

> ※MEMO　急性鼻副鼻腔炎合併症の発症は年齢により異なる．乳幼児であれば眼窩蜂窩織炎（図1）が多いが，10歳ぐらいからは副鼻腔の発達に伴い，硬膜外膿瘍（図2，3）などの頭蓋内合併症が生じる．一刻も早く専門的な治療を開始したい．場所によっては耳鼻咽喉科と脳外科の協力のもとに治療を行うことになる．

2 症状・所見と検査

A) 臨床症状・所見

- 膿性鼻漏（一側が多い），顔面痛，頭痛，発熱，後鼻漏，湿性咳嗽．頭蓋内合併症で重症時はけいれん，意識障害．
- 急性鼻副鼻腔炎治療中に鼻症状の悪化，眼窩周囲の発赤腫脹，視機能異常，38℃以上の発熱持続があれば合併症の疑い．
- 篩骨洞からの炎症波及では眼窩周囲の発赤腫脹，眼位の異常，複視など，蝶形洞からの波及であれば視力低下，視野異常，失明をきたすこともあり，早急に手術が必要である．

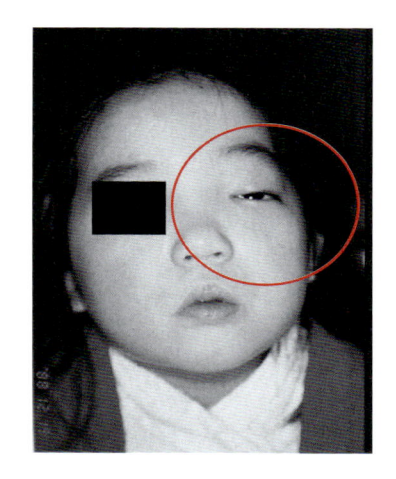

図1 眼窩周囲蜂窩織炎（巻頭カラー❼参照）
4歳0カ月児．主訴は左眼脂，眼窩周囲の腫脹，38℃以上の発熱．左急性鼻副鼻腔炎（篩骨洞炎）からの波及である．左眼球が外転，下方に偏倚している

A）耳鼻咽喉科初診時（両側眼球の下方偏位がある）

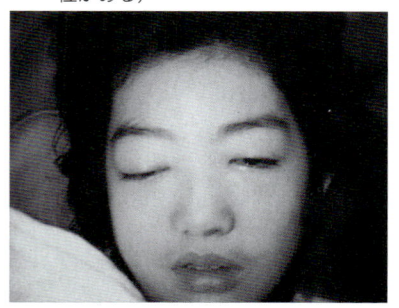

B）CT像（左前頭部に硬膜外膿瘍あり）

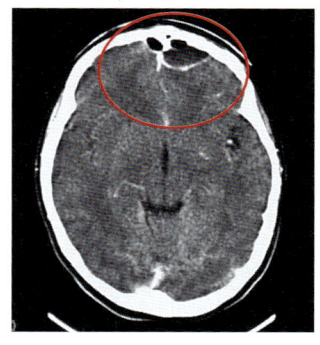

図2 急性鼻副鼻腔炎合併症（硬膜外膿瘍）（巻頭カラー❽参照）
11歳5カ月．主訴は39.5℃の発熱と頭痛．左急性前頭洞炎からの波及と考えられ，両眼球が下方に，特に左眼瞼は腫脹し眼球は外転している

A）初診後11日

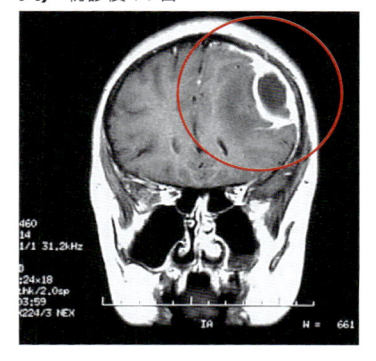

B）初診後11日（Aと同日）

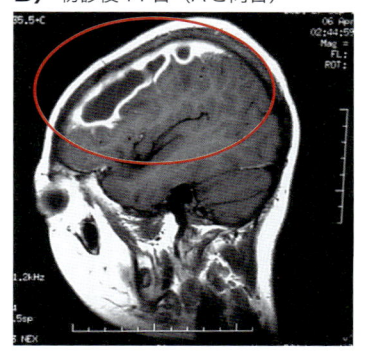

図3 左側頭葉と頭頂部に硬膜外膿瘍の進展がみられた（造影MRI）
抗菌薬治療では効果なく，開頭脳膿瘍ドレナージ術を施行を要した

表1　急性鼻副鼻腔炎：小児のスコアリングと重症度分類（文献2より．対象者は15歳以下で合併症の場合には対象とはならない）

	症状・所見	なし	軽度/少量	中等度以上
臨床症状	鼻漏	0	1（時々鼻をかむ）	2（頻繁に鼻をかむ）
	不機嫌・湿性咳嗽	0	1（咳がある）	2（睡眠が妨げられる）
鼻腔所見	鼻汁・後鼻漏	0（漿液性）	2（粘膿性少量）	4（中等量以上）

軽症：1～3　　中等症：4～6　　重症：7～8

B）検査
- 鼻鏡検査で鼻内に膿性鼻汁，鼻腔内視鏡で中鼻道あるいは上鼻道からの膿汁流出を確認．
- 膿性鼻汁からの細菌検査を行っておく．起炎病原体は肺炎球菌が多いが，常在細菌として存在している連鎖球菌群のミレリ菌が膿汁から検出されることがある．
- 頭部・副鼻腔のCT（単純，造影），MRIなどの画像診断を行う．
- 一般血液検査，血清CRP反応など，意識障害，けいれん，激しい頭痛・頸部硬直があれば髄液検査も行う．

3 診断基準
- 急性鼻副鼻腔炎の合併症の診断基準や診療ガイドラインはまだ作成されていない（2011年4月現在）．
- 急性鼻副鼻腔炎診療ガイドラインでは合併症がない場合のスコアリングと重症度分類が作成されている（表1）．

4 重症化させないための実際の治療法
- 副鼻腔から鼻腔に開口する自然口を通じて排膿をはかるなど，**徹底した鼻処置**を行う．
- 急性鼻副鼻腔炎時に適切な**抗菌薬治療**を行う（ガイドラインの重症時の治療アルゴリズムを図4に提示）．
- 眼窩周囲蜂窩織炎では入院のうえ，抗菌薬治療で概ね治癒するが，**頭蓋内合併症では脳外科と耳鼻咽喉科の手術が必要となる場合が多い**．

5 ピットフォール
- 眼窩周囲が発赤し腫脹していると，多くは泣き過ぎ，虫さされ，と思われがちである．上気道炎症状があるか，発熱は，膿性鼻漏は出ていないかなど病歴聴取を行い，鼻内所見をとり，それらの確認が必要である．
- 「熱があり頭が痛い」と髄膜炎を疑われ，多くは髄液検査や頭部CT，MRIが実施される．鼻症状を聴取し副鼻腔を含めたCTとMRIを進めることに留意する．

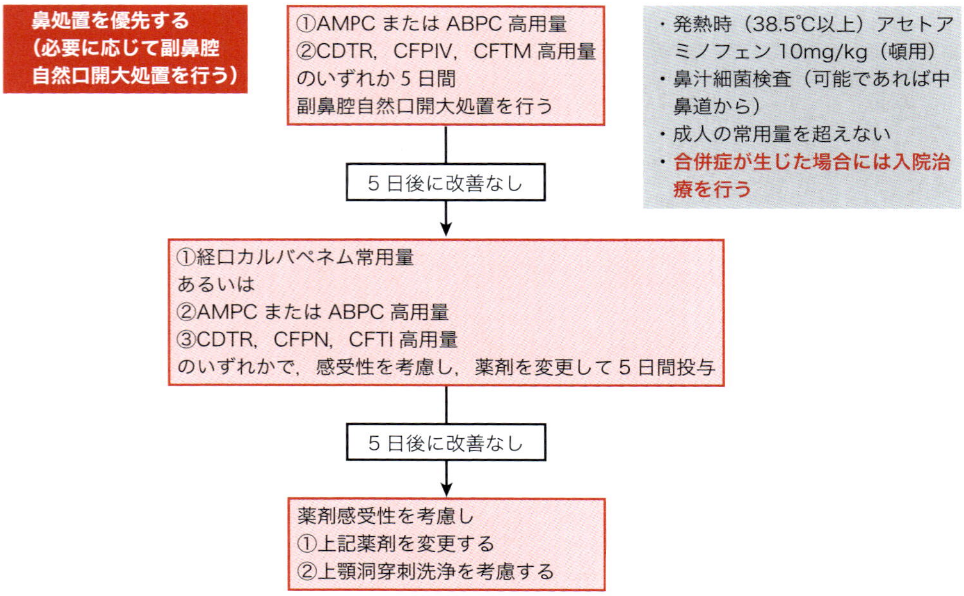

```
鼻処置を優先する
（必要に応じて副鼻腔
自然口開大処置を行う）
```
→ ①AMPC または ABPC 高用量
②CDTR，CFPIV，CFTM 高用量
のいずれか 5 日間
副鼻腔自然口開大処置を行う

・発熱時（38.5℃以上）アセトアミノフェン 10mg/kg（頓用）
・鼻汁細菌検査（可能であれば中鼻道から）
・成人の常用量を超えない
・**合併症が生じた場合には入院治療を行う**

↓ 5 日後に改善なし

①経口カルバペネム常用量
あるいは
②AMPC または ABPC 高用量
③CDTR，CFPN，CFTI 高用量
のいずれかで，感受性を考慮し，薬剤を変更して 5 日間投与

↓ 5 日後に改善なし

薬剤感受性を考慮し
①上記薬剤を変更する
②上顎洞穿刺洗浄を考慮する

図4　急性鼻副鼻腔炎治療アルゴリズム（小児・重症の場合）
AMPC は保険診療上，鼻副鼻腔炎の適応外である
AMPC：アモキシシリン，ABPC：アンピシリン，CDTR：セフジトレンピボキシル，CFPN：セフカペンピボキシル，CFTM：セフテラムピボキシル

⚠️ アート面の知識や考え方

- 「急に眼の周囲が腫れてきた」という場合，眼科や小児科をまず受診する．目の位置が偏倚していないか，膿性鼻汁や鼻つまりがないかを丁寧に聴取することで急性鼻副鼻腔炎との関連が疑われることがある．鼻内は診えにくいので，医療者も注意しよう．
- 急性副鼻腔炎の合併症の多くは鼻副鼻腔炎との関連が疑われないままに治療されている．大事な症状のひとつに膿性鼻汁があるが，気づかれにくく，耳の病気と思われないために診断が遅れがちになる．診断は難しいが，後遺症なく回復することがほとんどである．
- 「副鼻腔炎関連か」と思ったら，迷わず頭部・副鼻腔のCTを実施しよう．頭蓋内合併症がなければ入院施設のある耳鼻咽喉科へ，頭蓋内合併症があれば，脳外科と耳鼻咽喉科がある病院へ紹介しよう．

さらに学びたいときに役立つ文献

1) 工藤典代：鼻性眼窩内合併症（眼科蜂窩織炎）．「子どものみみ・はな・のどの診かた」，pp92-93, 南山堂，2009
2) 日本鼻科学会：急性鼻副鼻腔炎診療ガイドライン．日本鼻科学会会誌，49：143-247, 2010

第4章
アートの実践:
心理的・社会的ケアの重要性

第4章 アートの実践：心理的・社会的ケアの重要性

1 子どもの虐待

宮本信也

> **重症疾患を見逃さないためのポイント**
>
> ❶ 身体所見と保護者の説明の食い違いが虐待を疑う一番のポイントである
> ❷ 子ども虐待が否定できないときは，虐待の可能性を考えた対応を行う
> ❸ 救急医療で行うことは，子どもの心身の安全確保である

1 救急医療と子ども虐待

　虐待の結果として子どもが重篤な状態になったとき，虐待している保護者でも医療機関に子どもを連れてくることが多い．それは，多くの虐待では，不適切なしつけ観や保護者の感情爆発を背景として子どもへの体罰（暴力）が行われており，保護者は子どもの具合を悪くしようとか死亡させようという明らかな意図はもっていないからである．そのため，子どもの状態が悪くなると，驚いて医療機関を受診するのである．

　子どもの突然の様態悪化や虐待行為が露見することへの不安から，医療機関の受診は夜間やかかりつけではない病院の救急外来を訪れることが少なくない．したがって，小児を日常的に診療する臨床科の医師は，被虐待児の診療が小児の救急や当直診療においては珍しくないものであることを認識しておく必要がある．

2 子ども虐待の種類

　子ども虐待は，大きく4つのタイプに分けられることが多い（表1）．大事なことは，これら4つのタイプの虐待行為は，いずれも，子どもの心身に与える影響度に違いはない，ということである．**殴るなどの身体的虐待はひどいが，ことばで言うだけの心理的虐待はそれほどではない，という判断は間違いである**．

3 虐待が疑われる状況

A）身体特徴（表2）

　身体面の最も大きな特徴は，外傷，熱傷，骨折，事故の繰り返しといえる．結果として，新旧入り交じった複数の外傷痕や熱傷痕が認められる．また，栄養障害による発育不良もよく認められるものである．**発育不良と複数の外傷痕の双方を認めるとき**には，虐待が強く疑われる．

表1　子ども虐待の種類

1．身体的虐待（physical abuse）
- 子どもの身体面に損傷を与える行為
- 身体暴力，薬物の過剰投与など
- 乳幼児期では生命の危険が大きい

2．心理的虐待／情緒的虐待（psychological abuse／emotional abuse）
- 子どもの心理面に「外傷」を与える行為
- 子どもが怖がる状況に一方的に曝す行為（DVの目撃を含む）
- ことばの暴力，脅し，子どもを拒絶など
- 子どもの心の発達に与える影響が大きい

3．性的虐待（sexual abuse）
- 子どもを性的対象として扱う行為
- 性行為，裸の写真撮影，性的情報の強制など
- 子どもの心の発達に与える影響が大きい

4．ネグレクト（neglect）
- 健全な心身の成長，発達に必要なケアをしない行為
- 乳幼児では生命の危険も小さくない
- 発達全般に与える影響が大きい

表2　虐待が疑われる子どもの身体特徴

1．まず，虐待を考えるべき状況
- 以下の状態が複数存在，あるいは，反復して出現
  外傷（痕），熱傷（痕），骨折，中毒，その他の事故（タバコ誤飲，溺水など）
- 境界鮮明・パターン化した外傷や熱傷の痕，小円形の熱傷痕
- 頭蓋骨骨折のない硬膜下血腫，多数の齲歯
- 乳児：骨折，硬膜下血腫，口腔内熱傷

2．虐待も考えるべき状況
- 不潔な皮膚，低身長，腹部臓器損傷，突然死（受診時に心肺停止状態）
- 乳幼児：体重増加不良

1）全身所見

　被虐待児は，食事を十分に与えられていないことが多い．そのため，発育が不良な場合が多い．死亡に至るほどの例では，るいそう状態になっているのが普通である．低身長は，栄養障害の他，成長ホルモンの分泌不全も関係している（愛情遮断性小人症）．入浴なども十分させてもらえていないため，皮膚は汚れて不潔なことが多い．

2）外傷

　皮膚外傷では，新しい傷と古い傷跡が混在しているのが特徴である．保護者に尋ねると，転びやすいとかきょうだいでよくけんかするなどと答えることが多い．保育所・幼稚園や学校では，必ずしもそうした状況がみられないことも少なくなく，そのようなときに，家庭では乱暴なのかなと単純に考えてはいけない．他の所見や状況にも虐待を疑わせる特徴がある場合には，保護者が本当の理由を説明していない可能性も考えなければいけない．また，入院や施設入所などで家庭から離れると新しい傷ができないことから，保護者の説明が違うことが間接的に証明されることもある．

　パターンのある傷とは，ベルトで叩かれた痕など，道具による暴力で使われた道具による

傷跡のことで，通常の事故やケンカで見ることはあまりないものである．円形の熱傷痕は，タバコによるものがほとんどであるが，きわめて小さい円形の熱傷痕の場合は線香などによることもある．複数の熱傷痕や円形の熱傷傷痕などは虐待を強く疑わせるものである．特に，**服で覆われている部分に複数の熱傷痕を認めた場合**には，虐待の疑いをもたなければならない．

骨折もよく認められる．保護者から骨折既往の話がなくても，全身のX線写真を撮ると，古い骨折痕が見つかることは珍しくない．乳児の骨は柔軟で折れにくい特徴があるため，乳児で骨折が認められた場合，交通事故などの納得のできる原因がない限り虐待を疑うのが普通である．特に，乳児の肋骨骨折は虐待の可能性が高い．

> ※MEMO 乳児の骨折
> 乳児期の原因不明の骨折既往は虐待を疑う．

頭部への暴力による頭蓋骨骨折とそれによる硬膜下血腫は，被虐待児の死因の第一位である．一方，乳幼児の身体を激しく揺することで，頭蓋骨骨折がなくても硬膜下血腫を起こすことがある（乳幼児揺さぶられ症候群）．この場合，**必ず眼底検査を行わなければいけない**．眼底に広範囲な網膜出血を認めた場合，乳幼児揺さぶられ症候群の可能性が高くなる．

いずれにしても，被虐待児にみられる外傷の特徴は，多発性（同時期に複数の外傷が存在），反復性（外傷が繰り返し何度も起こる）ということが言える．

3）その他

顔を殴られると，眼への打撲も受けやすく，網膜剥離や眼内出血が生じやすい．被虐待児では，眼科検診が必須といわれる所以である．後遺症としての視力障害も少ないものではない．眼に比べると，耳への打撲は比較的少ない傾向はある．身辺衛生に注意を払われていないため，多数の齲歯（虫歯）を認めることが多い．熱湯を含ませられるための口腔内熱傷は乳児でみられることがある．

表3は，虐待との関連で指摘されることのあるその他の身体状況についてまとめたものである．「すべて虐待」とは，その状態があったら，全例虐待であるという意味である．「ほとんどが虐待」とは，その状態があると，虐待であることが多いが，ときに違う原因によることもあるものである．「虐待のこともある」とは，その状態だけでは虐待を積極的には疑えないが，虐待の可能性もあり得るので注意が必要ということである．

B）行動特徴（表4）

行動・精神面の問題を主訴に救急外来や当直帯に受診することはほとんどないが，虐待を受けた子ども達が示す行動特徴を知っておくことは必要である．入院の必要のない外傷・熱傷で受診した子どもにそうした行動特徴を認めたときには，虐待の可能性も疑われることになるからである．

年少児期では，食行動の問題と対人行動の問題が出やすい．対人行動の特徴としては，大人に対してベタベタ寄ってくるという過剰な接近・接触行動が多い．年少児期にみられる行動面の問題は，被虐待児に比較的特有に認められるものが多い．

一方，学童期以降はさまざまな問題がみられるものの，それらは学校で通常問題とされる

表3　児童虐待と関連するその他の身体的問題

1．すべて虐待

1）子どもを代理としたMunchausen症候群　　Munchausen syndrome by proxy

養育者，主に母親が，子どもに種々の操作を加えて身体的症状を引き起こし，病院を転々とするもの．子ども虐待の一種と考えられる．母親に人格上の問題がみられることが多い

2．ほとんどが虐待

1）乳幼児揺さぶられ症候群　　shaken baby syndrome

子どもの上体が激しく前後左右に揺さぶられることで，子どもの頭に強い回旋運動が生じ，そのときに頭部に働く剪力のために頭蓋内の橋静脈が断裂し，硬膜下血腫をつくるものである．頭蓋骨骨折がないのに硬膜下血腫があるときに疑われる．硬膜下血腫の他，網膜や視神経周囲にも出血することが多い．

2）愛情遮断性小人症　　deprivation dwarfism

十分な心身のケアを受けられない状況が持続するとき，低身長を生じるもの．被虐待児に多く認められる．過食がありながら，身体発育の障害があるのが特徴．夜間睡眠時の成長ホルモン分泌の低下が特徴

3．虐待のこともある

1）非器質的成長障害　　nonorganic failure to thrive：NOFTT

身体疾患や発達障害によらない成長障害の総称．剥奪環境（environmental deprivation），社会経済環境の低さ，両親の不和，親の人格障害などの要因が多く認められる．子ども虐待を合併している例も少なくないとされる

2）事故でない中毒　　non-accidental poisoning

子どもの薬物中毒（タバコなども含む）で，偶然の事故としては状況が不自然なもの．上記『子どもを代理としたMunchausen症候群』（身体的虐待）か，子どもが薬物や有害物を口にしやすい環境を故意に作っている（積極的ネグレクト）か，そうした環境を故意ではなく放置している（消極的ネグレクト）かのどれかが背景にあることがある

3）反復性事故　　recurrent accidents

子どもが事故に遭う状態を繰り返すもの．事故ではないか（身体的虐待），故意に事故に遭いやすいようにしているか（積極的ネグレクト），事故に遭いやすい環境を放置しているか（消極的ネグレクト）のどれかが背景にあることがある

表4　虐待が疑われる子どもの行動特徴

1．まず，虐待を考えるべき状況

以下の行為の反復
年少児：過食・異食・盗食，過剰で無差別な対人接近行動，痛みに無反応
小学生：非行（盗みと作話・虚言），動植物への残虐行為，加減しない暴力行為
中学生：非行（徘徊，家出）

2．虐待も考えるべき状況

年少児：保護者からの隔離に平気，過剰な警戒心
小学生：集団行動からの逸脱，反抗的言動
中学生：怠学，暴力行為，性的逸脱行為

ものと同様のものが多く，被虐待児に特有のものは少ない．そのなかで比較的特有といえるものは，単独での非行の反復である．小学生では盗みとうそ，中学生では家にいない非行に注意する．

> **※MEMO 小学生の盗みと嘘**
> 小学生が一人で盗みとすぐばれるうそ（作話）を繰り返している場合には，ネグレクトが背景にあることが多い．

表5　虐待状況の保護者に多い特徴

1. 保護者の訴えと臨床所見が矛盾する
2. 外傷を子ども自身やきょうだいのせいにする
3. 情報の提供に抵抗する
4. 話される内容が保護者間，日によって変わる
5. 保護者の態度が子どもの問題・症状の重症度に合わない
6. 医療機関を受診するのが遅い（evening visit）

　このように，虐待を受けている子どもが示す行動特徴には，年代毎にある程度の特徴がある．一般には，幼児期は過度の警戒心や接近などの個別の対人行動の問題として，学童期は集団からの逸脱行動として，青年期は非行や神経症性障害（抑うつ，不安）として，成人期は犯罪や人格障害として，行動特徴が表面化しやすい．

　なお，虐待の種類によっても，子どもにみられる行動にある程度の特徴がある．身体的虐待では暴力や攻撃的行動が，心理的虐待では何でも人のせいにするという自己防衛的行動や自分に対する言動への敏感さや自信のなさなどが，性的虐待では性的な言動や自己嫌悪感・うつ状態が，ネグレクトでは反抗や非行が，それぞれ多い傾向がある．性的虐待では，無気力となり成績低下も起こりやすい．

C）保護者にみられる特徴

　虐待をしている保護者によくみられる特徴を表5に示す．身体面や行動面の所見に加え，こうした特徴を保護者に認めた場合には虐待の可能性が高くなる．

4 子ども虐待を疑う考え方

　子ども虐待を疑うのは，被虐待児にみられやすい所見を見つけたときだけではない．最も重要なことは，**医療の常識に合わない身体所見や保護者の説明を見逃さない**ことである．これは，実は，それほど難しいことではない．受診したのが虐待事例であれば，病歴聴取をしてから診察をしたとき，あるいは，診察をして経緯を保護者に尋ねたときに，内心，『あれっ？』と感じることはよくあることである．医師としての専門性が，不自然さを感じさせるからである．大事なことは，保護者の説明が感じさせる不自然さに対して，『そんなこともあるんだ』と考えてしまわないことである．

> ※MEMO **医師としての専門性**
> 虐待の疑いは，医師としての通常の専門性があればできるものである．

　もちろん，医師は，先入観で患者を診てはならず，医学の常識に合わない状況に遭遇したとしても，目の前の患者の事実に謙虚でならなければならない．しかし，医師の職業倫理としての謙虚さは，事実に対して向けられるものである．つまり，子どもの身体所見に対して謙虚で真摯な目を向けるべきなのであって，保護者の説明を謙虚に受け入れるということではない．食い違いや不自然さを感じたときには，子どもにみられる所見を事実として受け入れ，そこから診断の論理を展開していくべきであろう．

　表6に虐待の疑いから診察，対応への流れを示す．聴取した所見（保護者の説明）と診察

表6　子ども虐待の可能性の考え方

聴取した所見と診察所見の食い違いへの気づき
↓
診察所見を優先させる
　→病歴聴取から得られた状況でこの診察所見が生じるのか？
↓
この診察所見は，どのような状況なら生じるか？
↓
考え得る状況の選択肢の中に合理的なものがあるか？
↓
合理的な選択肢の可能性はない
　→不自然な状況でこの診察所見が生じた可能性がある
↓
虐待の可能性を選択肢に入れる
↓
子ども虐待に特徴的な所見の確認
↓
虐待が否定できない限り，虐待の可能性を考えてその後の対応を行う

表7　虐待が疑われるときの診療

1. 病歴聴取	・外傷の受傷状況は時間をかけて聞く ・保護者の説明の矛盾点を追求し過ぎない ・発達段階（特に運動発達）を必ず確認
2. 身体診察	・必ず全身を診察 ・口の中，眼（眼底），外耳道，外性器の診察を忘れずに ・皮膚の汚れに注意 ・眼科への診察依頼を忘れずに
3. 観察	・子ども：乱暴な行動や不適切な対人行動 ・保護者：子どもへの不適切な対応状況
4. 検査	以下の検査を忘れずに ・出血傾向（皮下出血，頭蓋内出血など出血があるときに） ・全身骨X線検査 ・頭部MRI（またはCT） ・発達検査または知能検査

　所見（身体所見）の食い違いへの気づき，漠然とした違和感でもよいが，それを感じたら，自分が見立てた診察所見を優先させる．つまり，自分の診察で得られた所見は，保護者の説明した状況では起こるのかとまず考える．疑問が消えない場合，次に，この所見はどのような状況であれば生じるかを考える．考えられ得る状況のなかに，保護者の説明とは違うが合理的に説明できる選択肢があるかどうかを検討し，そのような選択肢が考えられないとき，不自然な状況で身体所見が生じた可能性を考える．この不自然な状況を説明できるものとして子ども虐待状況が出てくることになる．あとは，他に虐待を疑わせる所見がないかを確認し，そうした所見があれば虐待の可能性がより強くなるが，他の所見がなくても，虐待を否定できない限り虐待の可能性を考えた対応を行っていくこととなる．

5 子ども虐待が疑われたときの診察（表7）

A）病歴聴取

　病歴聴取は，子どもの所見との食い違いの確認作業をすることとなる．病歴聴取をしてい

るときに，診察所見とのズレに気づいたとしても，態度に出さず淡々と尋ねるようにするのが基本である．態度に表すと，虐待をしている保護者がつじつまが合うように説明を変えてくることがあるからである．

B）診察

一般的診察の他に，虐待を思わせる他の所見がないかどうかをさりげなく診察していく．**虐待が疑われるときには，必ず全身をチェックしなければならない**．全身を診る流れのなかで，外傷痕や熱傷痕の有無を確認する．**特に，通常，衣服で覆われている身体部位の外傷痕・熱傷痕に注意する**．皮膚の不潔さにも注意が必要である．虐待の疑いが強い場合，眼科での診察は必須である．外傷性の眼科的異常が見つかることがある．しかし，子どもが乳幼児の場合，通常の救急外来で眼科的診察を行うことは難しいことも多いので，子どもの状態が重篤でない場合には，日を換えて眼科に依頼してもよい．重篤な場合には，入院になるのが普通であるので，入院後に眼科に診察を依頼する．

C）観察

病歴聴取や診察のなかで，さりげなく子どもや保護者の様子を観察し，子ども虐待にみられやすい行動特徴の有無を確認する．

子どもでは，多動や乱暴など周囲を困らせる行動，誰にでもまとわりつき身体接触をしてくる，あるいは，緊張が強く誰に対しても拒絶的に対応するなどの不適切な対人行動に注意する（表4）．

保護者に関しては，子どもへの乱暴な言葉や荒っぽい子どもの扱いなど，不適切な養育態度を思わせる行動に注意する．保護者の受診状況に，子ども虐待でみられるような特徴があるかどうかについても注意する．

D）検査

検査は，主訴に関して必要な検査の他に，出血症状（皮下出血，内出血を含む）があった場合は，既往歴から出血傾向が疑われなくても，必ず出血傾向の検査もしておく．虐待の可能性が高い場合には，全身骨のX線写真により骨折痕を確認する．普通は，入院した子どもが対象となる．同様に，頭部外傷の既往がなくても，頭部MRIまたはCTも実施する．

6 子ども虐待を疑ったときの対応

救急の場で要求される子ども虐待への対応は，**発見，初期対応，通告，身体的異常状態の治療まで**である．

初期対応とは，子どもの心身の安全を確保するまでの対応である．診察により，家庭に帰しても安全かどうかを判断する．表8の項目の1つでも認められた場合には，**帰せないと判断する**．この場合，**何らかの理由を付けて入院させる**．うまい理由が見つからないときには，『原因がよくわからず，急に具合が悪くなってはいけないので，入院させて様子を見ます』というような言い方でもよい．入院の必要を話すときは，『入院した方がよいと思いますので，いいですか？』などのように，保護者の同意を求めるような話し方をしない．保護者に断られると，入院へ持って行きにくくなってしまうからである．自施設に入院設備がない場合には，入院できる機関へ紹介する．この場合，**確実に行ってもらうために救急車で送るのが原則**である．救急車の使用が難しい場合は，後で紹介先病院へ電話を入れる旨を家族に伝え，

表8　子どもを自宅に帰せない状況

1．入院治療を必要とする外傷・熱傷・重篤な身体状況
2．治療を必要とする外傷・熱傷が複数個存在
3．点滴治療が必要な脱水，栄養障害
4．性的虐待
5．保育所・幼稚園・学校を5日間以上持続して欠席
6．保護者が「殺してしまいそう」と述べる

念のためにということで**保護者の携帯電話の番号を聞いておく**．もし，紹介先の病院へ行っていない場合，保護者の携帯に電話を入れて早く行くように促すためである．なお，**紹介先の病院へは，虐待疑い事例であることを家族がいない場で事前に説明しておく必要がある**．

入院の必要性はないと判断されたときには，翌日の外来受診を必ず予約する．『経過を見る必要があるので』と説明するとよい．そして，『経過が心配なので，もし，何らかの事情で予約日に受診しなかった場合，こちらからお宅に電話を入れます』と付け加え，受診中断にならないようにしておく．この場合も，保護者の携帯電話の番号を確認しておくとよい．

> ※MEMO **携帯電話の番号**
> 保護者の携帯電話の番号を確認しておくと，受診中断時の連絡の役に立つ．

通告は，普通，市町村の児童福祉関係の窓口，福祉事務所，児童相談所に対して行う．入院させたときには，子どもの安全が確保されているので，その日すぐにでなくてもよい．自宅に帰したときには，できるだけ早く通告を行うのがよい．なお，児童福祉関係の機関になじみがなければ，地域の保健所や市町村の保健センターに通告してもよい．子ども虐待の疑いをもった場合，医師は，そのことを関係機関に通告しなければならない（児童福祉法第25条，児童虐待防止法第6条）．通告に際して知っておく必要があることがある．それは，**通告は，虐待を疑った時点で行うものであり，虐待を確認する必要はない**ということである．

通告後は，要請に応じて患児のケースカンファランスに出席し，医師としての見立てや意見を述べて協力していくことになる．

参考文献

1) 『子ども虐待の臨床　―医学的診断と対応―』（坂井聖二，奥山眞紀子，井上登生／編著），南山堂，2005
2) 日本小児科学会：子ども虐待診療手引き，2007
   http://www.jpeds.or.jp/guide/index.html
3) 厚生労働省：子ども虐待対応の手引き
   http://www.mhlw.go.jp/bunya/kodomo/dv12/00.html
4) 厚生労働省：児童虐待の防止等に関する法律
   http://www.mhlw.go.jp/bunya/kodomo/dv22/01.html

第4章 アートの実践：心理的・社会的ケアの重要性

2 小児救急医療におけるグリーフケア

山田至康

重症疾患を見逃さないためのポイント

① グリーフケアは「死別による悲嘆のケア」である

② 生死にかかわる重症疾患は発症の時点より，保護者への心理的配慮が必要で心肺蘇生時においてさえ希望があれば立会いも考慮すべきであり，これらはグリーフケアに含まれる

③ 医療者は喪失体験による悲嘆反応について理解したうえで，保護者への寄り添い・見守る支援を継続する必要がある

④ 改正臓器移植法の施行により，子どもからの臓器提供が可能になると同時に，遺族へのグリーフケアの重要性が高まっている

1 はじめに

医療の進歩にもかかわらず，わが国においては1〜4歳の小児死亡は1.2（出生1,000対）と先進国の間では不良である．重篤小児患者への救急医療体制の不備が指摘されるなかで，不幸にして突然子どもを亡くしたことから生じる保護者の悲嘆（grief：グリーフ）をどのように支えていくのかはいまだ確立されたガイドラインはない．**グリーフケアとは「愛する者との死別による悲嘆に対するケア」**であり，子どもの場合は重症疾患が発症した時点で死亡の可能性があれば，その時点から開始すべきである．死亡を間近に控えた場合は，終末期医療とも重なる．本項では小児救急医療の重症疾患の1つであるインフルエンザ脳症を例に取り，子どもを亡くされた保護者に対するグリーフケアについて考える．

2 社会的背景

小児におけるグリーフケアはこの数年間で著しい向上と普及を遂げている．元来，インフルエンザ脳症[1]や乳児突然死症候群（SIDS）[2]，NICU（未熟児・新生児領域）[3]などの親の会を中心に限定されたなかで行われてきたが，終末期医療や脳死の問題からグリーフケア自体に社会的関心が集まり，グリーフケア研究会，日本グリーフケアセンター，グリーフケア研究所（上智大学），日本グリーフケア協会，子どものグリーフケアを考える会などが活動している．しかし子どもを失った遺族の言い知れぬ悲しみを理解し，行政を含めた永続的，組

表1 悲嘆のプロセス

分類	期間	症状	意味づけ
急性期	1～2週	ショック，空白，感覚麻痺 深い悲しみ，号泣 共感性（故人と同じ症状）	苦悩から精神を守る正常な防衛機制
中期	2週～1年	うつ状態，情緒的体験 自責の念，異常感覚 恨み・怒り，不当感	回復への悲嘆の仕事であり誰もが経験する
回復期	1年～	故人について語れる 懐かしさと優しさを感じる 社会に目が向く	自立の時期，新たな個人の誕生

織的な喪失悲嘆に対するサポート体制はいまだ十分とはいえない．

3 子どもの死と家族の悲嘆

　子どもの死亡は保護者にとって，死別による心身や行動の変化から来る「喪の過程」であると同時に，心的外傷後ストレス障害（PTSD）の診断基準の一項目である心的外傷体験でもあり，人が一生の内で体験する最も悲しい出来事である[4]．特に母親にとっては生活の大きな部分を失ったように感じられ，精神疾患への罹患率も高まるとされている[5]．残された保護者は，泣き悲しみ，苦しい胸の内を語り，位牌に手を合わせることなどで「喪の作業」を行い回復への道筋を辿る．この「喪の作業」は表1に示すように3つのプロセスがあり，この期間には思慕の情，悲哀，絶望，怒り，後悔，自責の念などを経験することで心の整理をつけていき，子どものいなくなった現実と向かい合い，新しい生き方に向けて再出発する[6]とされている．これらは個人的・社会的要因により多様であり，継続期間も一定ではない．

4 家族ケア

　今回，インフルエンザ脳症グリーフケアガイドライン[1]作成にかかわり，得られた貴重な調査結果をもとにグリーフケアの実際について述べる．インフルエンザ脳症で子どもを亡くした家族のセルフヘルプ・グループである「小さないのち」（インフルエンザ脳症の会　病児遺族わかちあいの会 http://www.chiisanainochi.org/　代表　坂下裕子）の会員140名に重篤な子どもにとって望ましい医療環境についてアンケート調査を行った．この結果を図1に示す．

- 病院前救急においては救急隊員への要望は脳症などの疾患知識の普及90％，保護者への精神的支援78％と多くの遺族が病院前においても脳症の医学的知識の習得と保護者の心情への理解・配慮を求めていた．
- 病院到着時にすでに死亡していた場合（CPAOA）については検視まで亡くなった子どもを抱きしめていることや，担当医からの後日の説明を90％以上が望んでいた．
- 搬送直後の処置についても同様に保護者の立会い，保護者につく援助者の存在，援助者による補足説明，治療経過のリアルタイムの報告を約90％が望んでいた．
- 治療の限界がわかってからの対応としても死亡まで子どもを抱く機会や抱いた状態での看取りを80％以上が望んでいた．きょうだいの看取りへの参加は63％とやや少なかった．

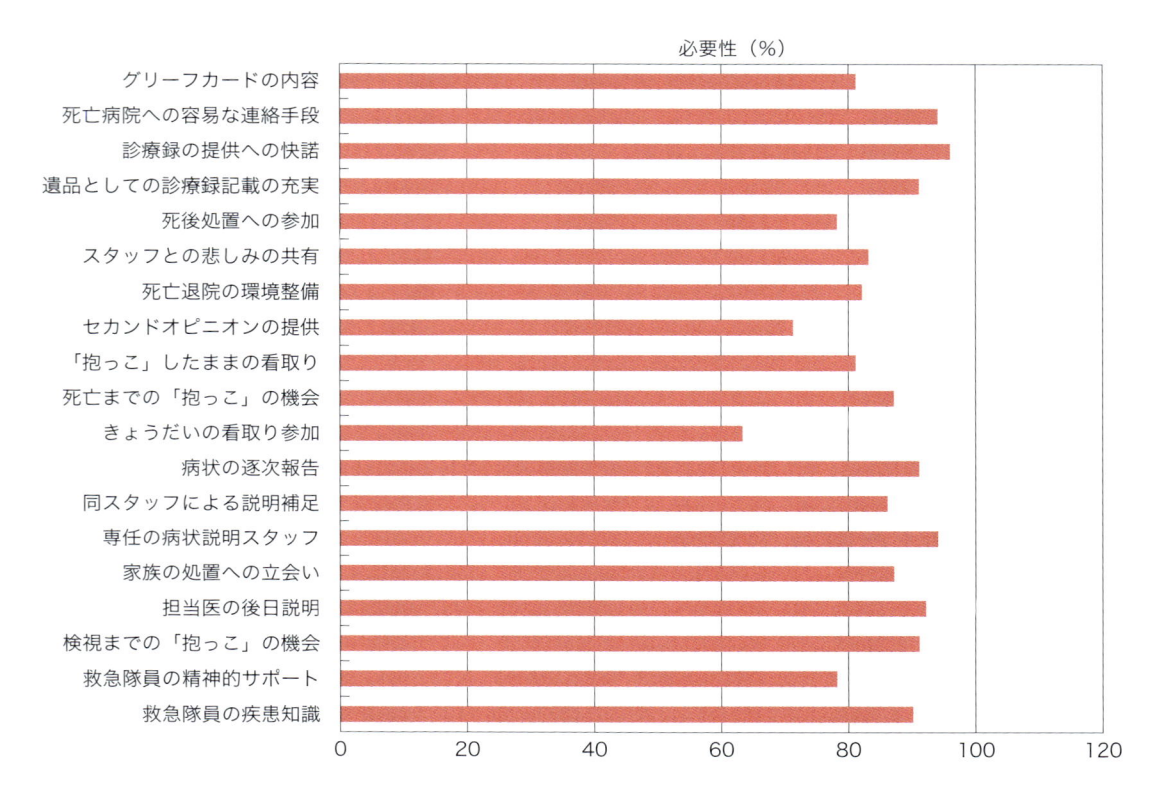

図1　遺族アンケートの結果（140名に質問用紙を発送し78名が提出）

○ 脳死状態においては71％がセカンドオピニオンを得る体制を求めていた．
○ 死亡から退院までにおいては子どもとお別れをするための環境の確保，医療スタッフとの悲しみの共有，死後の処置への参加を約80％が望んでいた．
○ 診療録・看護記録の遺品としての提供を96％が望んでいて，そのための正確な記載を91％が求めていた．
○ 今回，考案したグリーフカードに関しては81％が使用するのに好ましいとしていた．

　グリーフケアは子どもが亡くなってから始めるものであると考えられがちであるが，遺族の悲嘆は発病直後から始まっていることが明らかになり，「**家族のケア**」は図2に示すように，**発病直後から始めなければならない**ことが明らかになった．アンケート結果は，発病から臨終までの「家族ケア」における医療者の望まれる対応を示しているものといえる．

5 遺族ケア

　「遺族ケア」は狭義のグリーフケアであり，保護者の悲嘆反応を客観的に捉えるとともに寄り添い見守ることが重要である．また，保健師による家庭訪問と保健所を核とした保育所・幼稚園・学校や療育相談所などとの連携による地域社会の遺族へのサポート体制の整備が望まれる．貴重な遺族の悲嘆をあげると以下のようになる．
○「どうして亡くなってしまったのだろう？何が起こったのだろう？事実を知りたい」
○「医学的に仕方がなかったのだろうか？」

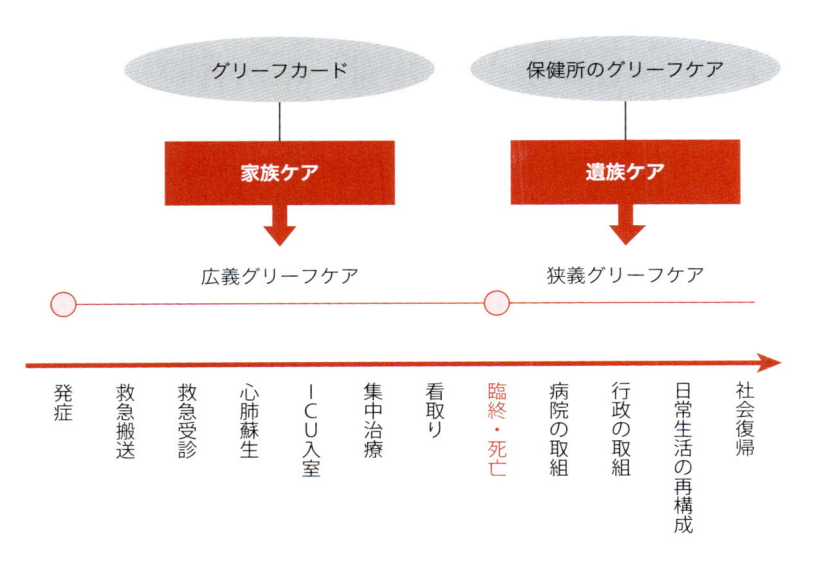

図2　重篤な急性疾患における子どもの死とグリーフケア

(図中テキスト：グリーフカード／保健所のグリーフケア／家族ケア／遺族ケア／広義グリーフケア／狭義グリーフケア／発症／救急搬送／救急受診／心肺蘇生／ICU入室／集中治療／看取り／臨終・死亡／病院の取組／行政の取組／日常生活の再構成／社会復帰)

○「私のせいでこんな風になってしまったのではないだろうか？」
○「私は気が狂ってしまったのではないだろうか？この苦しみが和らぐことがあるのだろうか？」
○「これからどんな風に生きていけばよいのだろうか？」
○「あの子はどこに行ってしまったのだろうか？ 今は苦しくないのだろうか？」
○「あの子の頑張った証や思い出の品を手元に持っておきたい」
○「普通に家の中の家事もできなくなってしまった，買い物に行って人に会うのも怖い」
○「苦しくなって，家族の誰かに当たってしまう．家族同士でうまくコミュニケーションがとれない」
○「夫は仕事ばかりしていて，子どもの話題を避けようとする．そんな夫の気持ちが理解できない」
○「遺された子どもとどう接したらよいのかわからない，関わるのがしんどい，遺された子どもが，また死んでしまうのではないかと考えてしまう」

Worden[7]は，先にあげたように遺族が悲哀から喪失に適応するまでの悲嘆のプロセスには，表2に示すような**4つの基本的課題**があると述べている．この4つの課題は，必ずしも一定の順序をたどる必要はないが，**喪失の事実の否認や悲嘆の回避は，かえって悲嘆を慢性化させる**ことが知られている．多くの遺族は，適切な援助や配慮があれば，この4つの課題に時間をかけて取り組み，子どもを失った悲しみを抱えながら新たな生き方を見つけ，生活に適応していくことにつながっていく．死別後の日常生活が良好に行えているかどうかの目安は，死者を苦痛なく思い起こせるようになっている状態である．

さらに，遺された兄弟姉妹は，親の悲しみを敏感に察知して，無意識的にいい子を演じることや，その反対に非常に困らせる行動をとることがある．子どもであっても，死の原因に対する罪責感や，それまでの生活が大きく変化したことに対する不安感が強いことを，周囲

表2　Wordenの悲嘆における4つの課題[7]

課題Ⅰ. 喪失の事実を受容する
最初に遺族は，子どもが死んでしまい，もう戻ってこないという事実に直面しなければならない．その事実を受け入れられない場合，子どもがどこかにいるのではないかと探し回ったり，まだ生きていると思い込もうとする
課題Ⅱ. 悲嘆の苦痛を経験する
苦痛は，肉体的・情緒的・行動的な痛みをすべて含み，非常に強い悲嘆反応として激しい感情の波や抑うつ，体の不調などが生じる．これらの悲嘆反応は，通常，自分ではコントロールできないと思うほどに激しい．しかし，その苦痛自体が喪失から回復するために必要であり，遺族は苦痛を表現する方法を見つけなくてはならない
課題Ⅲ. 亡くした子ども（死者）のいない環境に適応する
親は子どもに対して行っていた親の役割がなくなり，その子どもがいない全く新しい環境に適応しなければならない．その環境への適応方法は，家族ひとりひとり異なる
課題Ⅳ. 亡くした子ども（死者）を情緒的に再配置し，生活をつづける
悲哀が完了した遺族であっても，亡くした子どもを忘れてしまうことはなく，遺族の心理的な世界に亡くした子どもの居場所を見出すようになる

の大人が十分に認識しておくことが重要となる．

6 グリーフケアとしての具体的な対応

A）「家族ケア」について

　　重篤疾患の場合には，**親の動揺や罪責感を軽減するための精神的「援助」と，症状の経過や治療内容を理解できるようなわかりやすい説明を行う「配慮」**の両面が必要である．予後の不良が予測されると，残された時間内で，親が後悔を残さないための医療の質と，最後のときを大切に過ごすための人間的な対応が必要となる．診療記録は，のちに親の理解を助けるだけでなく，尊い遺品（子どもが闘い，生きぬいた証）となるため，丁寧で正確な内容であると同時に医療者の心が通うものであることが望まれている．退院後，親はその先を生きる意味が見出せないほどに衰弱するため，幼いきょうだいへの影響も避けられない．児を看取った病院でなければ提供できない援助があるので，親が援助を求めやすいように，図3のような「グリーフカード」を考案した．

B）「遺族ケア」について

　　「遺族ケア」には「グリーフカード」を手渡し，連絡担当窓口を明確にする必要がある．遺族への情緒的支援としては，**誠実な応対ができるような場所と時間を用意し，親が感情を自由に表出したり，質問が行えたりするように**配慮する．遺族の感情面での苦痛に関しては，その話にじっくりと耳を傾けることが重要である．死別直後のネガティブな感情は，周囲から見ると困った悲嘆反応であっても，正常な悲嘆のプロセスのなかで自然に解消していくことが多いこと，遺族が思いを表現すること自体が非常に重要であること，などを認識しておく．図4に「遺族ケア」の要点を示す．

①子どもの死の経過，死因についての医学的な説明は丁寧に行い，親には過失がなかったことを再度強調する．遺族の強い罪責感を軽減し，回復へのプロセスの始まりとして重要である．

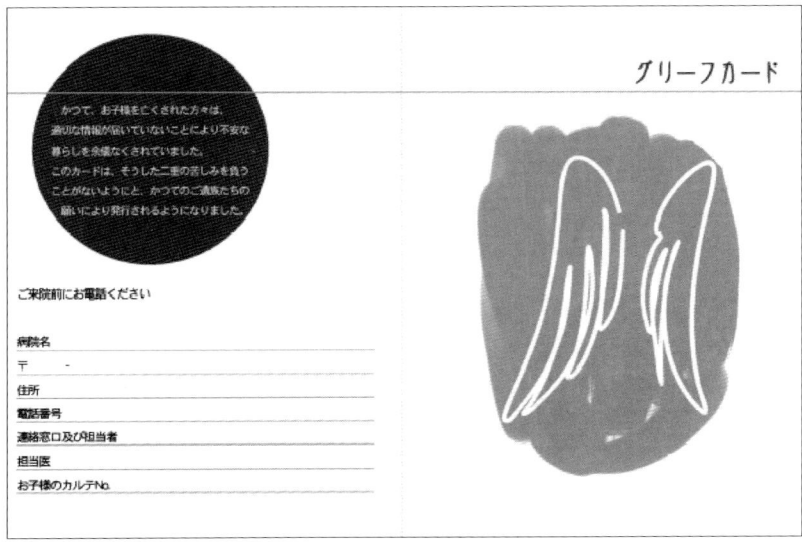

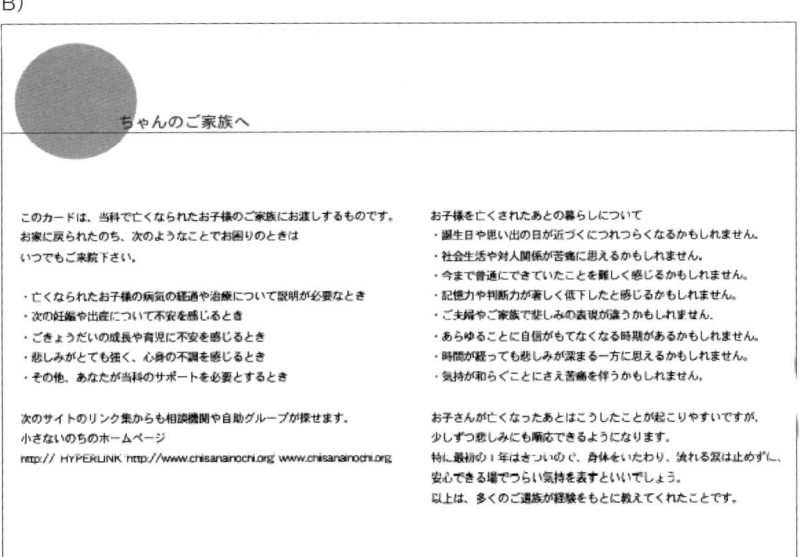

図3　グリーフカード
A) 表の面，B) 裏の面（「小さないのち」ホームページも参照のこと）

②悲嘆のプロセスについても説明する．悲しむこと自体が次のプロセスに進むために必要であること，今の苦悩は時間とともにやがては和らいでいくこと，心身ともに休養をとることも方法の1つであることなどを伝える．
③家族から診療録開示の求めがあれば，医療係争を警戒するあまり硬直した態度を取るのではなく開示に応じる．
④家族のセルフヘルプ・グループや保健所などの社会資源についての情報提供をする．

[図の内容]

病院ができる遺族ケア
① 子どもの死に対する医学的な説明
② 悲嘆のプロセスについての説明
③ 診療録の開示
④ 社会資源の紹介
⑤ 残された兄弟姉妹への援助
⑥ 次の出産の支援
⑦ 専門家との連携
⑧ 病院スタッフによる遺族ケア

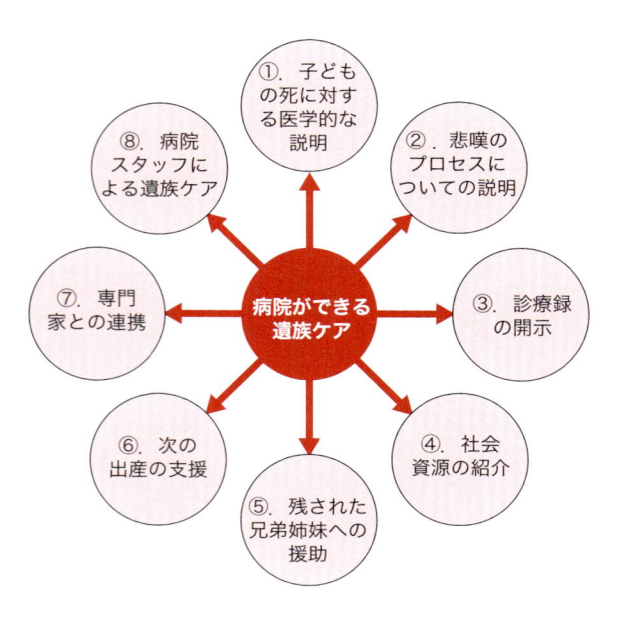

[実際の対応や配慮]
① 親には過失がない
② Worden の悲嘆における4つの課題
③ 係争ではない診療録開示
④ セルフヘルプグループ
⑤ 兄弟へのケア
⑥ 新たな出産へのサポート
⑦ 心療内科，精神科との連携
⑧ 病院と遺族（会）との連絡

図4 遺族ケア

⑤，⑥兄弟姉妹への亡くなった子どもの死の伝え方，育児不安，次の出産についての相談などにも対応できるよう，遺された兄弟姉妹の現在の様子や変化を確認し，援助を行う必要があれば医療チームで連携をとる．

⑦，⑧可能な範囲で，病院内での遺族ケア（遺族に手紙を書く，遺族会やサポートグループの運営など）についても検討する．遺族自身が専門家による心理的援助を望む場合は，悲嘆反応が過度に強く重篤な抑うつや心身症，パニック障害などの病的悲嘆の危険性が疑われる場合であるため，心療内科や精神科の専門医や心理士などを紹介する．

「遺族ケア」においては，遺族のみならず医療スタッフについてもケアの必要が問われている．医療者にとって，死にゆく子どもやその家族へのケアは，非常にストレスを伴う仕事であるため，**医療者自身が，自分のメンタルヘルスにも注意を払い，関わった医療スタッフ間でお互いの気持ちを分かち合う**など，ストレスを溜め込まないようにすることが重要である．

7 結語

医療の進歩の陰で救命できなかったいのちに対しても社会全体で残された保護者を支えていくことの重要性の認識が必要である．グリーフケアの実践は，わが国の医療機関において顧みられることが少なかった．しかし，医療機関が，グリーフケアの実践において担える役割は大きい．救急医療においては，発病から家族支援を視野に入れることが，グリーフケアの実践において不可欠となる．包括的なグリーフケアを実践するためには，医療現場の医師や看護師だけでなく，救急隊，行政職などのあらゆる領域における連携が必要である．保健，医療，福祉の連携が効果的に進み，グリーフケアの実践が普及することを期待する．

文献

1) 森島恒夫，山田至康，坂下裕子，他：インフルエンザ脳症グリーフケアガイドライン作成の検討．厚生労働省科学研究費補助金「インフルエンザ脳症の発症因子の解明と治療及び予防方法の確立に関する研究」，平成17年度研究報告書, 209-228, 2006
2) 「職種別SIDSに対応するためのガイドライン」，(SIDS家族の会／編)，2000
3) 厚生労働省成育医療研究班（主任研究者　田村正徳）分担研究：NICUにおける緩和的ケア―赤ちゃんとご家族に対する医療従事者の配慮―, 2004
4) Paykel, E. S., Prusoff, B. A., Uhlenhuth, E. H. : Scaling life events. Arch Gen Psychaitr, 25 : 340-347, 1971
5) Li, J., Precht, D. H., Mortensen, P. B., et al. : Mortality in parents after death of a child in Denmark : a nationwide follow-up study. Lancet, 361 : 363-367, 2003
6) 瀬藤乃理子，北山真次，高田哲：死別の悲嘆への援助．理学療法兵庫, 12 : 1-6, 2006
7) Worden, J. W. : Grief counseling and grief therapy. 2nd. Springer Publishing, New York, 1991

第5章

Case study:
重症疾患の見逃しやトラブルを防ぐポイント

市川光太郎

Case 1

第5章 Case study 重症疾患の見逃しやトラブルを防ぐポイント

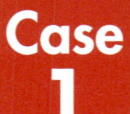

主訴と検査結果に惑わされた症例

9歳女児，早朝より，腹痛嘔吐を訴え，急患センター受診．嘔吐下痢症の初期として，鎮吐薬の処方を受け，かかりつけ受診を指導され帰宅．午前中受診し，輸液採血を受けて昼過ぎに帰宅．すっきりはしないものの，自宅安静していた．夕方になり，かかりつけ医から，今朝の採血で肝機能が悪いので，症状悪化すれば，夜半でも救急受診するよう，電話指導を受けた．夜半に腹痛，股関節痛を訴え，独歩にて救急受診．救急医は顔色不良を感じるも，嘔吐，腹痛，関節痛，そして肝機能異常の伝言に気を取られ，心音・呼吸音の聴診は正常と判断．点滴，採血，腹部・股関節Ｘ線撮影をオーダーしたが，Ｘ線撮影室で動けなくなった（図1）．

検査結果に思い込みが起こらなかったか？

- 診察の前にすべきことがあったのか？
- 嘔吐・腹痛の鑑別診断手順は？

1 診察前の思い込みに注意

顔色不良には気付いている（表1）が，**体系的な評価がされていないことが最も問題となる**．いわゆる「一見の診断学」となっており，トリアージ評価を行うことで回避できる課題点である．母親からの肝機能障害の情報と腹痛・嘔吐，そしてさらに，股関節痛の訴えで，**肝炎＋股関節炎との思い込みが診察前に生じてしまった**と考えられるが，おそらく救急外来診療において，単に漠然と診察を行っていることに他ならない．どんな状況においても緊急度を評価した後，正確に問題点を抽出しながら診察することが基本である．

このような前情報とは無関係に，診察の前の病歴聴取時に受診時の緊急度を評価するスキルとして，**Triage and Acuity Scale**がある（MEMO参照）．すなわち，Appearanceとwork of Breathing，Circulation to skinのABCを評価する，いわゆる**Pediatric Assessment Triangle（PAT）**が行われていれば，その病態の推測が付くことが多い（表3およびp.44の図1参照）．おそらく本症例では，四肢の冷感や皮膚色低下，capillary refilling timeの延長など末梢循環障害が診察の時点で生じていた可能性が高い．さらに心音の聴取でも心音の弱さ（遠くに聴こえる）やギャロップリズムが聞き取れたのではないかと推察される．実際に，Ｘ線撮影室で動けなくなったときには顔面蒼白，血圧低下，ギャロップリズムを認めており，慌てて追加検査した結果（表2，図1）で真の病態が予測できた．

2 嘔吐・腹痛の鑑別診断のポイント

嘔吐・腹痛の鑑別診断の手順としては，消化器疾患以外に中枢性疾患，内臓疾患に起因する疾患，代謝異常症に起因する疾患などを念頭に入れて，詳細な病歴の把握，年齢特有な疾患の把握，他の症状の有無による鑑別などを行っていく（図3）．

腹痛嘔吐時にはすぐに末梢循環状態，脈拍，血圧，SpO₂のチェックを！

A） 胸部X線

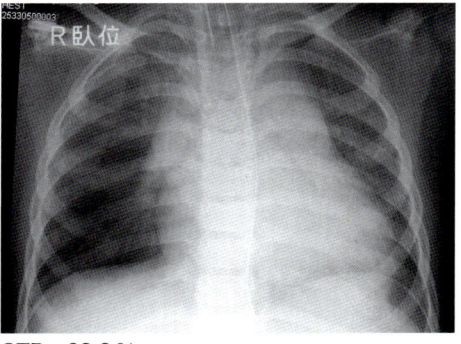

CTR　60.6％

B） 心電図

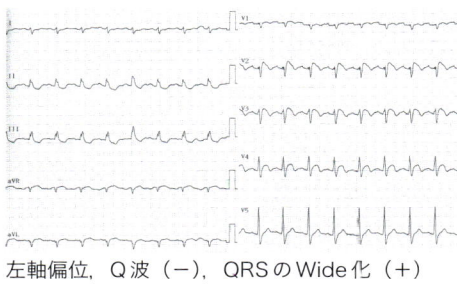

左軸偏位，Q波（－），QRSのWide化（＋）
V1〜4；陰性T波，aVR，V2〜4；著明なST上昇

図1　腹痛・嘔吐・股関節痛が主訴の10歳女児

表1　来院時現症

自覚症状：吐き気と腹痛，歩くと足の付け根が痛い
身体所見：微熱あり，意識清明で独歩で入室する
　　　　　顔色不良（＋），球結膜黄染なし
　　　　　咽頭発赤なし，頸部リンパ節腫大なし
　　　　　心音・呼吸音；異常をとらえられず
　　　　　腹部に圧痛あり
　　　　　肝腫大；3cm触知
　　　　　両側股関節開排にて痛み訴えるも開排制限はなく，股関節部の腫脹・発赤なし

➡ 診察医考察：「急性腸炎＋肝機能障害，または急性肝炎かな？と思った！」

表2　検査結果

救急検査結果判明：
WBC 13,100/μL，Hb 11.5 g/dL，Ht 39.5％，Plate 48.8×10⁴/μL，
CK 8,000 IU/L，AST 300，ALT 70，LDH 700 IU/L，
B.S 274 mg/dL，CRP 1.5 mg/dL，Na 141 mEq/L，K 6.0 mEq/L

追加検査結果：
トロポニン 9.56 ng/mL
血液ガス pH7.01 HCO₃ 14.5 mEq/L BE －14.0 mEq/L
　血圧　80 mmHg台！　心音；ギャロップ（＋＋）
　心電図；陰性T波，wide QRS，ST上昇（＋）
　心エコー；左室壁運動低下（＋），EF 48.5％

表3 Pediatric Assessment Triangleによる病態生理

	A：外観	B：呼吸状態	C：皮膚への循環
全身性疾患・脳障害	×	○	○
呼吸障害	○	×	○
呼吸不全	×	×	○
代償性ショック	○	○	×
非代償性ショック	×	○	×
心肺停止	×	×	×

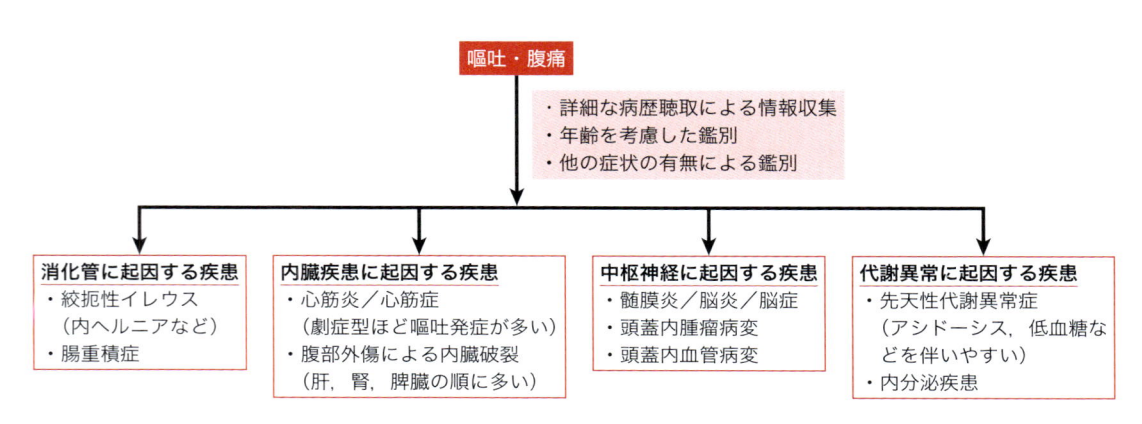

嘔吐・腹痛
- 詳細な病歴聴取による情報収集
- 年齢を考慮した鑑別
- 他の症状の有無による鑑別

消化管に起因する疾患
- 絞扼性イレウス（内ヘルニアなど）
- 腸重積症

内臓疾患に起因する疾患
- 心筋炎／心筋症（劇症型ほど嘔吐発症が多い）
- 腹部外傷による内臓破裂（肝，腎，脾臓の順に多い）

中枢神経に起因する疾患
- 髄膜炎／脳炎／脳症
- 頭蓋内腫瘤病変
- 頭蓋内血管病変

代謝異常に起因する疾患
- 先天性代謝異常症（アシドーシス，低血糖などを伴いやすい）
- 内分泌疾患

図3 嘔吐・腹痛の鑑別アルゴリズム

確定診断 Final Diagnosis

先行感染症の同定はできていないが，初秋の症例であり，エンテロウイルスによる「急性心筋炎（劇症型）」である．体外循環（PCPS）を行い，救命しえたが，その診断過程は反省すべき点が多かった．

重症疾患の見逃しやトラブルを防ぐポイント

- 嘔吐・腹痛，肝機能障害，さらに股関節痛の訴えなどで診察前から**思い込みが生じていた可能性がある．前医の診断，所見も大事にしなければならないが，それとは別に必ず自分で診察所見をとる必要**がある．
- せっかく「顔色不良」に気付いていながら，体系的な捉え方ができていないために，診察や診断へ結びついていない．このようなミスを防ぐためには**PATによる緊急度評価～バイタルサインの評価を必ず行う必要がある**．
- 身体的な異常を認めた場合は，その問題点を先送りすることなく，**必ず異常の根拠を見極める習慣を身に付けるべきである**．

MEMO
- Triage and Acuity ScaleはCanadian Triage and Acuity Scale（C-TAS）が有名であるが，日本版（プロバイダーコース＆テキスト）が日本臨床救急医学会と日本看護協会で2010秋～2011春にかけて作成公表される予定である．
- トリアージに限らず，診療時は常にC-TAS評価をする習慣が必要で，FATで異常を認めた場合には必ずバイタルサインをチェックする（initial assessment）．さらにはsecondary assessmentを行うことによって，緊急度評価はもちろん，病態の看過防止につながる（表4）．

表4　緊急度評価の手順

1. PAT：Pediatric Assessment Triangle
2. Initial Assessment
   - A：Airway　　　　　　　　A．気道
   - B：Breathing　　　　　　 B．呼吸
   - C：Circulation　　　　　　C．循環
   - D：Disability　　　　　　　D．意識レベル
   - E：Exposure　　　　　　　E．全身皮膚所見
3. Secondary Assessment
   - S：Signs/Symptoms　　　　　　　　　　　S．徴候/症状
   - A：Allergy　　　　　　　　　　　　　　　A．アレルギー歴
   - M：Medications　　　　　　　　　　　　 M．投薬歴（服薬歴）
   - P：Past medical problems　　　　　　　　P．既往歴
   - L：Last food or Liquid　　　　　　　　　　L．最後の飲食時間と内容
   - E：Events leading to the injury or illness　E．傷病の成因に関する事象

さらに学びたいときに役立つ文献
1) 吉田一郎・監訳：小児救急学習用テキスト，pp23-32，診断と治療社，2006
2) 日本小児救急医学会教育研修委員会：小児救急におけるトリアージ，ケースシナリオから学ぶ小児救急ストラテジー，pp16-20，へるす出版，2009
3) 市川光太郎：救急外来での全身評価法．小児内科，41：548-553，2009
4) 村田祐二：トリアージと患者評価．小児科診療，73：913-919，2010

Case 2 過去の受診歴から思い込みがあった例

第5章 Case study 重症疾患の見逃しやトラブルを防ぐポイント

　症例は12歳男児で，2歳時よりIgE高値，吸入抗原RAST陽性で気管支喘息と診断され，季節の変わり目には発作が頻発していたが，年長児になるにつれて，発作の程度は軽くなっていた．最近は軽症持続型としてロイコトリエン拮抗薬でコントロールされていた．3月下旬から咳がみられ，咳込みもあるため，受診したものの，季節も春だということで，いつもの喘息発作が出だしたと診断された．気管支拡張薬を処方されて服用するも軽快しないため，頻回再来し，輸液，ステロイドやキサンチン薬などの点滴，吸入を数日行うも改善に乏しいため，家族の希望もあり，入院加療を行うことになった．入院時の一連の検査として撮影した胸部X線写真（胸写）で異常を認めた（図4）．

何か見落としていなかったか？

- 呼吸障害のパターンは，呼気性か吸気性か？　いわゆる呼気性の喘鳴があったのか？
- 他の症状は何も認めなかったのか？

1 丁寧な診察と症状の分析が重要

　呼吸障害のパターンは混合性呼吸障害のパターンであり，呼気性喘鳴のみならず，吸気性喘鳴も認めた．この時点で，単純な喘息発作ではないと考える必要があったが，いつもの喘息発作による咳嗽との思い込みが強かった．咳嗽の質も湿性咳嗽のみではなく，乾性咳嗽もみられていた．咳嗽の割には聴診上も呼気性喘鳴が少ない印象があったことは，後での回想で気付いた点であった．**基礎疾患と同様の症状であっても常に症状の分析を行うことを忘れないことが重要である**．そのような**医療面接と身体診察**を行い，説明の付かない症状がある場合にはなぜか？という疑問をもち，それを確実に解決することが肝要となる．それに伴う検査を追加していくことが真の診断に近づくことになる．**症状やその発現に何か疑いをもたないと胸写1枚の撮影さえも後手となる**．正面像での縦隔の異常陰影（図4），さらには側面像で気管の圧排像（図5）が顕著であり，吸気性呼吸障害・乾性咳嗽の発現に関する病態の説明は可能であった．

　喘息発作と思い込んだとしても，その治療への反応が悪い場合には，なぜかということを考察して，呼吸器感染の合併を中心とした，喘息発作プラスアルファを考慮する必要があることが再認識された．このような思考過程があれば，もっと早期に胸写の検査を行っていたであろう．いずれにせよ，**思い込みの診療を漫然と続けることは，患児に多大な負の影響を与えることを常に念頭に置いておく必要がある**．

2 入院後の実際の経過

　呼吸障害・咳嗽以外の症状としては，夜間の微熱を認めていたが，スパイク状の高熱は認めていない．眼瞼，顔が腫れぼったく感じていたということはあとでの家族の話からわかっ

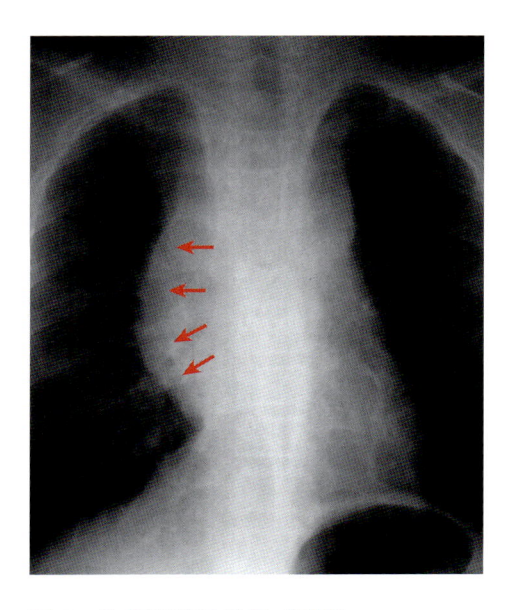

図4　胸部単純X線像（正面）
右縦隔に腫瘤陰影（←）を認める

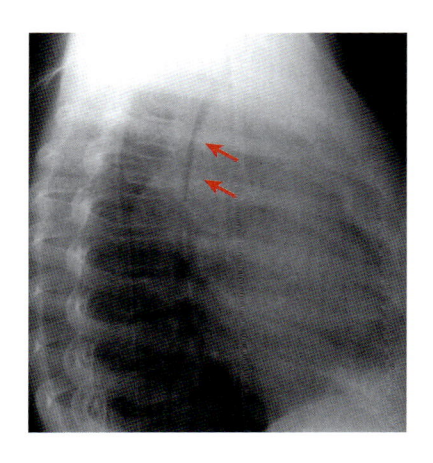

図5　胸部単純X線像（側面）
圧排された気管像（←）を認める

表5　非ホジキンリンパ腫の組織分類と特徴

組織分類	免疫マーカー	細胞遺伝学的異常	好発部位
バーキット型（BL）	B cell	t（8；14），t（8；22） t（2；8），c-myc	腹部
大細胞型（LBCL）	B cell	t（14；18），bcl-6	腹部
リンパ芽球型（LL）	T cell	t（11；14），t（1；14） c-myc，tal-1	胸郭
未分化大細胞型 （ALCL）	T cell/null	t（2；5），ALK	リンパ節，皮膚，骨，軟部組織

※MEMOも参照のこと

表6　非ホジキンリンパ腫の病期分類（小児）

ステージⅠ	1）節外発症：単一腫瘍 2）リンパ節発症：単一の解剖学的領域に限局した腫瘍 3）縦隔と腹部原発例は省く
ステージⅡ	1）節外発症：単一腫瘍と領域リンパ節への浸潤 2）同一横隔膜側で 　　　節外発症：2個の腫瘍（領域リンパ節への浸潤はあってもよい） 　　　リンパ節発症：2個以上の腫瘍 3）完全摘出可能な腹部原発腫瘍（回盲部の症例が主体で，隣接する 　　腸間膜リンパ節のみの浸潤例を含む）
ステージⅢ	1）両側横隔膜で 　　　節外発症：2個の腫瘍 　　　リンパ節発症：2個以上の腫瘍 2）すべての胸郭内（縦隔，胸膜，胸腺）発症例 3）摘除不能な腹部腫瘍 4）中枢神経に隣接した腫瘍（脊椎隣接腫瘍，硬膜外腫瘍）
ステージⅣ	発症時に中枢神経または骨髄（＜25％）に浸潤のある症例

た症状であった．入院時の身体所見では全身のリンパ節腫大は認めず，肝腫大が乳腺上の季肋下で２横指触れたが脾腫は認めなかった．

　入院３日目には呼吸窮迫は強くなり胸痛を訴え，胸写の再検にて胸水貯留を認めた．胸水穿刺を行い，細胞診にて，非ホジキンリンパ腫の確定診断（T cellのリンパ芽球型（LL），表５）が得られた．病期はステージⅢ（表６）と判断し，ただちに化学療法を開始し，速やかに縦隔腫瘍の縮小〜消失を認め，呼吸障害，咳嗽の軽減を認めた．

確定診断 Final Diagnosis

幼児期からの喘息という既往から，咳き込み発作はいつもの喘息発作と思い込んで，喘息の治療のみを先行させていたが，１枚の胸部Ｘ線写真で，上大静脈症候群を伴った縦隔の悪性リンパ腫の診断に至った．

重症疾患の見逃しやトラブルを防ぐポイント

- 呼吸障害の症例は，**吸気性呼吸障害か呼気性呼吸障害か混合性呼吸障害か**を必ずチェックして，その鑑別診断を行う必要があるが，胸写などの検査も億劫がらずに行うべきである．
- いつもと違う症状がないか，常に保護者に尋ねて，わずかな変化に早く気付くための努力が必要である．加えて，保護者にその違い（本例では顔が腫れぼったい）を気付かせるための誘導的な質問も必要である．

MEMO
- 日本における悪性リンパ腫は諸外国と異なり，ホジキンリンパ腫は10％と少なく90％が非ホジキンリンパ腫である．そのうち，LLが1/3で，BLが1/4，LBCLが20％，ALCLが10％とされている．
- LLは胸郭内発生が多く，過半数の症例で縦隔腫瘤を伴い，呼吸障害，上大静脈症候群，胸水が出現するとされている．全身リンパ節腫脹や骨髄浸潤が強い場合Ｔ型リンパ性白血病と考えられている．

さらに学びたいときに役立つ文献

1) 悪性リンパ腫,「実践で役立つ小児外来診療指針」（東京都立清瀬小児病院／編）；pp486-490，永井書店，2004
2) 鶴澤正仁：非ホジキンリンパ腫．小児内科，35：Suppl.1210-1214，2003

第5章 Case study 重症疾患の見逃しやトラブルを防ぐポイント

Case 3 母親の訴えを傾聴せず，自己判断した症例

症例は1.6歳の男児，周産期異常なく，家族のアレルギー歴，本児の食物アレルギー・アトピー皮膚炎歴も認めなかった．3週間前から咳嗽が出現し，近医受診し，抗菌薬や気管支拡張薬を投与されていた．少し良くなったり悪くなったりで，4回ほど通院し，投薬内容の変更などが行われていた．3回目の受診時に，痰に血が混じっていたことを母親が訴えたが，咳がひどくて喉が切れたんでしょう，と簡単に決めつけられていた一方，貧血を指摘され，鉄剤の処方を受けていた．強い咳込みがみられ，再診しようとするもたまたま休診のために他の内科医院を受診したところ，胸部X線検査を勧められ，異常陰影（図6）を認め，肺水腫として即刻紹介となった．

この状況で注意すべき事項は？

・呼吸困難症状はなかったのか？ 咳嗽はいつ強く認められたのか？
・呼吸器症状と貧血以外の症状は認めなかったのか？

1 咳嗽と血痰を見たら肺出血に注意

　少なくとも来院時はPediatric Assessment Triangle（PAT）でぐったり感があり，周囲への関心が落ちていた．SpO$_2$は96％であったが，呼吸数増加は顕著であり，頻脈も認めており（図6），呼吸障害が強く呼吸不全の状態と考えられた．咳嗽は昼夜関係なく，一日中出る様子でひどい咳込みは明け方に多い状態であった．咳嗽・呼吸障害，貧血，血痰を認めたことから，肺出血を起こす疾患（表7）を念頭に入れて，**もっと早期に胸部X線検査を受けるべきであった**と考えられる．呼吸器以外の症状としては，咳嗽が出現して，数週間経ているため，次第に活気低下，および食欲低下，不機嫌が認められるようになっていた．

　血液検査では，著明な貧血とLDHの上昇を認め，胸部CT検査では肺出血を思わせる斑状浸潤影が顕著であった（図7）．この時点で，いわゆる**「肺ヘモジデローシス」**が最も疑われた．

2 肺ヘモジデローシスを鑑別するポイント

　一般的に肺ヘモジデローシスでは，**肺出血による呼吸器症状と貧血の症状との組み合わせ**の症状が主体である．すなわち，肺出血が大量の場合には呼吸困難，喀血，血痰，咳嗽などの呼吸器症状が主体となるが，大喀血で急死する症例も存在する．肺出血が少量の場合には，咳嗽，顔色不良，倦怠感などであり，体重増加不良や原因不明の貧血など非特異的症状も存在する．胸部単純X線写真（胸写）では**肺区域に一致しない多発浸潤影**を呈することが多く（図6），胸部CTでは肺出血像や部位，範囲をより明確に把握しやすい（図7）．確定診断としては**肺生検**で，肺実質，肺間質に**ヘモジデリン貪食細胞**を証明することであり，特発性肺ヘモジデローシスではこの所見以外には特徴的な所見はないとされている．肺生検が困難な場合には，喀痰もしくは胃液におけるヘモジデリン貪食細胞を証明することである（図8）．

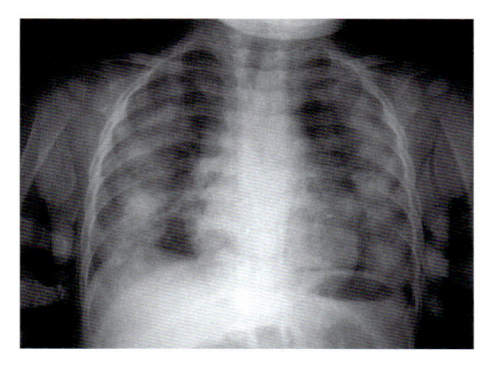

図6　胸部単純X線像（正面）とその他の所見

PAT：ぐったり（±），
　　　周囲への関心（±）
呼吸数：43回/分（＞2.0SD）
心拍数：140回/分（＝1.0SD）
SpO$_2$：96％

表7　肺出血をきたす疾患

◎感染症
　　結核，気管支拡張症の感染に伴う急性増悪
◎外傷・異物
◎心血管系疾患
　　肺静脈圧亢進，AVM，肺血栓塞栓症
◎血管炎
　　自己免疫疾患など
◎腫瘍性病変
◎特発性肺ヘモジデローシス

AVM：arterio-venous malformation（動静脈奇形）

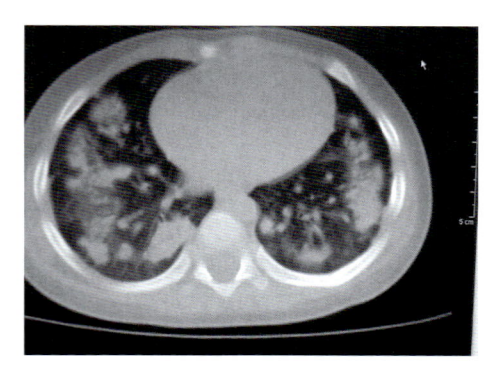

血液検査所見

WBC 12,300/μL（neut.52％）
RBC 287×10^4/μL
Hb 7.9 g/dL
Ht 29％
LDH 695 IU/L
CRP 2.1 mg/dL

図7　胸部CT検査（単純）と血液検査所見
胸部CT所見では，両側，びまん性に斑状・綿状陰影（出血）が認められた

　本例では牛乳アレルギーの有無はRAST法で行ったが，陰性であり，時に合併すると言われるIgA欠損症も認めなかった．さらに，抗基底膜抗体（Goodpasture症候群で陽性）や抗好中球細胞質抗体（ANCA：自己免疫疾患による二次性肺ヘモジデローシスで陽性）も陰性であった（表8）．

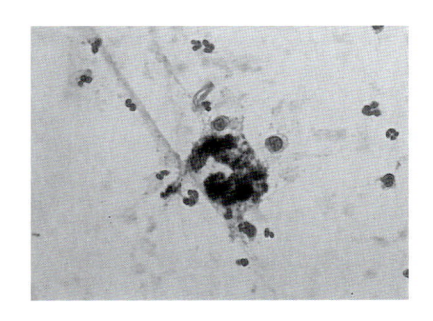

図8 胃液細胞検査（ヘモジデリン染色）
（巻頭カラー❾参照）

胃液のヘモジデリン染色を行い，ヘモジデリンを貪食したマクロファージを証明して確定診断となる

表8 肺ヘモジデローシスの病因

◎原発性ヘモジデローシス
・特発性肺ヘモジデローシス
・牛乳アレルギー（Heiner症候群）
・Goodpasture症候群

◎二次性ヘモジデローシス
・自己免疫疾患（SLE, RA, Wegener症候群）
・出血傾向（ITP）
・心疾患（肺静脈圧上昇）
・Celiac病
・薬剤（D-penicillamineなど）
・感染症

SLE：Systenic lupus erythematosus（全身性エリテマトーデス）
RA ：rheumatoid arthritis（関節リウマチ）
ITP ：idiopathic thrombocytopenic purpula（特発性血小板減少性紫斑病）

確定診断 Final Diagnosis

胃液細胞診によるヘモジデリン貪食細胞の陽性から肺ヘモジデローシスの診断が可能であり，牛乳アレルギーや抗基底膜抗体，ANCAなどの陰性から，「特発性肺ヘモジデローシス」と確定診断した．

重症疾患の見逃しやトラブルを防ぐポイント

● 長引く咳嗽，小球性低色素性貧血があり，血痰の訴えがあった時点で，**安易に「喉が切れた」などと判断せず**，胸写の確認など血痰の精査が不可欠であった．
● 咳嗽や呼吸障害を認める場合に，漫然と鎮咳薬や気管支拡張薬を投与するだけではなく，**咳嗽や呼吸障害の種類や成因をきちんと鑑別すること**が重要である．
● **微熱，慢性咳嗽，貧血と肺区域不一致の浸潤影の胸写異常**を認めた場合には**肺ヘモジデローシス**を疑い，早期診断・治療（ステロイド投与）に徹する．

> **MEMO**
> ・原発性か二次性肺ヘモジデローシスの鑑別にはANCAなどの検査に加え，詳細な病歴聴取が重要である．抗基底膜抗体はGoodpasture症候群の鑑別に必要である．また，肺ヘモジデローシスの病勢の判断には組織障害と溶血の程度に鋭敏に反応する血清LDH値が示標となる．
> ・大喀血による急死も起こるため，早期診断早期治療が原則であるが，再発を繰り返しやすく，慢性期には肺組織障害から肺線維症，肺高血圧症・右心不全となるため心肺機能の定期検査が必要である．また，Goodpasture症候群以外の肺ヘモジデローシスでも糸球体腎炎を時に併発するため，定期的検尿検査も必要である．

さらに学びたいときに役立つ文献
1）肥沼悟郎：肺ヘモジデローシス．小児内科，34：Suppl.122-124, 2002

Case 4　診察，および検査が不十分だった症例

第5章 Case study　重症疾患の見逃しやトラブルを防ぐポイント

　生後7カ月の女児で，成熟児出産で周産期異常はなく，既往歴も，家族にもアレルギー歴も認めない．生後4カ月（3カ月前）から喘鳴が出現し，近医受診．クループ症候群と診断され加療受けるも軽快せず徐々に悪化するため，最寄りの病院に紹介入院となる．クループ症候群としてボスミン®吸入やデカドロン®内服などの治療や血液検査など行われるも軽快ないため，耳鼻科でファイバースコープ検査を行うも異常を認めなかった．2週間の入院中も増悪することもないため，先天性喘鳴の可能性もあるとして，喘鳴が残ったまま外来フォローとなる．退院後も喘鳴が続くも，不機嫌や食欲低下などは認めなかった．しかし，不安になった両親が当センターを自主受診した（図9）．

呼吸障害を疑ったら，その分類を行うべき！

- 呼吸障害はなかったのか？　犬吠様咳嗽は認められたのか？　咳嗽の時間帯はいつが多いのか？
- クループ症候群としての治療に反応が悪いが，耳鼻科のファイバースコープ検査以外に画像検査などは行われたのか？

1　バイタルの異常を放置しない！

　来院時，一般状態は問題なく，PATも正常であり，意識レベルも清（GCS 15）であったが，喘鳴は強く聞かれ，胸骨窩の陥没呼吸は著明であり，呼吸障害を認めた．心拍数は144回/分で＋1.0SDであり，呼吸数も50回/分とバイタルの異常を認めた．SpO_2は100％であったが，泣くと口鼻周囲にチアノーゼを認め，犬吠様咳嗽とは言えないものの，それに近い湿性咳嗽が聞かれた．咳嗽の時間帯は一日中聞かれるとのことであったが，夜半〜明け方，特に起きがけや泣いたり，笑ったりのときにひどく咳込むということであり，咳嗽としてはクループ症候群に似ているものの，その臨床像とは少し異なる印象を受けた．血液ガス（静脈血）では，pH 7.316，PvO_2 68 Torr，$PvCO_2$ 46.7 Torr，HCO_3 24.1 mEq/L，BE −1.8 mEq/Lであった．また，WBC 12,300/μL（Neut.34％），CRP 0.7 mg/dLであり，RSVの迅速診断は陰性であった．以上の臨床所見や前医での治療に反応しなかったという経緯や血液検査所見を踏まえて，患児の臨床症状とバイタルの異常を認める身体所見からは，**単なる先天性喘鳴やクループ症候群とは言いがたく，何らかの気道病変が存在していることが疑われる**（MEMO参照）．月齢から，気道異物の可能性も考えられるため，詳細な病歴聴取を行ったが，特に摂食中の咳込みや，突然の咳込みなどでの発症ではなく，徐々に喘鳴が強くなってきたとのことであった．

2　呼吸障害の正確な診断には画像検査が必須

　前医では胸部X線検査と喉頭高圧写真，血液検査を受けたが，特に大きな異常はなく，クループ症候群として治療を行うと説明されていた．入院後，咳嗽の改善がないため，耳鼻科

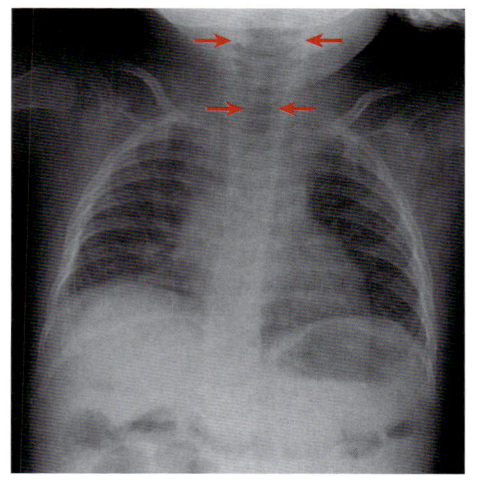

図9 喉頭部・胸部単純X線（受診時）
正面像．喉頭と気管上部の拡張が認められる

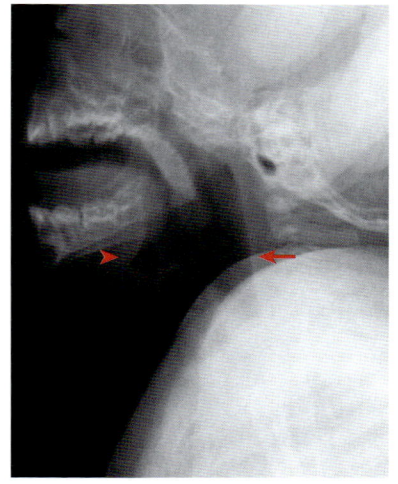

図10 喉頭部単純X線（受診時）
側面像．喉頭腔の著明な拡張が認められるも（→），喉頭蓋などの腫脹は認めない（▶）

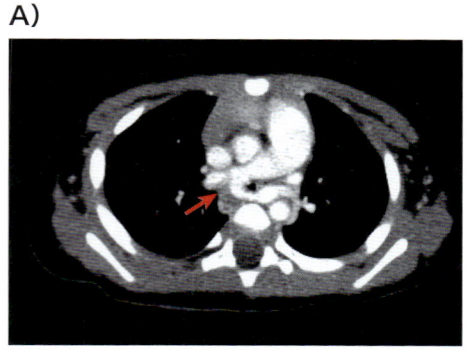

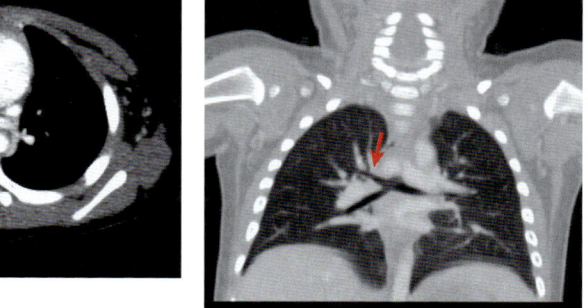

図11 胸部CT（造影）検査
A）左肺動脈起始異常が認められる
B）右上葉気管支の分岐異常も疑われる

で喉頭ファイバーを受けたが，正常であった．呼吸障害の悪化がないため，先天性喘鳴も視野に入れて外来で観察可能と判断された．しかし，当センターでの胸部X線写真（胸写）上（図9），喉頭および気管上部の強い拡張が認められたため，喉頭の側面像を撮影したが，喉頭蓋や被裂喉頭蓋襞の腫脹は認めないものの，喉頭腔の著明な拡大が認められた（図10）．以上の所見から，下部気管～気管分岐部～気管支領域に狭窄がある可能性が疑われたため，**胸部造影CT検査**を行った．造影CT検査にて，左肺動脈が右肺動脈から起始・分岐しており，**左肺動脈起始異常が強く疑われた**．さらに，**右上葉気管支が気管から直接分岐していることが疑われた**（図11）．

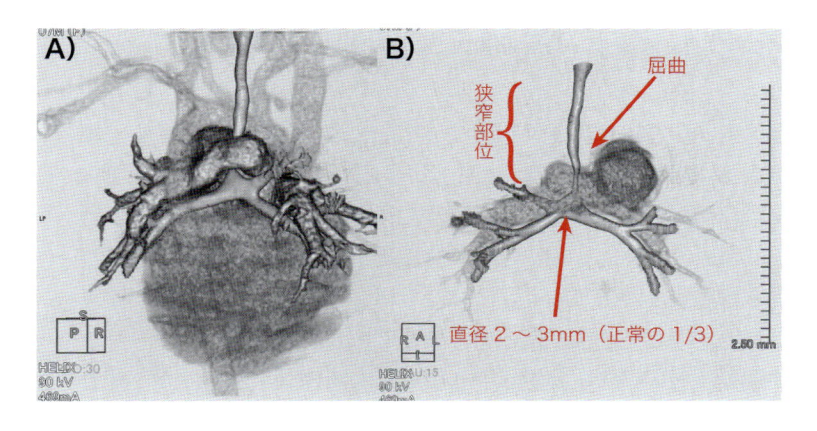

図12　胸部3D-CT像
（巻頭カラー⓾参照）
pulmonary slingによる気管下部狭窄

確定診断 Final Diagnosis

左肺動脈起始異常（pulmonary sling，MEMO参照）による気管下部狭窄が疑われたため，3D-CTを行った（図12）．左肺動脈が気管の後方へ右肺動脈から分岐し，気管が左右肺動脈で挟まれ狭窄が生じていた．

重症疾患の見逃しやトラブルを防ぐポイント

- 確かに犬吠様咳嗽に似た咳込みがみられていたが，喘鳴が主体の呼吸器症状であることを念頭に，胸写や喉頭高圧写真における**喉頭腔の拡張**などの正確な評価が求められる．さらに，**臨床状態に惑わされずに，このような異常所見の解決を行うべき**である．
- クループ症候群の治療が奏効しない時点で，**呼吸数などのバイタルの異常という問題点を放置せず**，呼吸障害の正確な診断のためにファイバースコープ検査のみならず，**胸部CTなどの画像検査**を行う必要があった．

MEMO
- クループ症候群はウイルス感染で発症し，発熱なども伴う．痙性クループ（spasmodic croup）はアレルギー体質児がクループ症状を反復する場合である．他に声門下血管腫，喉頭嚢胞や本例のようなpulmonary slingなどの先天異常による気道狭窄があるため，乳児のクループ症候群では構造異常を否定する必要がある．
- Pulmonary slingは心臓発生初期，左第6大動脈弓は正常に形成されるものの，左原始肺動脈が閉鎖し，左右肺動脈に側副血行路が生じて発生すると言われ，先天性心疾患や右上葉気管支分岐異常をともに50％合併する．症状は喘鳴，呼吸困難，血痰，突然死などで，気管軟骨の脆弱化防止のため，診断後早期手術が原則である．

さらに学びたいときに役立つ文献

1) 金　成海：心血管奇形による気道圧迫．小児内科，34：Suppl. 297-306，2002

Case4：診察，および検査が不十分だった症例　283

Case 5

第5章 Case study 重症疾患の見逃しやトラブルを防ぐポイント

患児の訴えを正確に理解できなかった症例

　8歳2カ月の男児で，起床後，突然の腹痛出現し嘔吐したため，かかりつけ医受診．腹痛は自制可の状態で，嘔気が強いため，血液検査施行され，WBC 12,200/μL，CRP 0.1 mg/dLで，嘔吐下痢症の初期との判断で輸液を受けた．輸液中も腹痛は間欠的に認めたが，診察時はあまり強く痛がる訴えはしないため，輸液終了後，整腸剤が処方されて帰宅した．食欲はなく，間欠的腹痛と嘔気・嘔吐が続いたため，翌朝，再診した．再度輸液を行うも，嘔気の持続と嘔吐が続き，顔色不良ということで紹介となった．

　搬入時は応答への反応が鈍く，GCS 13と意識レベルの低下と腹痛が著明で独歩不能であり，胆汁性嘔吐を認めた．

安易に流行性疾患の症状と思い込まない！

- 腹痛の訴えは強くなかったのか？ どの程度であったのか？ 嘔気が強かったようだが，吐物は食物残渣，胃液様だったのか？
- 腹部触診所見はどうだったのか？ 腹部単純X線検査（腹単）はどのような症例に，どんな時期にすべきか？

1 年長児の間欠的腹痛は要注意

　腹痛の訴えの程度は個人差が強く，我慢強い子どもの場合，その訴えの程度では判断できないことも多いので注意が必要である．本症例においても，発症当初は家族も嘔吐に目がいっており，腹痛は自制可の状態であり，訴え方は強くなかった．しかし，間欠的腹痛の場合，複数回の診察でも間欠期のため，痛みをあまり訴えないこともあり，**医療者側が強い痛みととらえないきらいがある点は注意が必要である**．このような間欠的腹痛こそが問題であることは，乳幼児の腸重積症の場合にはすぐに頭に浮かぶが，**年長児の間欠的腹痛ではイレウスの観点がつい忘れられることが多く注意が必要である**．本例では帰宅後の夜半から翌朝にかけてはかなりの痛みを持続的に訴えるようになり，吐物も当初の食物残渣〜胃液様から胆汁性に変化していた．しかし，家族が夜半に救急受診を考慮しない程度の腹痛の程度と嘔吐の回数であったと言える一面があり，その症状の程度だけでの判断は困難と言えるかもしれない．

2 搬入から腸切除までの経緯

　紹介搬入時は発熱38.7℃で，顔面蒼白で，歩行困難な腹痛であり，反応は鈍くGCSでE4V4M5の13と軽度の意識障害を認めた．また，心拍数142回/分，呼吸数36回/分とともに＋2.0SD以上と増加していた．吐物は明らかに胆汁様であり，腹部所見は腹部膨満が強く，腹部全体に圧痛を強く認めた．検査所見はWBC 25,590/μL（st 12, Seg 76, Lym 6）と核の左方移動を伴った好中球優位の白血球増多を認め，CRP 9.2 mg/dLであった．また，BUN 24.1 mg/dL，Cr 0.3 mg/dLと脱水所見を呈し，血清Na 131 mEq/Lで，血糖が140 mg/dLと高値であった．臨床的に**エンドトキシンプレショック状態**にあると考えられ，頻度的に**急**

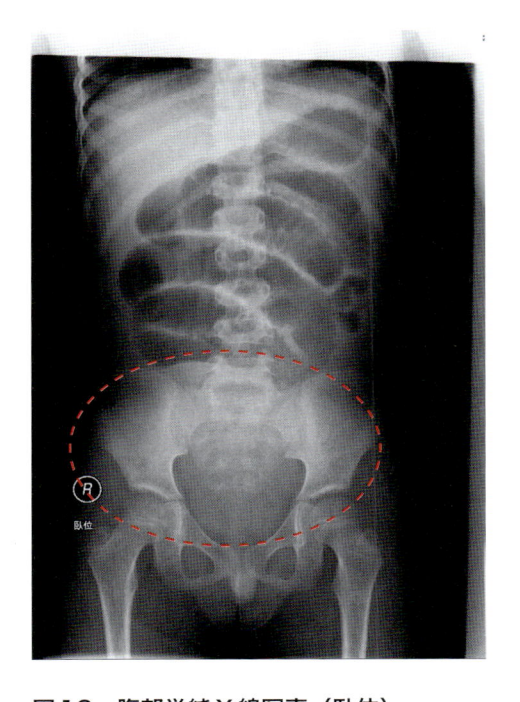

図13　腹部単純X線写真（臥位）
小腸ガス像は明らかに連続性を有して，いわゆる
ソーセージ様小腸ガスを呈している．
また骨盤腔には全くガスがなく，いわゆるガスレ
ス部が存在している（点線輪）．
これらは絞扼性イレウスを疑う所見である

性虫垂炎の穿孔性腹膜炎を第一に考慮した．腹単（臥位）にて，ソーセージ様小腸ガスとガスレス部の存在（図13）を認め，立位であれば，径が同一のニボー多数とガスレス部が存在したと予測される．以上から**絞扼性イレウス**をも疑えるため，腹部CTを行った．腹部CT所見では，腸液の貯留した拡張腸管が集簇して虚血性腸炎の像（絞扼性イレウス）を呈し，腹水が認められた（図14）．ただちにイレウス解除のために，緊急開腹術を行ったが，すでに腸管壊死がみられ，イレウス解除にもかかわらず腸管色の改善はなく，腸切除を余儀なくされた（図15）．

確定診断 *Final Diagnosis*

Meckel憩室索状物による絞扼性イレウスで，腸管壊死を起こしていた．Meckel憩室関連疾患として，機械的イレウスのなかに含まれる絞扼性イレウスの原因としてはよく知られている（図16）．

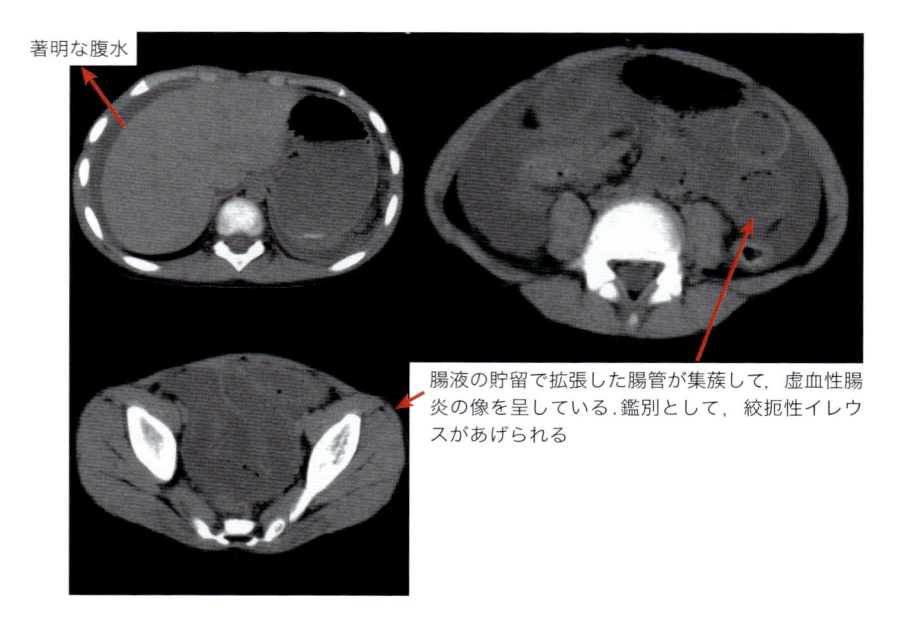

図14　腹部CT所見

著明な腹水

腸液の貯留で拡張した腸管が集簇して，虚血性腸炎の像を呈している．鑑別として，絞扼性イレウスがあげられる

80cm

回盲部

Meckel憩室

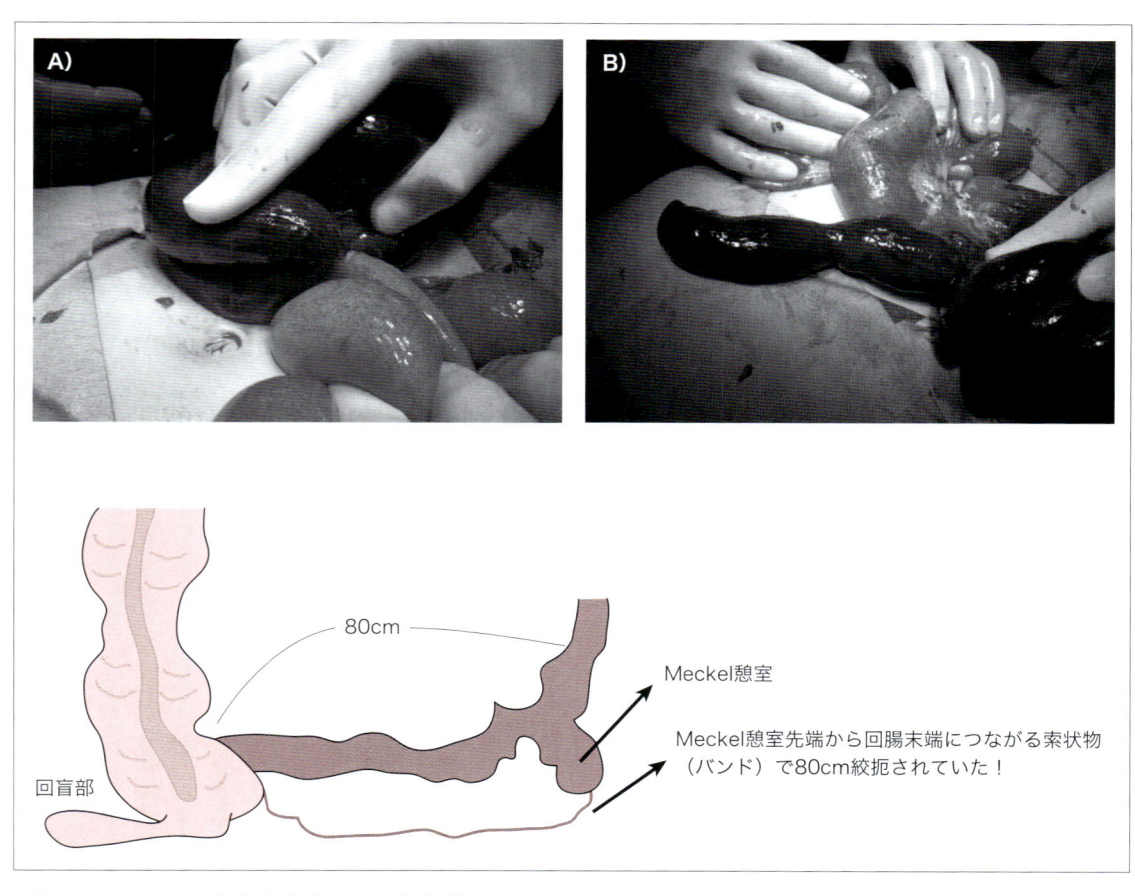

Meckel憩室先端から回腸末端につながる索状物（バンド）で80cm絞扼されていた！

図15　Meckel憩室索状物による絞扼性イレウス（巻頭カラー⓫参照）

```
                    イレウス
                    ┌─────┴─────┐
              機械的イレウス      機能的イレウス
              ┌────┴────┐
         単純性イレウス  絞扼性イレウス
```

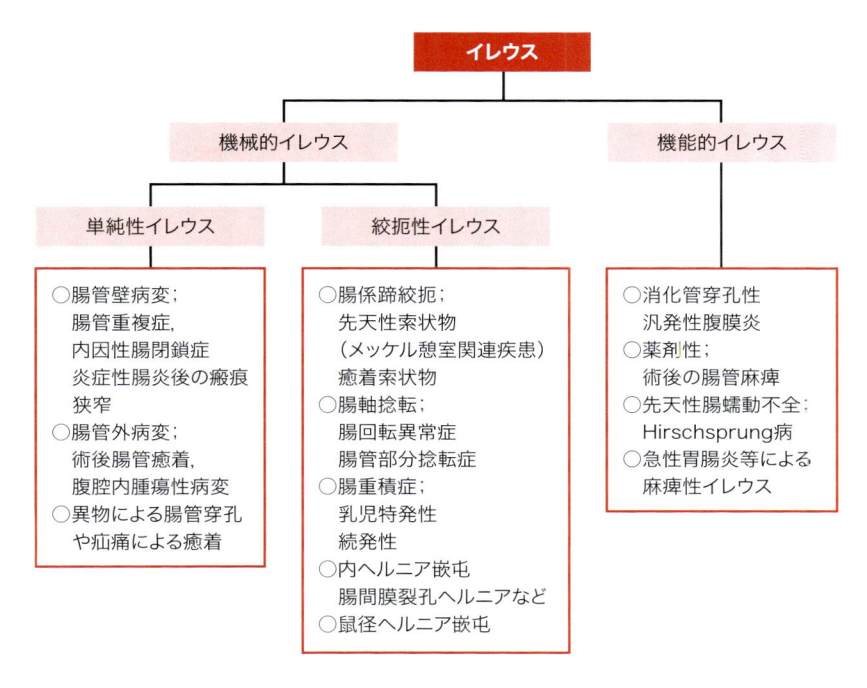

- ○腸管壁病変；
  　腸管重複症，
  　内因性腸閉鎖症
  　炎症性腸炎後の瘢痕
  　狭窄
- ○腸管外病変；
  　術後腸管癒着，
  　腹腔内腫瘍性病変
- ○異物による腸管穿孔
  　や疝痛による癒着

- ○腸係蹄絞扼；
  　先天性索状物
  　（メッケル憩室関連疾患）
  　癒着索状物
- ○腸軸捻転；
  　腸回転異常症
  　腸管部分捻転症
- ○腸重積症；
  　乳児特発性
  　続発性
- ○内ヘルニア嵌屯
  　腸間膜裂孔ヘルニアなど
- ○鼠径ヘルニア嵌屯

- ○消化管穿孔性
  　汎発性腹膜炎
- ○薬剤性；
  　術後の腸管麻痺
- ○先天性腸蠕動不全；
  　Hirschsprung病
- ○急性胃腸炎等による
  　麻痺性イレウス

図16　イレウスの分類と腸疾患
文献1より

表9　意識障害の鑑別疾患（AIUEO TIPS）

A	Alcohol（アルコール） Abuse（虐待）	年長児では考慮 年少児では常に考慮が必要
I	Infection（感染）	脳炎・髄膜炎および敗血症など重症感染症
U	Uremia（尿毒症）	O157感染でみられる溶血性尿毒症など
E	Electrolytes（電解質） Encephalopathy（脳症）	体液を大量に喪失する状態で起こりうる インフルエンザ脳症が代表的
O	Overdose Ingestion（過量服薬）	薬物は常に考慮しておく
T	Trauma（外傷）	頭部に限らず胸部外傷（低酸素），出血性ショックを考慮
I	Insulin/Hypoglycemia（インシュリン/低血糖） Intussusception（腸重積）	糖尿病患児，ケトン血性低血糖症など考慮すべき 絞扼性イレウスでは意識障害が起こる
P	Psychogenic（心因性）	過換気や詐病などでも意識障害を起こす
S	Seizures（けいれん） Stroke/Shock（脳血管障害/ショック） Shunt（シャント）	有熱性けいれん，無熱性けいれんなどの重積が多い モヤモヤ病，動静脈奇形など脳血管異常での出血など，ショックの場合にも低血圧で意識障害となる 脳室・腹腔内シャント児のシャント不全なども忘れない

▶ 内因性オピオイド，エンドトキシンが関与⁉

重症疾患の見逃しやトラブルを防ぐポイント

- 腹痛の訴えの程度は個人差が激しいので，客観的な評価のためには**バイタルサイン（心拍数，呼吸数など）**がきわめて有用である．本例においても初診時にバイタル評価が正確にされていれば，その時点で腹単を撮るなどが行われ，早期の疑いが可能であったかもしれない．
- 突然発症の腹痛，間歇的腹痛の訴えの場合には**絞扼性イレウスを常に念頭に置く**必要がある．加えて，微熱，腹部膨満，腹壁緊張，胆汁性嘔吐，白血球増加などがある場合には必ず**画像診断**を行い，絞扼性イレウスか否かを判断する必要がある．また，絞扼性イレウスでは意識レベルの低下がみられることも忘れてはならない．

MEMO
- 絞扼性イレウスは腸回転異常に伴う腸軸捻転症が小児では頻度が高いが，腸間膜裂孔ヘルニアなどの内ヘルニア，さらには先天性索状物によるものもみられる．開腹手術後の癒着性イレウスは単純性イレウスの疑いが強いが，開腹術歴がない場合の突然発症の間歇的腹痛は絞扼性イレウスを常に念頭に置いての診療が必要である．
- 絞扼性イレウスが進行すると，内因性オピオイドやエンドトキシンが関与して，意識障害を伴うことが知られており（表9），意識障害患児の診療において，絞扼性イレウスを念頭に置く必要がある．さらに，意識障害がみられる絞扼性イレウスは急速にエンドトキシンショックに陥る危険があるため，迅速な対応が必要となる．

さらに学びたいときに役立つ文献
1) 松藤　凡，中村晃子：小児のイレウス，「小児救急治療ガイドライン」（市川光太郎／編著），p246-249，診断と治療社，2007

Case 6　的を絞った病歴聴取が行えていなかった症例

第5章　Case study　重症疾患の見逃しやトラブルを防ぐポイント

　元来，元気な6歳男児で，周産期・既往歴に問題なく，熱性けいれんを2歳時に1度認めている．通常どおりの生活で，夕食から就寝までも普通で，いつもどおりの10時に就寝した．夜半3時頃に突然，全身強直性けいれんを5分間認め，嘔吐が1回出現し救急受診．受診時，発熱はなく36.5℃で，やや顔面蒼白，待合室で再び全身強直性けいれんを認め，静脈確保しセルシン®投与で頓挫したが，嘔気も強く腹部膨満を認め，入院時の腹部単純X線検査では小腸・大腸ガスの著明な増加を認めた一方（図17），血液・血清・生化学検査は異常を認めなかったが入院，経過観察とした．しかし，けいれんは起こらなかったもののその後も嘔気が続き，明け方までに2回の嘔吐を認めた．

次に考えるべきことは？

- けいれん中の嘔吐はよく経験されるが，この症例もけいれんに伴う嘔吐と考えてよいか？　けいれんで腸管ガスの増加は起こるのか？
- 睡眠中のけいれん発作であるが，一般的にけいれんは入眠時，起きがけに多いとされるが，本例もそう考えてよいか？

1 嘔吐や鼓腸の成因についての考察

　熱性けいれんの既往はあるが，家族歴にもてんかんの既往は認めなかった．しかし，無熱性けいれんの反復であり，**入院時はてんかん発作が最も疑われた**．実際には，けいれん頓挫後の意識清明時も頭痛は訴えないものの，嘔気が強く，気分が悪そうであり，通常のてんかん発作とは若干異なる感じを受けた．また，腹部単純X線検査では小腸，および大腸ガスの増加が顕著であり，**鼓腸**の状態を示していた（図17）．しかし，その成因に関しては，**あまり深く考えずに，けいれんによる腸管の微小循環障害によるものと安易に結論付けていた**．乳幼児では，重症肺炎時の低酸素状態や重症感染症の毒素性の影響における腸管運動麻痺に伴うガス像の増加などはよく経験され，長時間のけいれんによる低酸素状態が続けば，腸管ガスの増加は予測されやすいが，実際に本例程度のけいれん持続時間によるけいれん後の腸管ガスの増加はエビデンスとしては証明されていない．

　入院後，最後のけいれんから数時間以上の経過を経ても嘔吐がみられており，けいれんに伴う嘔吐とは考えにくく，鼓腸とあわせて，もっとその成因を探すべきであった．さらに，通常のてんかん発作と異なり，けいれんが睡眠の真っ最中に起こっていることも多少なりとも考慮すべきであった．加えて，入院後も不穏が強く，高熱はなく微熱であったが，入院前のけいれんの反復，頑固な嘔気・嘔吐，強い不穏のために中枢神経感染症を否定する目的で髄液検査まで行われたが，髄液検査の異常は認めなかった．

　入院翌日の朝の回診（入院から6時間後）にて，母親に，昨日，特に昨夜，いつもと何か違うことはなかったか？　と質問すると，そういえば，夕食後に銀杏を多量に食べていたとの返事が返ってきた．慌てて，血中，および髄液中の4'メチルピリドキシン（4'MPN）の測定

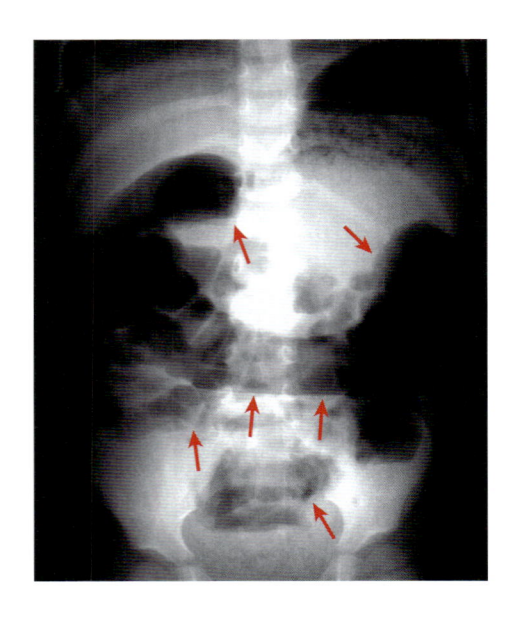

図17　入院時腹部単純X線検査（立位）
小腸ガス，大腸ガスの増加が著明であり，いわゆる鼓腸（→）の状態であった

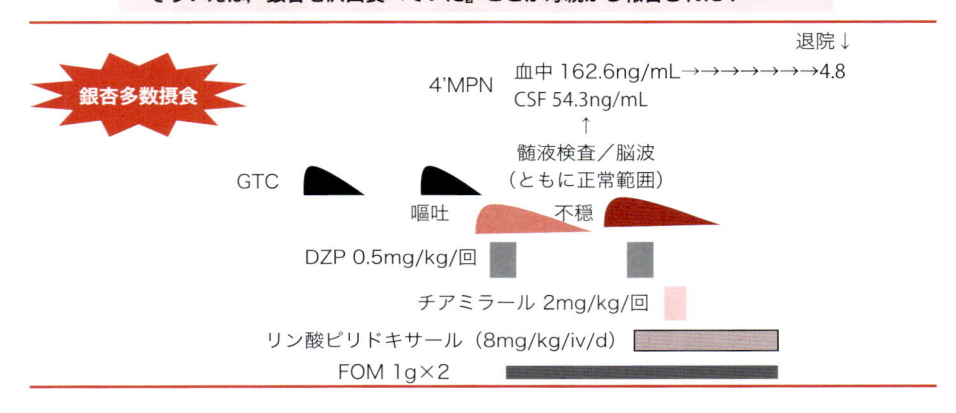

図18　銀杏中毒による無熱性けいれん（治療経過）
GTC：全身強直性けいれん，DZP：ジアゼパム（セルシン®），FOM：ホスホマイシン（ホスミシン®）

を提出するとともに，ビタミンB_6の点滴投与を行った．これにより，速やかに不穏状態は改善するとともに腹部膨満（鼓腸）も改善した．後日報告された4'MPNの値は血中，髄液中ともに高値であった（図18）．

> **確定診断** *Final Diagnosis*
>
> 銀杏に含まれる4'MPNによる，グルタミン酸脱炭酸酵素の補酵素としてのビタミンB_6競合阻害で，グルタミン酸の増加，GABAの減少による，けいれん・鼓腸・不穏が生じた銀杏中毒であった．

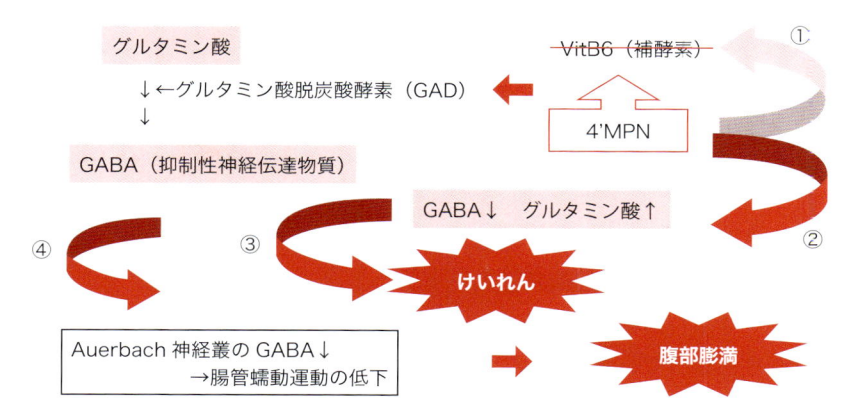

図19 銀杏中毒の機序・病態

銀杏中に含まれる4'メチルピリドキシン（以下4'MPN）がビタミンB_6（VitB_6＝リン酸ピリドキサール）に類似しているため，VitB_6の作用を競合阻害する
①：4'MPNがビタミンB_6と競合阻害する
②：補酵素としてのビタミンB_6の働きが低下して，GADの不活化が起こり
③：GABAの低下，興奮性アミノ酸の上昇でけいれん誘発
④：同様の機序で腸管蠕動低下による嘔気・嘔吐・腹部膨満が生じる

👆 重症疾患の見逃しやトラブルを防ぐポイント

- 1つ1つの所見を大切にして，その成因を突き詰めることが重要であり，漫然と診療しない習慣が必要である．本例では，嘔気・嘔吐が持続していたこと，および腹部膨満・鼓腸が認められたことに対するアセスメントが足りなかった．
- 実際に，無熱性けいれんの反復発作に対して，てんかん疑いの診断下に，けいれんを頓挫させることにのみ，気持ちが走り，他の問題点の総合的な考察がなされないことで，的を絞った病歴聴取もできていない結果であり，**理屈に合わない身体所見がある場合には必ずなぜか，自問自答すべきである**．

MEMO
- 銀杏に含まれる4'MPNはビタミンB_6と競合しグルタミン酸の増加，GABAの減少を招くために，けいれんの誘発，あるいはAuerbach神経叢におけるGABAの減少に伴う腸管蠕動運動の低下による鼓腸をきたすことが知られており（図19），銀杏中毒の対応で催吐はけいれんを誘発するために禁忌とされている．
- 乾燥銀杏1g中100μgの4'MPNが含まれており，4'MPNの重量の約1/4のビタミンB_6が拮抗することがわかっているので，半数致死量の銀杏を食べた場合には，8 mg/kgのリン酸ピリドキサールの補充療法（静注）を行う．

さらに学びたいときに役立つ文献
1）「第三版急性中毒処置の手引き」（鵜飼 卓／監，日本中毒センター／編）p556-557，じほう，2004

Case 7

第5章 Case study 重症疾患の見逃しやトラブルを防ぐポイント

全身の観察が足りなかった症例

　症例は生後48日の乳児で，発熱をきたして不機嫌なために，紹介入院となった．来院時は皮膚色，表情など毒素性な印象はなく，軽い易刺激性を認め，大泉門の膨隆もわずかに認められた．敗血症精査を行うと，血液では白血球増加，CRPの上昇はないものの，髄液検査では細胞数の増加と髄糖の低下を認めた．ラテックス凝集反応は陰性で，髄液培養も陰性であった（表10）．髄液所見の正常化を認めて退院としたが，退院後1週間目に再度熱発して来院．やはり血中の炎症反応はないものの，髄液異常を認め，髄液培養で黄色ブドウ球菌が陽性となった．免疫能は問題なく，退院するも，3度目の発熱にて受診，黄色ブドウ球菌の髄膜炎を認めた．

ここで疑うべきは？

- 髄液細胞数の増加の程度はどのくらいだったのか？　なぜ，血液中の炎症反応は上昇しないのか？
- 1回目の培養は陰性であり，2回目，3回目は黄色ブドウ球菌が陽性となっているが，それはなぜか？　免疫異常があったのか？

1 炎症反応軽微かつ反復する骨髄膜炎では皮膚洞に注意

　朝からの発熱で夕方39℃台となり，不機嫌を伴うため，紹介入院となる．来院時，呼吸数は正常上限の60回/分で，バイタルの異常は認めなかった．しかし，髄液細胞増多（8,956/3で多核球7,984/3）と髄糖の低下（血糖の1/3以下）を認め，**細菌性髄膜炎**として，ABPC+CTXにて加療を開始したが，髄液培養は陰性であり，治療経過も良好であった．

　退院後，1週間後に再度発熱し，髄液細胞の増多（4,752/3で多核球4,240/3）を認め，髄液培養で黄色ブドウ球菌（MSSA）が陽性となった．PAPM/BP+CTRXで開始し，MSSAが確認された時点でVCM+ガンマグロブリンの追加投与を行った．この時点での免疫グロブリン，補体値や細胞性免疫能の異常は認めず，耳鼻科領域の画像検査でも異常は認めなかった．再度退院するも10日後に三たび発熱し，やはり髄液細胞増多（23,040/3で多核球22,464/3）を認め，再度MSSAが分離同定された．

　三度目の入院中に仙尾部が発赤しているとの母親からの訴えで初めて同部分を観察した．**皮膚洞**と思われる，皮膚の陥没部分があり，その部を中心に発赤していた（図20，MEMOも参照）．**炎症反応軽微な髄膜炎の反復症例**であるため，髄腔との交通の存在を考慮して，MRI検査を施行し，同部位に一致した斜走する低吸収域を認めた．しかし，この皮膚洞がMRI検査では明確に髄腔と連続しているかどうかの確認は認められなかった（図20）が，三度の髄膜炎の既往から連続していると考えて，摘出術を行った．術中所見では，硬膜に連続する皮膚洞の末端が認められ，その部分から摘出して，硬膜を塞いだ（図21）．

　以上から，皮膚洞内に常在するMSSAが直接，髄腔に侵入して，髄腔で増殖するために，血行性ではないことから，通常の細菌性髄膜炎と異なり，炎症反応の陽性化の程度が軽いと

表10 初回入院時データ

〈血算・生化学〉				〈髄液〉	
WBC	10,390 /μL	TP	6.3 g/dL	細胞数 8,956/3	
neut	36.1 %	T-Bil	3.4 mg/dL	（単核球 972/3）	
lym	53.0 %	AST	19 IU/L	（多核球 7,984/3）	
RBC	325×10⁴ /μL	ALT	9 IU/L		
Hb	10.5 g/dL	LDH	322 IU/L	糖	31 mg/dL
Hct	30.6 %	AMY	13 IU/L	蛋白	119 mg/dL
Plt	49.7×10⁴ /mm³	BUN	7.2 mg/dL	培養：陰性	
Na	136 mEq/L	Cre	0.2 mg/dL	〈尿〉	
K	5.5 mEq/L	CK	203 IU/L	異常なし	
Cl	104 mEq/L	Glu	131 mg/dL		
		CRP	0.1 mg/dL		

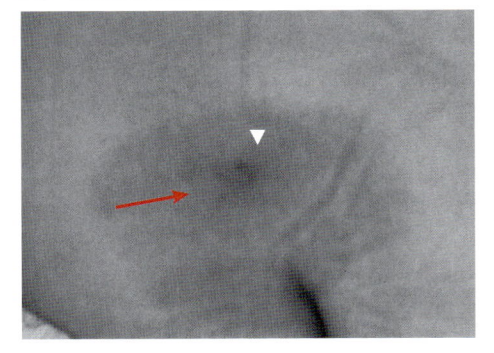

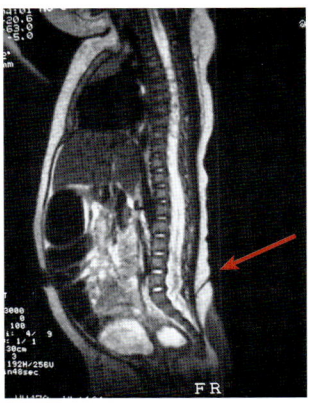

A) 仙尾部の皮膚所見　　B) T1強調画像　　T2強調画像

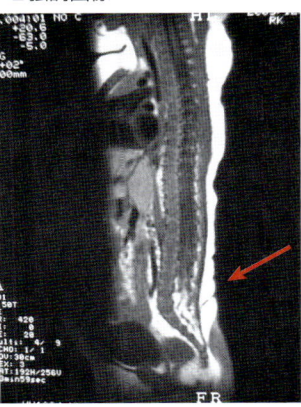

図20　仙尾部の皮膚所見と同部のMRI所見（巻頭カラー⓬参照）
A) 臀部～仙尾部の蒙古斑部に発赤（→）を認め，その中心部分に数mmの陥没（△）を認めた
B) 皮膚所見に一致する部位より斜走する線状の低吸収域を認める．これでは，脊髄との交通は不明である

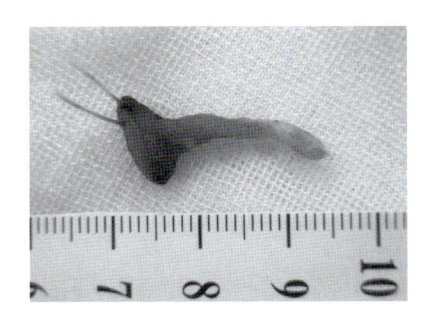

図21　摘出された先天性皮膚洞（巻頭カラー⓭参照）
皮膚から硬膜に連続する組織を摘出した．肉眼的に硬膜までの連続性を確認した

Case7：全身の観察が足りなかった症例

考えられた．初回の髄液培養が陰性であった理由はよくわからないが，2回目以降の黄色ブドウ球菌の同定は，皮膚洞からの直達感染のためであると考えられる．

1回目の入院時に，炎症反応が軽微な細菌性髄膜炎として，もっと緻密な対応を取るべきであったが，髄液培養が陰性であったことから，細菌性髄膜炎の診断自体を曖昧視した可能性がある．いずれにせよ，2回目の黄色ブドウ球菌による髄膜炎時に，全身の観察を十分に行っていれば，少なくとも3回目の発症は回避できたかもしれない．

確定診断 Final Diagnosis

仙尾部に存在した先天性皮膚洞に起因する細菌性髄膜炎であり，皮膚洞から髄腔への直達感染のために炎症反応はあまり陽性化せずに，反復する結果となった．

重症疾患の見逃しやトラブルを防ぐポイント

- 炎症反応軽微な髄膜炎で，かつ反復する髄膜炎の場合には血行性感染ではなく，**髄腔への直達感染**を考えて，髄腔との交通路を精査すべきである．
- 培養が陰性で，炎症反応が軽微な場合には，細菌性髄膜炎の診断が揺らぐこともあるが，ウイルス性髄膜炎などと安易に考えを変えるのではなく，**皮膚洞のチェック**が必要である．

MEMO

- 先天性皮膚洞は腰仙部に多く，次いで，後頭部に多く存在する．腰仙（仙尾）部の皮膚洞は日常的によく観察されるが，時に髄腔との交通性を有している症例があることを忘れない．
- 皮膚洞の周囲は紅斑や多毛，または血管腫，色素沈着など皮膚徴候を伴うことが多いが，いずれにせよ，皮膚洞を認めたら，その先端部が盲端か否かの検討はしておく必要がある．

さらに学びたいときに役立つ文献

1) 坂本博昭，松阪康弘：小児中枢神経疾患の画像診断2008－潜在性二分脊椎，Tethered cord，脊髄脂肪腫－．小児内科，39：Suppl.665-667，2007
2) 平井俊範：先天性皮膚洞に合併した髄膜炎．「ここまでみえる脳脊髄画像診断－よくわかる高分解能画像」p132-133，中外医学社，2007

Case 8

第5章 Case study 重症疾患の見逃しやトラブルを防ぐポイント

前医の診断を鵜呑みにした症例

生後5カ月の男児で発熱，咳嗽，喘鳴がみられ，数日前からかかりつけ医を受診していたが，あまり良くならず，喘鳴がひどくなってきたため，どうしても仕事を休めない母親が，受診，および胸部X線検査（胸写）を撮ってもらうよう，祖母に頼んだ．祖母は同じ市内にいるものの，普段，子どもを診ておらず，子どもの様子は知らない状況であった．母親の伝言どおりに胸写を撮ってもらったが，胸写異常があるということで，すぐに紹介となった．紹介の理由は，胸写異常が強く，重症肺炎，膿胸かもしれないということであった（図22）．

また，紹介のときにも母親は仕事中であり，祖母が来院しており，患児の予防接種歴や既往歴など全く不明であった．

訴えと状態は一致しているか？

・搬入時の患児の全身状態や発熱の程度はどうだったのか？

1 紹介の場合でも自分なりの評価を行うこと

搬入時の患児の発熱は38℃前半であり，高熱は認めなかった．高熱が出ていたかどうかは受診時には不明であり，睡眠障害，摂食障害があるかどうかも不明であったが，当直医の身体所見の把握では，そんなに重篤な印象はなく，まずまずの一般状態であると判断されている．すなわち，PATの異常もなく，バイタルサインの異常も認めなかった．また，聴診上の左右差はあまりはっきりせず，左右ともに喘鳴が聴取されたとのことであった．血液検査では白血球数が10,450/μLであり，核の左方移動はなく，好中球は43％であった．CRPは0.6 mg/dLで，肝機能もAST 12 IU/L，ALT 10 IU/L，LDH 213 IU/Lと正常であり，他の電解質，総蛋白値なども正常で，貧血なども認めなかった．

紹介を受けた当直医は**ベテラン開業医の紹介状に膿胸とあることから，何の疑いも抱かずに重症感染と考えて，各種培養を行い，抗菌薬の大量投与を行っていた**．このような症例の身体所見の判断は困難なことが少なくないが，前医の意見に惑わされない，丁寧な身体診察と胸写の正確な読影が行われていれば，不要な心配や過度の説明は回避できたと思われる．

仕事を終えて夜遅く病院に来た母親とは，当直業務が忙しく，当直医は朝まで会えないままであり，患児の既往歴などの正確な聴取はできていなかった．

確定診断 *Final Diagnosis*

縦隔が患側に寄り，右肺の容量低下を示唆し，膿胸などの容量増加が起こる疾患とは全く異なる胸写像であり，無気肺などを考慮すべきである．胸部CT検査（図23）にて，右肺欠損症と診断された（MEMO参照）．

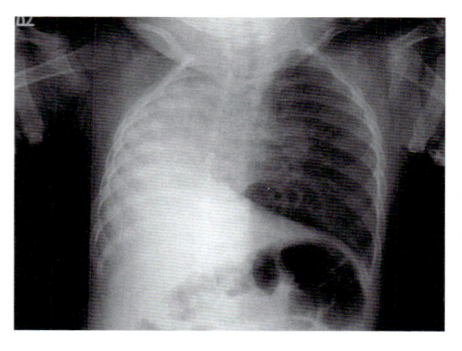

図22 紹介時の胸部単純X線写真
身体所見では思ったほどの聴診上の左右差は認めず，喘鳴は左右ともに聴かれた!?

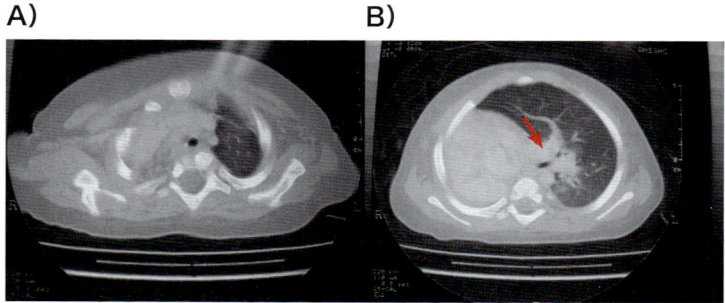

図23 入院後の胸部CT像
A）気管分岐部での右気管支は認めず主気管支の偏位も認めない．B）左気管支は追える（→）．右肺形成不全・欠損症

重症疾患の見逃しやトラブルを防ぐポイント

- 胸写の読影の根本的なミスであり，前医の診断を鵜呑みにして，搬入時に，先入観なしに行うべき自分なりの身体的評価や実際の胸写の正確な，あるいは真摯な態度での評価を行っていなかったと言える．
- 患児の既往歴や状態を説明できる母親がいなかったという点はあるが，**前医の診断とは無関係に，自分なりの状態評価を行う習慣をもつべき**であり，多忙なときほど，紹介状の内容に不用意に納得，流れやすいので注意が必要である．

MEMO
- 先天性肺欠損症は区域性での欠損が多いことが知られているが，時に片肺全部の欠損を認める場合がある．
- 実際に，本例もそうであったが，健側肺が後縦隔を押して患側肺にせり出してくるため，聴診上は，気管支呼吸音が強く，よほど注意して肺胞呼吸音を聴取しないと左右差を識別できないことも少なくない．深呼吸の協力が得られる年齢では必ず深呼吸をさせながらの聴診を習慣づけることも望ましい．

さらに学びたいときに役立つ文献

1) 先天異常：気管狭窄ほか，「明解画像診断の手引きー小児呼吸器領域編」，（森川昭廣／監修；川崎一輝，望月博之／著）p42-52, 国際医学出版，2006
2) 追補・結びにかえて，「明解画像診断の手引きー小児呼吸器領域編」，（森川昭廣／監修；川崎一輝，望月博之／著）p102-116, 国際医学出版，2006

索 引

数字・欧文

数字

Ⅰ度熱傷 ········· 221
Ⅲ度熱傷 ········· 221
4'メチルピリドキシン ········· 289
5の法則 ········· 223
9の法則 ········· 223

A・B

ABCDEアプローチ ········· 235
ABLS（Advanced Burn Life Support）コース ········· 225
ADEM（acute disseminated encephalomyelitis） ········· 136
AEFCSE（acute encephalopathy with febrile convulsive status epileptics） ········· 139
AESD（acute encephalopathy with biphasic seizures and late reduced diffusion） ········· 141
AIUEO TIPS ········· 287
AMPC ········· 244
AMPLE ········· 236, 239
ANE（acute necrotizing encephalopathy） ········· 139
Appearance ········· 43
Artzの基準 ········· 223
Baxterの公式 ········· 225
BI（burn index） ········· 222
BLNAR ········· 170, 244
Blumberg徴候 ········· 197
Brugada症候群 ········· 163
βラクタマーゼ陰性アンピシリン耐性菌 ········· 170

C〜E

Circulation to skin ········· 43
Consolability ········· 44
CRT（capillary refilling time） ········· 54
CSWS（cerebral salt wasting syndrome） ········· 140
CTAS（Canadian Triage Acuity and Scale） ········· 19
Cushing徴候 ········· 140
DB（deep burn） ········· 221
DDB（deep dermal burn） ········· 221
de-escalation ········· 150
défense musculaire ········· 197
dexamethasone ········· 174
D-マンニトール ········· 33
EAST ········· 239
EASTガイドライン ········· 241
EB（epidermal burn） ········· 221

F〜I

FAST ········· 236, 239, 241
FENa（fractional excretion of sodium） ········· 56
GCS ········· 29
HbA1c ········· 217
Hib（*Haemophilus influenzae* type b） ········· 166, 173
Holtzknecht現象 ········· 131
HSES（hemorrhagic shock and encephalopathy syndrome） ········· 139
initial assessment ········· 273
Interactiveness ········· 44
interval appendectomy ········· 198
IVR ········· 241

J〜N

JCS ········· 29
JTAS（Japan Triage Acuity and Scale） ········· 19
Kussmaul大呼吸 ········· 215
Lanz圧痛点 ········· 197
LDHの上昇 ········· 277
Look/Gaze ········· 44
Lund & Browderのchart ········· 223
McBurney圧痛点 ········· 197
Meckel憩室関連疾患 ········· 285
muffled voice ········· 167
not doing well ········· 16, 88

P〜S

PALS（Pediatric Advanced Life Support） ········· 16, 24
Parklandの公式 ········· 225
PAT（Pediatric Assessment Triangle） ········· 17, 43, 74, 270
PATBED2X ········· 236
pencil sign ········· 173
primary survey ········· 223, 235, 239
PTSD ········· 261
pulmonary sling ········· 283
QT延長症候群 ········· 163
Reye様症候群 ········· 139
RSウイルス ········· 177
SAMPLE ········· 17, 119
SDB（superficial dermal burn） ········· 221
secondary assessment ········· 273
secondary survey ········· 224, 236
sepsis ········· 147
septic shock ········· 45, 147
severe sepsis ········· 147
SIADH（syndrome of inappropriate secretion of antidiuretic hormone） ········· 140
SIRS（systemic inflammatory response syndrome） ········· 147
SIRS診断基準 ········· 148
sniffing position ········· 166
SOAP-ME ········· 119
spasmodic croup ········· 283
Speech/Cry ········· 44

T〜W

TAF3X ········· 235
target sign ········· 190
thumb sign ········· 174
Tone ········· 44
toxic appearance ········· 16, 147
Triage and Acuity Scale ········· 270
Work of Breathing ········· 43

索引

和文

あ～お

愛情遮断性小人症 253
悪性リンパ腫 276
亜硝酸塩反応 210
アダムス・ストーク型 157
アナフィラキシー 36, 72
医原性低ナトリウム血症 58
意識障害 29, 136
意識障害の原因 29
意識変容 73
維持水分量 58
遺族ケア 262
一見の診断学 270
胃腸炎 196
一酸化炭素中毒 222
医薬品誤飲 126
陰嚢痛 93
インフルエンザ菌 143
インフルエンザ脳症 136, 153
右下腹部痛 197
右肺欠損症 295
炎症反応軽微な髄膜炎 294
嘔吐下痢症 54

か

外観 43, 71
外傷痕 252
解剖学的な評価 224
会話／啼泣 44
ガスレス部 285
家族ケア 261
化膿性髄膜炎 143
川崎病 100
眼窩周囲蜂窩織炎 247, 249
間歇性水腎症 82
観血的整復 191
間歇的腹痛 189, 284
関節痛 45
感染症 147
感染性胃腸炎 200
感染臓器と起因菌 150
感染臓器と起炎微生物の同定 148
緩速均等輸液 58
陥没呼吸 72, 281
顔面神経麻痺 243

き

気管異物 129
気管支異物 129
気管支呼吸音 296
気管支喘息 274
気管挿管 108, 237
気胸 237
気道異物 128
気道確保 33
気道熱傷 222
気道閉塞 36, 85
虐待 53, 63, 88, 252
逆流腎症 209
吸気性喘鳴 72, 274
丘疹 103
急性胃粘膜病変 81
急性壊死性脳症 139
急性喉頭炎 172
急性喉頭蓋炎 172
急性喉頭気管気管支炎 172
急性散在性脳脊髄炎 136
急性心筋炎 157, 272
急性腎不全 205
急性中耳炎 243
急性虫垂炎 81, 196, 284
急性乳様突起炎 243
急性鼻副鼻腔炎 247, 249
急性鼻副鼻腔炎診療ガイドライン 249
急性腹症 80, 196
急速初期輸液 58
狭域化 150
胸腔ドレナージ 237
胸部外傷 235
緊急検査 62
筋緊張 44
菌血症 152
均衡多電解質液 58
筋性防御 197
緊張性気胸 235, 237

く・け

グリーフカード 264
グリーフケア 260
クループ 72
クループ症候群 172
グルココルチコイド 152
経口補液剤 86
経口補水液 57, 202
経口補水療法 57
経静脈輸液療法 54
痙性クループ 172, 283
けいれん 36, 60, 136, 144
けいれん重積 60, 153
けいれん重積型急性脳症 139
けいれんの原因疾患 60
下血 74
血液浄化療法 206
血液培養 148
血液培養採取量 149
血管性紫斑病 82
血胸 237
血便 189
減張切開 224
犬吠様咳嗽 281

こ

誤飲 123
高エネルギー外傷 241
抗基底膜抗体 278
抗菌薬 149
抗好中球細胞質抗体 278
抗生物質起因性下痢 91
高張性脱水 55
喉頭異物 129
喉頭蓋炎 72, 166
高ナトリウム血症 59
紅斑 98
硬膜外膿瘍 247
硬膜下血腫 254

絞扼性イレウス……………… 188, 285
抗利尿ホルモン不適切分泌症候群
　……………………………………… 140
誤嚥…………………………………… 128
五感…………………………………… 152
呼気性喘鳴……………………… 72, 274
呼吸窮迫………………………… 71, 153
呼吸障害……………………………… 71
呼吸状態……………………………… 43
呼吸努力……………………………… 71
呼吸不全……………………………… 71
古典的Reye症候群……………… 139
子ども虐待………………………… 252
子どもの手を握る………………… 53
鼓膜切開…………………………… 244
混合性呼吸障害…………………… 274
昏睡…………………………………… 29

さ・し

細気管支炎……………………… 72, 177
細菌性髄膜炎……………………… 292
サイトカインストーム………… 137
細胞外液型溶液…………………… 58
左肺動脈起始異常………………… 282
心室期外収縮……………………… 162
視線／注視………………………… 44
児童虐待…………………………… 226
児童相談所………………………… 259
紫斑………………………………… 101
社会的トリアージ………………… 16
周囲への反応……………………… 44
重症肺炎…………………………… 295
重症敗血症………………………… 147
出血性ショック脳症候群……… 139
消化管異物………………………… 123
消化管出血………………………… 74
猩紅熱……………………………… 100
上室期外収縮……………………… 162
上室頻拍…………………………… 162
上大静脈症候群…………………… 276
小児急性中耳炎診療ガイドライン
　2009年版……………………… 244
初期対応…………………………… 258
初期輸液療法……………………… 225

食行動の問題……………………… 254
ショック……………………… 24, 85, 89
徐脈………………………………… 163
新型インフルエンザ……………… 153
心室細動…………………………… 163
腎シンチグラフィー……………… 211
新生児上顎骨髄炎………………… 247
身体的虐待…………………… 87, 252, 256
深達性Ⅱ度熱傷（深Ⅱ度熱傷）
　……………………………………… 221
心タンポナーデ…………………… 237
心の外傷後ストレス障害……… 261
心嚢穿刺…………………………… 237
心肺蘇生…………………………… 106
心房細動…………………………… 162
心房粗動…………………………… 162
心理的虐待…………………… 252, 256

す〜そ

髄液培養…………………………… 145
水痘………………………………… 102
水疱………………………………… 102
髄膜刺激症状………………… 53, 144
髄膜刺激徴候……………………… 65
精神的安定………………………… 44
精巣上体炎………………………… 93
精巣捻転………………………… 82, 93
精巣付属器捻転…………………… 93
性的虐待…………………………… 256
制吐剤……………………………… 86
声門下異物………………………… 129
生理学的な評価と蘇生処置…… 223
積極的な経過観察………………… 42
接触性皮膚炎……………………… 103
穿孔性腹膜炎……………………… 285
全身性炎症反応症候群………… 147
喘息………………………………… 72
浅達性Ⅱ度熱傷（浅Ⅱ度熱傷）
　……………………………………… 221
先天性心疾患……………………… 177
先天性腎尿路奇形………………… 209
先天性胆道拡張症………………… 82
先天性肺欠損症…………………… 296
先天性皮膚洞……………………… 294

喘鳴………………………………… 177
喪失水分量………………………… 57
巣状細菌性腎炎…………………… 213
ソーセージ様小腸ガス………… 285
鼠径ヘルニア嵌頓……………… 82, 93

た〜つ

代謝性アシドーシス……………… 89
代償性ショック…………………… 24
対人行動の問題…………………… 254
多形性心室頻拍…………………… 163
多臓器損傷………………………… 239
多臓器不全………………………… 205
脱水…………………………… 54, 85, 89
タバコ誤飲………………………… 125
胆汁性嘔吐………………………… 284
チアノーゼ………………………… 36
チアノーゼ発作…………………… 36
致死性心筋炎……………………… 157
致死的不整脈……………………… 161
窒息………………………………… 128
虫垂炎……………………………… 196
虫垂切除術………………………… 198
中枢性塩類消失症候群………… 140
中腸軸捻転………………………… 82
注腸整復…………………………… 191
中毒………………………………… 123
中毒診療…………………………… 123
中毒・薬物過剰…………………… 72
腸管出血性大腸菌………………… 200
腸間膜リンパ節炎………………… 198
腸重積症…………………………… 81, 188
鎮静………………………………… 118
鎮静薬……………………………… 120
鎮痛………………………………… 118
鎮痛薬……………………………… 120
通告………………………………… 259
ツルゴール………………………… 54

て・と

手足口病…………………………… 102
低出生体重児……………………… 177
低身長……………………………… 253

低張性脱水	55	
低ナトリウム血症	59	
てんかん発作	289	
伝染性紅斑（リンゴ病）	99	
頭蓋内圧亢進	68	
頭蓋内合併症	247, 249	
等張性脱水	55	
等張性輸液	150	
頭痛	65	
糖尿病性ケトアシドーシス	56, 215	
動脈管依存性心疾患	41	
特発性持続性心室頻拍	163	
特発性非持続性心室頻拍	162	
吐血	74	
突然の腹痛	284	
突発性発疹症	98	
トリアージ	19	

な〜の

二相性脳症	141
乳児の骨折	254
乳幼児敗血症	45
乳幼児揺さぶられ症候群	254
尿培養	210
ネグレクト	256
熱傷痕	252
熱傷指数	222
熱傷深度	222
熱傷面積	222
熱性けいれん	289
膿痂疹	102
膿胸	295
膿性鼻漏	247
脳波検査	62
脳浮腫	33, 217
脳ヘルニア	32
脳ヘルニア徴候	140

は・ひ

肺炎	153
肺炎球菌	143
敗血症	147
敗血症性ショック	45, 147
敗血症性ショック初期治療アルゴリズム	151
敗血症を疑わせる所見	149
肺出血	277
肺水腫	72
排尿時膀胱尿道造影	212
背部叩打法	133
肺ヘモジデローシス	277
肺胞呼吸音	296
ハイムリック法	133
発育不良	252
白血球エステラーゼ反応	210
発熱	43
ハンドルバー外傷	241
反復する髄膜炎	294
非観血的整復	188, 191
鼻腔内視鏡	249
非けいれん性てんかん重積状態	33
非行	255
非侵襲的陽圧換気	179
非てんかん発作症状	63
皮膚への循環	43
病歴聴取	152
鼻翼呼吸	72
貧血	277
頻呼吸	72
頻拍	72
頻脈	24

ふ〜ほ

風疹	99
不機嫌	50
福祉事務所	259
腹痛	80
腹痛例	196
腹部エコー	80
腹部外傷	239
腹膜炎	197
腹膜刺激症状	53, 197
不整脈	36, 161
フレイルチェスト	237
分割投与	41
分枝気管支異物	129
ヘモジデリン貪食細胞	277
片頭痛	65
便秘	81
膀胱尿管逆流症	209
膨疹	103
保健所	259
保健センター	259
歩行障害	45
ホジキンリンパ腫	276
ボタン型電池	125
発作性頻拍型	158
発疹	98
ポンプ失調型	158

ま〜も

麻疹	98
マスクバッグ換気	108
ミダゾラム	63
無気肺	295
無呼吸	38
無症候性細菌尿	213
無熱性けいれん	291
無脈性心室頻拍	163
毛細血管再充填時間	54
網膜出血	254

や〜よ

薬剤性腎障害	205
輸液	111
輸血	111
溶血性尿毒症症候群	74, 90, 206

ら・り

雷鳴頭痛	67
ラリンジアルマスク	110
卵巣嚢腫の茎捻転	82
輪状甲状間膜切開	169
輪状甲状間膜穿刺	169

医学とバイオサイエンスの 羊土社

羊土社 臨床医学系書籍ページ　http://www.yodosha.co.jp/medical/

- 羊土社では，診療技術向上に役立つ様々なマニュアル書から臨床現場ですぐに役立つ書籍，また基礎医学の書籍まで，幅広い医学書を出版しています．
- 羊土社のWEBサイト"羊土社 臨床医学系書籍ページ"は，診療科別分類のほか目的別分類を設けるなど書籍が探しやすいよう工夫しております．また，書籍の内容見本・目次などもご覧いただけます．ぜひご活用ください．

▼ メールマガジン「羊土社メディカルON-LINE」にご登録ください ▼

- メディカルON-LINE（MOL）では，羊土社の新刊情報をはじめ，お得なキャンペーン，学会・フェア情報など皆様に役立つ情報をいち早くお届けしています．
- PC版は毎月3回の配信です（研修医号，エキスパート号，医学総合号）．各号のテーマに沿って情報を配信いたします．また，手軽にご覧いただける携帯版もございます（毎月1回配信）．
- PC版・携帯版ともに登録・配信は無料です．登録は，上記の"羊土社 臨床医学系書籍ページ"からお願いいたします．

重症疾患を見逃さない 小児の救急・当直診療
診療の技術と心くばり

2011年6月25日　第1刷発行

編　集	山田至康，市川光太郎
発行人	一戸裕子
発行所	株式会社 羊 土 社
	〒101-0052
	東京都千代田区神田小川町2-5-1
	TEL　　03（5282）1211
	FAX　　03（5282）1212
	E-mail　eigyo@yodosha.co.jp
	URL　　http://www.yodosha.co.jp/
装　幀	関原直子
印刷所	株式会社 加藤文明社

ISBN978-4-7581-1712-8

本書の複写にかかる複製，上映，譲渡，公衆送信（送信可能化を含む）の各権利は（株）羊土社が管理の委託を受けています．
本書を無断で複製する行為（コピー，スキャン，デジタルデータ化など）は，著作権法上での限られた例外（「私的使用のための複製」など）を除き禁じられています．研究活動，診療を含み業務上使用する目的で上記の行為を行うことは大学，病院，企業などにおける内部的な利用であっても，私的使用には該当せず，違法です．また私的使用のためであっても，代行業者等の第三者に依頼して上記の行為を行うことは違法となります．

JCOPY ＜（社）出版者著作権管理機構 委託出版物＞
本書の無断複写は著作権法上での例外を除き禁じられています．複写される場合は，そのつど事前に，（社）出版者著作権管理機構（TEL 03-3513-6969，FAX 03-3513-6979，e-mail：info@jcopy.or.jp）の許諾を得てください．

羊土社のオススメ書籍

小児救急秘伝の書
ひと目でわかる診療の要点と極意

鬼頭正夫／編

49の秘伝に必須事項を凝縮！マニュアルにはない診療の極意とガイドラインに基づいた解説で，小児救急に必要な心構えと適切な対応が身につく！図表が豊富で解説も簡潔なので，困ったときにすぐに調べて実践できる！

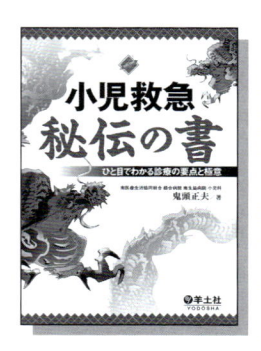

- 定価（本体 3,800円＋税）
- A5判　270頁　ISBN978-4-7581-1711-1

かゆいところに手が届く
小児プライマリ・ケアガイド

森田　潤／編

レジデントノート大好評連載が単行本化！特有の事例から診療のコツ，よくある疑問の解決法を通して小児診療のポイントがわかる！小児や保護者との接しかた，薬，救急初期対応など基本からステップアップまで網羅！

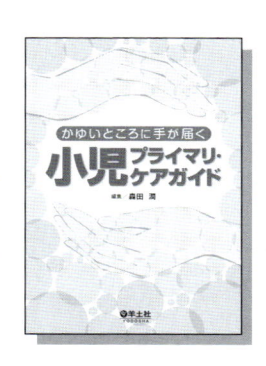

- 定価（本体 4,200円＋税）
- B5判　211頁　ISBN978-4-7581-0684-9

主治医として診る
救急からの入院治療
入院判断から退院まで

岩田充永／編

「レジデントノート」誌の特集・連載が単行本化．よく出会う急性疾患について「入院の必要性の判断」「入院治療計画の立案」～「退院の判断・二次予防のポイント」まで解説！診療の流れが一目でわかる入院指示書付き．

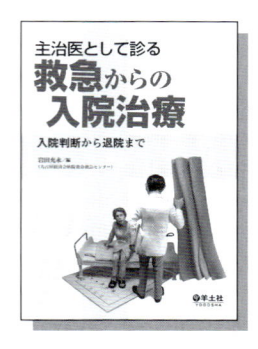

- 定価（本体 4,200円＋税）
- B5判　221頁　ISBN978-4-7581-0692-4

レジデントノート別冊　救急・ERノート1
もう怖くない めまいの診かた、帰し方
致死的疾患の見逃しを防ぎ、一歩進んだ診断と治療を行うために

箕輪良行／編

救急診療に携わる全ての医師に役立つ新シリーズ．第1巻では，めまい診療の苦手の原因となる4つのポイントやステップアップに役立つ知識・スキルを徹底解説．救急でのめまい診療に自信がつきます！

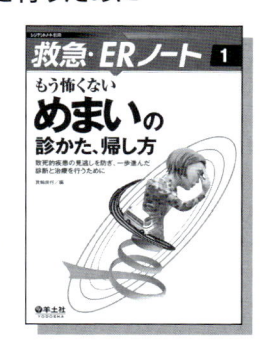

- 定価（本体 4,500円＋税）
- B5判　262頁　ISBN978-4-7581-1341-0

発行　羊土社 YODOSHA
〒101-0052　東京都千代田区神田小川町2-5-1　TEL 03(5282)1211　FAX 03(5282)1212
E-mail：eigyo@yodosha.co.jp
URL：http://www.yodosha.co.jp/

ご注文は最寄りの書店，または小社営業部まで

羊土社のオススメ書籍

すべての内科医に役立つ
肝疾患なるほどQ&A
診断・治療から患者コミュニケーション，専門医へのコンサルトまで

泉　並木，黒崎雅之／編

どんなときに薬を中止する？薬の効果的な使い方は？副作用の対策は？などなど，肝疾患にまつわるさまざまな疑問・質問に答えます！患者とのコミュニケーションや，専門医へのコンサルトの要件・内容もわかります！

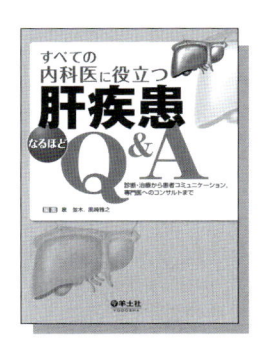

- 定価（本体 4,200円＋税）
- B5判　183頁　ISBN978-4-7581-1704-3

感染症診療スタンダードマニュアル 第2版

青木　眞／監
源河いくみ，本郷偉元／編
柳　秀高，成田　雅／監訳

米国の大好評書籍の最新版を，前版に引続き翻訳！日常診療に役立つ実践的な内容に加え微生物学や病態生理など，膨大な情報を簡潔に整理．初版で「原書より日本語版で読む方が良い」と好評だった丁寧な訳注も増補！

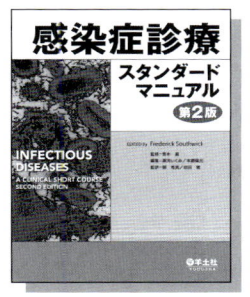

- 定価（本体 6,600円＋税）
- B5変型判　534頁　ISBN978-4-7581-1705-0

イラストでわかる
麻酔科必須テクニック 改訂版
正しいロジックとスマートなアプローチ，合併症の予防・対策

土肥修司／編

麻酔科の必須手技を網羅したマニュアル，ついに改訂！あらゆるテクニックが見開きにまとめられていて一目瞭然！手技や評価方法だけでなく，合併症予防・対策までわかる，初学者にも上級者にもおすすめの1冊！

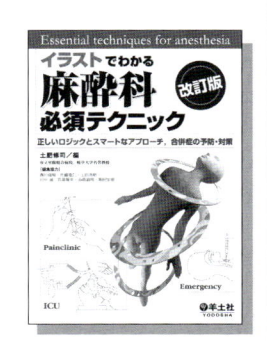

- 定価（本体 4,700円＋税）
- B5判　287頁　ISBN978-4-7581-1102-7

カラー写真で一目でわかる
経食道心エコー 改訂新版
撮り方，診かたの基本とコツ

岡本浩嗣，外須美夫／編

大好評の定番入門書が改訂！豊富なカラー写真で手技を基本から丁寧に解説．今版には人工心臓，心移植，カテーテルインターベンション，3Dエコーなど最新情報を追加．経食道心エコーを習得するならまず本書から！

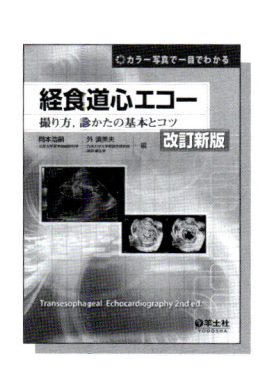

- 定価（本体 6,000円＋税）
- A4判　148頁　ISBN978-4-7581-1103-4

発行　羊土社 YODOSHA
〒101-0052　東京都千代田区神田小川町2-5-1　TEL 03(5282)1211　FAX 03(5282)1212
E-mail：eigyo@yodosha.co.jp
URL：http://www.yodosha.co.jp/

ご注文は最寄りの書店，または小社営業部まで

羊土社のオススメ書籍

臨床研修イラストレイテッド
2. 基本手技［救急処置］
改訂第4版

奈良信雄／編

大好評の定番テキストがオールカラーで全面改訂！これだけは知っておきたい各科領域の救急処置を，豊富なイラスト＆写真で解説．当直・急患も慌てず対処できます．気をつけるべき医療事故の予防と対策も掲載！

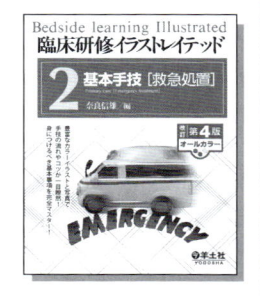

- 定価（本体4,500円＋税）　　オールカラー
- A4変型判　　206頁　　ISBN978-4-89706-448-2

シリーズ第1巻もオールカラー化，好評発売中

1. 基本手技［一般処置］改訂第4版

奈良信雄／編

- 定価（本体 4,500円＋税）　　オールカラー
- A4変型判　　221頁　　ISBN978-4-89706-447-5

増刊 レジデントノート

レジデントノート増刊（Vol.13-No.6）
異常所見を探す！見つける！
腹部画像の読み方
症候別・臓器別にみる読影のコツとピットフォール

山崎道夫／編

CT，MRIなど様々な画像を400点以上掲載し，正常解剖の読み方から非専門医が知っておくべき異常所見，出合う頻度の高い疾患の診断方法まで紹介！研修医が陥りやすいピットフォール，クリニカルパールも充実！

- 定価（本体3,900円＋税）
- B5判　　213頁
- ISBN978-4-7581-0517-0

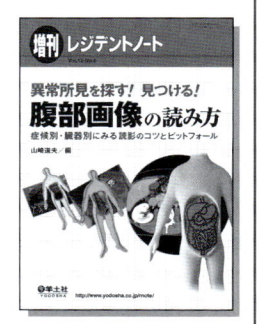

レジデントノートは医療現場での実践に役立つ研修医のための雑誌です

格段にうまくいく！
日常診療実践の手技とコツ

総合的に診療を行う医師のための臨床テクニック

名郷直樹／監
小谷和彦，朝井靖彦，
南郷栄秀，尾藤誠司，
児玉貴光／編

臨床力アップの秘訣が満載の診療マニュアル．総合的な診療に必須の手技を厳選し，実践に活かせるポイント・コツを解説．熟練された手技のポイントがつかめ，さらに診療マネジメント力を養えます！

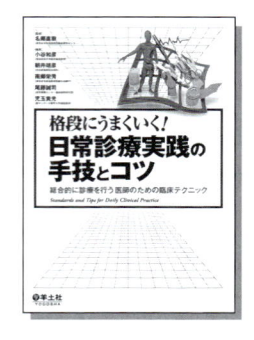

- 定価（本体 5,500円＋税）
- B5判　　299頁　　ISBN978-4-7581-1709-8

病態を見抜き、診断できる！
バイタルサインからの臨床診断

豊富な症例演習で実践力が身につく

宮城征四郎／監
入江聰五郎／著

バイタルサインを読み解けば，今まで見えていなかった病態が見えてくる！ただ数値を追うのではない，一歩踏み込んだ読み解き方，診断への迫り方がわかり，演習で身につく！バイタルをとるすべての医療者にオススメ．

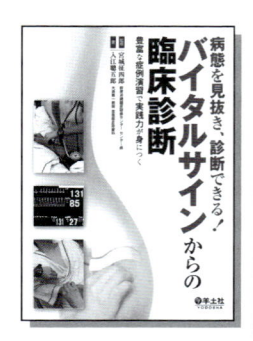

- 定価（本体3,800円＋税）
- B5判　　165頁　　ISBN978-4-7581-1702-9

発行　羊土社 YODOSHA
〒101-0052　東京都千代田区神田小川町2-5-1　TEL 03(5282)1211　FAX 03(5282)1212
E-mail：eigyo@yodosha.co.jp
URL：http://www.yodosha.co.jp/

ご注文は最寄りの書店，または小社営業部まで